Renal Physicians
Rounds
Handbook

肾内科
医师查房手册

余　毅　王丽萍 ○ 主编

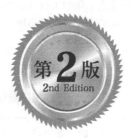

第2版
2nd Edition

U0248776

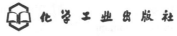

化学工业出版社

·北京·

本书在第1版的基础上，补充9个病例，更新相关诊疗指南，突出临床查房实践中的重点知识和逻辑思维，但又不仅是临床查房工作的简单再现。本书结合病例，以临床需要为内容取舍标准，对疾病的主要知识点作了较为全面和深入的阐述，还广泛涉猎疾病诊治的最新的研究进展和循证医学证据。图文并茂，设置问题目录便于读者查阅。

本书适合高年级医学生及青年医师阅读，亦可作为肾内科专科医师的参考用书。

图书在版编目（CIP）数据

肾内科医师查房手册/余毅，王丽萍主编. —2版.
—北京：化学工业出版社，2019.10（2025.3重印）
ISBN 978-7-122-34912-5

Ⅰ.①肾… Ⅱ.①余…②王… Ⅲ.①肾疾病-诊疗-手册 Ⅳ.①R692-62

中国版本图书馆CIP数据核字（2019）第151220号

责任编辑：戴小玲　　　　　　　文字编辑：赵爱萍
责任校对：宋　玮　　　　　　　装帧设计：史利平

出版发行：化学工业出版社（北京市东城区青年湖南街13号　邮政编码100011）
印　　装：涿州市殷润文化传播有限公司
850mm×1168mm　1/32　印张12¾　字数307千字
2025年3月北京第2版第5次印刷

购书咨询：010-64518888　　　售后服务：010-64518899
网　　址：http://www.cip.com.cn
凡购买本书，如有缺损质量问题，本社销售中心负责调换。

定　　价：49.00元　　　　　　　　　　版权所有　违者必究

编 者 人 员 名 单

主　编　余　毅　王丽萍

副主编　彭卫华　张　勇　王　琰

编　者　（按姓氏笔画排序）

王　晴　王　琰　王汉禹

王丽萍　丘美兰　艾　斯

刘书凤　刘垠浩　孙淑清

何金选　余　毅　张　勇

张和骅　李俊霞　杜达成

苏鋆玉　邹臻寰　陈　今

陈爱婷　易建伟　林曰勇

俞国庆　候小燕　黄　恬

龚丽佳　彭卫华　霍苗苗

魏培丹　郭秀丽　赖素仁

吴庭坤　陈小青　邱妙华

徐维佳　余自华　聂小晶

第1版序

  肾脏病学是一门基础医学和临床医学密切融合的学科，也是近年来发展十分迅速的一门学科。随着学科分类的细化及研究的深入，学科之间的联系越来越紧密，肾脏疾病及其功能紊乱可导致全身各系统疾病，全身各系统疾病及治疗过程也可影响肾脏及其功能而引发肾脏疾病。因此，该书作为肾脏科医师须经常学习读物，以求全面掌握肾脏疾病诊疗及最新进展。为了使基础理论知识更好地与临床实践相结合，余毅教授与王丽萍副教授主编了这本肾脏内科查房手册。该书紧紧围绕"临床实用"这一宗旨，结合病例分析，对肾脏疾病诊疗指南进行了详细解析，在实用性、理论性、可读性方面具有鲜明的特色。

  该书内容贴近临床实践，理论浅显易懂，突出临床思维过程，是近年肾脏病学领域难得的一本参考书，尤其是体例编排新颖，从临床实际中提出问题，将理论解答融于日常查房之中。因此，该书不仅可供医学本科生、研究生使用，更是住院医师、主治医师等临床医师的必读之作。

  参加该书撰写的编者大多是从事肾脏疾病一线临床诊疗工作的中青年学者，特别是两位主编，他们年富力强，既具有厚实的理论基础，又有丰富的临床经验。在繁忙工作中，他们挤出时间，笔耕不辍，终于付梓。我有幸先读了此书，受益匪浅，故作序推荐之。

  衷心祝贺本书的面世，相信本书的出版能给临床一线的肾脏科医师以实在的帮助。

全军肾脏病专业委员会主任委员
中华医学会肾脏病学分会副主任委员
2012年10月

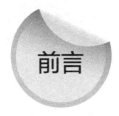

前言

　　转眼之间《肾内科医师查房手册》自2013年出版至今已有6个年头，受到读者的欢迎和好评，每每看到很多来肾内科轮转的年轻医师们把这本书揣在白大衣口袋里或办公室的案头当作日常常备的工具书时，我们深感欣慰，同时也感到责任重大。

　　促成本书再版的原因，首先是它的销售情况良好，每次印刷均售罄，还常常有读者来问什么时候再版，说明还有读者喜欢它；其次时间经过6年，肾脏病领域有了快速地发展，我们有新的知识和经验需要分享；所以将本书再版奉献给大家。

　　本书再版延续上一版的特点，收录肾脏内科常见病及其并发症和一些较为少见病，作为教学查房的典型病例，病例都来自临床实践的第一线，既具有疾病的普遍性，又具有疾病个体化和特殊性；采用问答式模拟查房的形式，以解决临床诊断和治疗问题为宗旨，将单个疾病的基础知识和最新诊疗进展综合表述，尤其对肾脏疾病诊疗指南进行了详细解析，力求较为全面地反映当前肾脏病临床研究成果和诊疗技术，以开拓临床医师的诊疗思路，提高诊治技术；贯彻实用性与科学性、先进性相结合的原则，融入作者多年的临床教学经验，读者从阅读中获取到解决临床诊疗实际问题的具体思路和方法，起到举一反三的作用。再版保留第1版收录的典型病例并根据新近文献和医学进展做了更新，增加IgA肾病肉眼血尿相关急性肾损伤、IgG4相关性肾病、劳力性热射病、慢性肾脏病-矿物质和骨异常、自体动静脉内瘘、自体动静脉内瘘的PTA治疗、移植血管动静脉内瘘、血液透析的中心静脉导管、血液透析导管感染等9个病例。

　　本书适用于规培生、初到临床的轮转医师、临床研究生、见习（实习）医学生，也适用于颇具临床经验的住院医师和主治医师。

　　尽管我们做了最大的努力，限于编者水平，仍难免有不足之处，恳请

广大读者和同行专家不吝指正。也希望读者们能够一如既往地喜爱本书并
多提宝贵意见和建议，以备再版时参考。

编　者

2019年6月

肾脏病学近年来发展十分迅速，与各个学科之间的联系也越来越紧密，如何尽快掌握肾脏病和相关学科的最新诊疗进展，提高临床诊治疾病的水平，是肾脏科医师要面临的问题。查房是医生每天的基本工作，也是临床医师学习的主要模式之一，通过查房分析患者的病情，结合基础理论和临床诊疗进展，从而及时调整和修正临床诊疗方案。查房水平的高低，不仅决定着医疗质量，也影响着临床医师业务水平的提升。

本书精心收录了肾脏内科常见病及其并发症和一些较为少见病，作为教学查房的典型病例。这些病例都来自临床实践的第一线，既具有疾病的普遍性，又具有疾病个体化和特殊性。本书编排采用问答式模拟查房的形式，以解决临床诊断和治疗问题为宗旨，将单个疾病的基础知识和最新诊疗进展综合表述，尤其对肾脏疾病诊疗指南进行了详细解析，力求较为全面地反映当前肾脏病临床研究成果和诊疗技术，以开拓临床医师的诊疗思路，提高诊治技术。

全书在编写过程中努力贯彻实用性与科学性、先进性相结合的原则，融入作者多年的临床教学经验，期望读者能从阅读中获取到解决临床诊疗实际问题的具体思路和方法，起到举一反三的作用。本书适用于初到临床的轮转医师、临床研究生、见习（实习）医学生，也适用于颇具临床经验的住院医师和主治医师。

由于各位编者的诊疗水平和对疾病认识的深度不一致，虽经反复修改书稿，可能仍存在疏漏之处，恳请广大读者和同行专家批评指正。

编　者

2012年10月

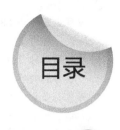

目录

第四章　自身免疫性疾病肾损害　155

第五章　代谢及全身性疾病的肾损害　196

第九章 肾小管间质疾病 353

问题目录

IgA 肾病 16

非IgA系膜增生性肾小球肾炎 25

抗肾小球基底膜病　61

肝硬化性肾损害　66

急进性肾小球肾炎　71

急性肾皮质坏死　78

急性肾损伤　84

❓ 肝肾综合征　　　　　　　　　　91

❓ 急性肾小管坏死　　　　　　　　96

❓ IgA 肾病肉眼血尿相关急性肾损伤　　103

劳力性热射病 108

慢性肾功能衰竭 113

自体动静脉内瘘 120

慢性肾脏病-矿物质和骨异常　143

透析导管感染　149

狼疮肾炎　155

过敏性紫癜性肾炎　　163

ANCA相关性血管炎肾损害　　169

IgG4相关性肾病 191

糖尿病肾病 196

高尿酸血症肾病 202

? 冷球蛋白血症肾损害 228

? 肥胖相关性肾病 233

? 横纹肌溶解综合征 239

白血病性肾损害   (243)

尿路感染   (248)

肾结核   (253)

肾综合征出血热 261

乙型肝炎病毒相关性肾炎 267

恶性小动脉性肾硬化症 272

肾动脉狭窄 298

肾静脉血栓形成 305

左肾静脉压迫综合征 ⃝312

Fabry病 ⃝318

脂蛋白肾病 ⃝324

Bartter 综合征　344

范可尼综合征　348

肾小管酸中毒　353

急性间质性肾炎 359

慢性间质性肾炎 364

第一章　肾小球疾病

水肿伴尿检异常7天——肾病综合征

❀【实习医师汇报病历】

患者女性，21岁，因"水肿伴尿检异常7天"入院。缘于7日前上呼吸道感染（感冒）发热2天后出现颜面部及双下肢水肿，尿量减少，每日700～800ml，无颜面皮疹，无关节疼痛，无肉眼血尿，无腰痛，无尿频、尿急、尿痛。就诊于当地医院，诊断"肾病综合征"，住院期间给予右旋糖酐-40（低分子右旋糖酐）及丹参注射液静脉滴注，颜面及双下肢水肿减轻，尿量有增加，尿量每日约1000ml，未服用激素类药物。今为进一步治疗而收住本科，门诊拟"肾病综合征"收入科，患者发病以来精神一般，饮食差，无夜尿增多，大便量少，每天1次。既往史：3个月前体检发现乙肝小三阳、肝功能异常（谷丙转氨酶134U/L），就诊于当地县医院，予以"硫普罗宁（凯西来）、多维元素片（21）（21金维他）、葡醛内酯（肝太乐）、黄芪注射液"等治疗2个月，复查肝功能正常。无结核等传染病病史，无糖尿病、冠心病、高血压病等病史，无食物、药物过敏史，无重大外伤史及手术史。

体格检查：神志清楚，颜面水肿，球结膜水肿，咽部充血，扁桃体无肿大。心、肺未见异常发现。腹部膨隆，无压痛，肝、脾肋下未触及，移动性浊音阳性，肾脏未触及，双肾区无明显叩击痛，肠鸣音无异常。双下肢高度凹陷性水肿。

辅助检查：尿常规示尿白细胞（±），尿蛋白（+++），尿隐血试验（+）。24h尿蛋白定量4.9g。血常规：白细胞$16.11×10^9$/L，血红蛋白182g/L，血小板$317×10^9$/L。生化：尿素氮18.4mmol/L，肌酐228μmol/L，尿酸592μmol/L，白蛋白19g/L，胆固醇14.62mmol/L，三酰甘油（甘油三酯）3.36mmol/L。凝血四项：纤维蛋白原4.72g/L。乙肝"两对半"：HBsAg（+），抗-HBe（+），抗-HBc（+），其余阴性，HBV DNA＜500。

入院诊断：肾病综合征。

治疗：给予甲泼尼龙40mg，静滴，1次/日免疫诱导治疗，呋塞米及螺内酯利尿消肿。

❓ 主任医师常问实习医师的问题

● 肾病综合征的诊断标准是什么？

答：肾病综合征有以下四个方面的临床表现。

① 大量蛋白尿，24h尿蛋白定量＞3.5g。

② 低白蛋白血症，血浆白蛋白小于30g/L。

③ 水肿。

④ 高脂血症。

其中只要具备了大量蛋白尿和低白蛋白血症，就可以诊断为肾病综合征，所以大量蛋白尿和低白蛋白血症是必备的诊断标准。

● 肾病综合征的并发症有哪些？

答：肾病综合征的并发症有感染，血栓、栓塞并发症，急性肾损伤，蛋白质和脂肪代谢紊乱。

● 肾病综合征并发感染的防治原则是什么？

答：感染是肾病综合征的常见并发症，包括细菌、病毒及真菌感染等，其中以血行播散性结核及深部真菌感染最严重，可威胁患者生命。感染的防治原则如下。

① 不盲目给用激素及细胞毒药物的患者加用抗生素"预防"感染，这不但不能防止细菌感染，反易导致真菌感染发生。

② 患者一旦出现感染，即应尽快选用敏感、强效、无肾毒性的药物进行治疗（如血行播散性结核用异烟肼、利福平、乙胺丁醇及吡嗪酰胺四联治疗，深部真菌感染用氟康唑静脉滴注治疗等），并加强支持疗法。

③ 反复感染者，可辅以免疫增强药［如胸腺素（胸腺肽）肌内注射、丙种球蛋白10g/d静脉滴注］治疗，减少感染发生。

● 如何治疗肾病综合征的高脂血症？

答：只要估计肾病综合征难以迅速缓解（如激素抵抗或激素依赖性

肾病综合征），脂代谢紊乱要持续较长时间，降脂治疗就应尽早开始。虽然肾病综合征缓解前其脂代谢紊乱无法完全矫正，但降脂治疗仍可能减轻高脂血症，从而减少其并发症（动脉粥样硬化、血栓形成及肾脏损害）发生。

以血清胆固醇增高为主者，应首选3-羟基-3-甲基戊二酰辅酶A（HMG-CoA）还原酶抑制药治疗；而以血清三酰甘油增高为主者，应首选纤维酸类衍生物治疗。两药均有一定的肝毒性及肌毒性，必须注意，因此两药不宜轻易合用。两药均能使双香豆素类药物抗凝作用加强，所以与双香豆素类药物合用时，后者需酌情减量。

药物治疗必须配合饮食治疗才能获得最佳效果。患者膳食应少含饱和脂肪酸和胆固醇（主要指动物油脂），而应富含多聚不饱和脂肪酸（豆油、玉米胚油和芝麻油富含 ω-6系脂肪酸，深海鱼油富含 ω-3系脂肪酸）及甾醇（向日葵油、米糠油及菜籽油富含甾醇），并应增添可溶性纤维食物（燕麦、谷类麸皮）。

● **原发性肾病综合征的常见病理类型有哪些？**

答：原发性肾病综合征的常见病理类型有微小病变性肾病、系膜增生性肾小球肾炎、系膜毛细血管性（膜增殖性）肾小球肾炎、膜性肾病、局灶节段性肾小球硬化。

● **治疗原发性肾病综合征，应用糖皮质激素的三大原则是什么？**

答：治疗原发性肾病综合征，应用糖皮质激素的三大原则是起始量要足、减量要慢、维持时间要长。

● **长期使用糖皮质激素的不良反应有哪些？**

答：长期使用糖皮质激素的不良反应有医源性库欣综合征（满月脸、水牛背）、继发感染、药物性糖尿病、诱发溃疡、骨质疏松、股骨头无菌性坏死、神经精神症状等。

● **肾病综合征合并乙肝抗原血症的患者使用糖皮质激素时应该注意什么？**

答：肾病综合征合并乙肝抗原血症的患者使用糖皮质激素时应该密切观察病毒复制情况，定期复查HBV DNA定量，有乙肝病毒复制时应积极给予抗病毒治疗。

❀【住院医师或主治医师补充病历】

> 患者为青年女性，以肾病综合征为临床表现，无口腔溃疡、光过敏等病史。家族中无类似病史。血ANA、抗ds-DNA、ENA抗体谱阴性。肾活检病理学检查提示轻度系膜增生性肾小球肾炎。

❓ 主任医师常问住院医师、进修医师和主治医师的问题

● 该患者的诊断是否有不同意见？如何鉴别诊断？

答：患者除大量蛋白尿及低蛋白血症外，血肌酐入院时达228μmol/L，既往无肾脏病史，无贫血，无肾脏B超缩小，故肾病综合征合并急性肾功能衰竭诊断明确。肾活检病理学检查提示轻度系膜增生性肾小球肾炎，考虑原发性肾病综合征。

应与以下疾病进行鉴别诊断。

① 乙型肝炎病毒相关性肾炎：患者有乙肝小三阳，应排除乙型肝炎病毒相关性肾炎引起的肾病综合征，明确诊断有赖于肾活检病理学检查，若肾脏组织证实有乙肝病毒抗原的沉积则可诊断为乙肝相关性肾炎。乙肝相关性肾炎最常见的病理类型是膜性肾病，其次是膜增生性肾小球肾炎。该患者肾活检病理学检查为系膜增生性肾小球肾炎，可能性不大，但还应加做乙肝病毒抗原的免疫组化染色以排除。

② 狼疮肾炎：该病多见于生育期妇女，除了肾损害外，还可伴有关节疼痛、皮疹、光敏感等，血清ANA、ENA抗体谱、抗ds-DNA等免疫指标可呈阳性，补体C3可降低。患者青年女性，临床出现肾病综合征的表现，需予重点排除。但该患者血清ANA、ENA抗体谱、抗ds-DNA阴性，故可以排除该病。

③ 感染性疾病引起的肾损害：患者发病前有发热病史，后出现肾损害，体格检查咽部充血，故链球菌感染后肾小球肾炎等感染性疾病应排除，但是患者无明显肾小球性血尿，以大量蛋白尿为主要临床表现，补体不低，且低蛋白血症明显，该患者肾活检病理学检查为系膜增生性肾小球肾炎，非毛细血管内增生性肾小球肾炎，故不支持该诊断。

● 肾病综合征并发特发性急性肾功能衰竭的临床病理表现有哪些？

答：严重肾病综合征患者无明显诱因出现急性肾功能衰竭，肾脏病理

表现呈弥漫性间质水肿，肾小管上皮细胞变性坏死脱落，肾小球病变多很轻微，85%以上为轻微病变，多能自行缓解。其发病可能与间质严重水肿致肾小管管腔狭窄闭塞有关。

● 如何治疗肾病综合征并发特发性肾功能衰竭？

答：治疗该急性肾衰竭的主要措施有以下3种。

（1）血液透析　除维持生命外，可在补充血浆制品后予适当脱水，以减轻组织（包括肾间质）水肿。

（2）利尿　对袢利尿药仍有反应时，应积极给予袢利尿药治疗，以冲刷掉阻塞肾小管的管型。

（3）积极治疗基础肾小球疾病　由于导致特发性急性肾衰竭的多数原发性病例为微小病变病，故对强化治疗（如甲泼尼龙冲击治疗）反应良好。随着尿量增多急性肾衰竭可以逆转，但是基础疾病若为局灶节段性肾小球硬化等激素抵抗性疾病时，患者预后差，急性肾衰竭可能无法恢复。

● 继发性肾病综合征的病因有哪些？

答：继发性肾病综合征的病因有以下几类。

（1）感染性疾病　如链球菌感染后肾炎、乙型肝炎病毒相关性肾炎。

（2）药物过敏及中毒　如青霉胺、丙磺舒、蜂毒、蛇毒及花粉、疫苗过敏。

（3）肿瘤新生物　如肺癌、胃癌、霍奇金病、非霍奇金淋巴瘤。

（4）系统性疾病　如系统性红斑狼疮、过敏性紫癜。

（5）代谢性疾病　如糖尿病肾病、淀粉样变性肾病。

（6）遗传性疾病　如Alport综合征、Fabry病、先天性肾病综合征。

（7）其他　妊娠高血压综合征等。

● 如何使用利尿药治疗肾病综合征患者水肿？

答：肾病综合征常用的利尿药有呋塞米、氢氯噻嗪、螺内酯等。呋塞米为高效利尿药，属袢利尿药类，一般在水肿较严重时加用。氢氯噻嗪为中效利尿药，属噻嗪类，一般在水肿较轻时加用。螺内酯、氨苯蝶啶为保钾利尿药，利尿作用较弱，一般不单独应用，而与前两者联合使用，一方面可以增强利尿作用，另一方面因具有保钾作用，可以对抗前两者的排钾作用，而有利于防止低钾血症。

（1）呋塞米　为首选药物，一般每次20mg，每日2次口服。如无效，可增加剂量至60～120mg/d，必要时可给予肌注或静注，每日可达120mg。呋塞米长期（7～10天）用药后，利尿作用大为减弱，故最好采用间歇给药（停3天后再用）。

（2）氢氯噻嗪　一般25～50mg，每日2～3次，口服。

（3）螺内酯或氨苯蝶啶　螺内酯联合用药量常为20～40mg，氨苯蝶啶联合用药量常为25～50mg，每日3次，口服。

● **肾病综合征患者有必要行肾活检病理学检查吗？**

答：对于儿童肾病综合征，临床可用糖皮质激素进行治疗，多数为微小病变，对激素治疗敏感，无需做肾活检病理学检查。而对激素治疗无效的儿童及成人肾病综合征患者，特别是不明原因者，应强调对这些患者进行肾活检病理学检查，肾活检病理学检查对明确临床病理诊断，弄清病理损害程度以指导临床治疗及判断预后均很重要。

● **肾活检术前的准备有哪些？**

答：术前准备包括以下几方面的内容。

（1）患者及家属方面的准备　向患者及家属解释肾穿刺的必要性，简单介绍肾穿刺的方法和过程，消除患者及家属的疑虑和恐惧心理，取得患者及家属的理解和同意，签署手术知情同意书。让患者学习穿刺时的体位，一般为俯卧位并在腹部垫一高度约10cm的枕头，确定患者可耐受这种体位。让患者在这种体位下练习憋气，一般憋气的时间为20s左右，最好分别练习吸气末憋气、呼气末憋气及吸气中憋气，以便在肾穿刺时可以较灵活地调整患者肾脏的高低。让患者练习平卧状态下的大小便，以免造成患者肾穿刺后无法在床上卧床排尿或排便，以至于需行导尿术等一些不必要的操作。

（2）医师方面的准备

① 了解患者的出凝血状态，必须行血小板计数、凝血酶原时间测定和部分凝血活酶时间（APTT）测定。

② 了解患者的肾功能，测定血肌酐、尿素氮及肌酐清除率。

③ 肾脏超声检查以了解双肾的位置、大小及结构，选择拟行穿刺的肾脏，一定要仔细测量肾脏的大小，特别是肾脏实质厚度，如果肾实质厚度小于1.0cm，则要慎重。

④ 血型检查并备血。

（3）特殊情况的准备

① 不论是急性还是慢性肾衰竭，术前均应严格控制好血压，血压控制在140/90mmHg以下；对于严重贫血的患者，最好采用输血将血红蛋白提高到80g/L，如果伴有血小板的减少或毒素水平较高，可以在肾穿刺前24h内输新鲜血，必要时术前行几次血液透析以降低毒素水平。

② 对于已行血液透析的患者，至少在行穿刺前24h停止透析，并用鱼精蛋白中和透析过程中所用肝素，并在穿刺前再次检查凝血时间，以确保患者的凝血状态正常，如果有条件，最好行无肝素透析。

③ 对于一些合并高凝状态已行抗凝治疗的患者，肾穿刺前2～3天需停用各种抗凝药物和血小板抑制药物，并于肾穿刺前再次复查凝血时间，以确保患者凝血状态正常。

● 肾活检术后的注意事项有哪些？

答：注意事项主要包括以下5个方面。

① 术后患者采取平卧状态，严格腰部制动4h（四肢可放松或缓慢小幅度活动，严禁翻身及扭转腰部），如无高血压、肾功能不全等高危患者，自体肾活检术后卧床24h，移植肾活检术后也要求卧床24h。

② 早期（术后6h内）应常规监测血压、脉搏、尿色、皮肤颜色、出汗情况、腰腹部症状及体征。

③ 出现血压下降或肉眼血尿时应反复查血常规及血细胞比容，腰腹部疼痛显著者应做B超，观察是否存在肾包膜下血肿。

④ 避免或及时处理便秘、腹泻及剧烈咳嗽。

⑤ 术后3周内禁止剧烈运动或重体力劳动。

主任医师总结

① 肾病综合征只是症状性诊断名词，不能作为最终诊断。肾病综合征分为原发性和继发性两大类，应排除继发性肾病综合征，才能诊断为原发性肾病综合征。对于成人肾病综合征应尽可能行肾活检病理学明确病理诊断，根据肾脏病理类型确定治疗方案，避免盲目使用糖皮质激素而出现不必要的不良反应。

② 肾病综合征使用糖皮质激素别忘了"始量要足，减量要慢，维持要长"的十二字总结。

③ 虽然肾病综合征患者有低白蛋白血症但不宜盲目滥用白蛋白注射，导致蛋白超负荷肾病，但严重低蛋白血症患者（白蛋白小于20g/L），利尿

药效果不理想，此时给予人血白蛋白或血浆，可以帮助利尿。一般在使用强利尿药之前（如静注呋塞米）给予静滴白蛋白10g或血浆200ml，提高血浆胶体渗透压，可增强利尿药的效果。但应注意大量利尿后可导致有效循环血容量的不足而出现低血压、急性肾功能衰竭。

查房笔记

反复水肿、蛋白尿18个月——难治性
肾病综合征

❀【实习医师汇报病历】

男性患者，19岁，因"反复水肿、蛋白尿18个月"入科，该患者18个月前因水肿、蛋白尿第1次入科，诊断"肾病综合征"，肾穿刺病理结果为轻度系膜增生性肾小球肾炎，诊断为"原发性肾病综合征"，给予泼尼松60mg，1次/日，及利尿消肿治疗。水肿消退出院，出院后继续泼尼松60mg，1次/日治疗8周，抗凝、降脂后仍然为大量蛋白尿，加用环磷酰胺间断冲击治疗（每个月0.8g，共5.6g），蛋白尿仍未减少，停用环磷酰胺，改来氟米特治疗，20mg/d，6个月，仍大量蛋白尿，24h尿蛋白在6.8g，血白蛋白22g/L，治疗期间因水肿间断应用利尿药。今为进一步治疗入科。既往无肝炎、结核等传染病病史，无糖尿病、冠心病、高血压等病史，无食物、药物过敏史，无重大外伤史及手术史。

入院查体：血压106/68mmHg，神志清楚，颜面水肿，咽部无充血，扁桃体无肿大。心、肺未见异常发现。腹部软，无压痛，肝、脾肋下未触及，移动性浊音阴性，双肾区无明显叩击痛，肠鸣音无异常。双下肢中度凹陷性水肿。

辅助检查：尿常规示尿蛋白（+++），尿隐血（-）。24h尿蛋白定量7.5g。血常规：白细胞6.5×10^9/L，血红蛋白132g/L，血小板289×10^9/L。生化：尿素氮6.4mmol/L，肌酐65μmol/L，尿酸492μmol/L，白蛋白19g/L，胆固醇12.49mmol/L，三酰甘油2.73mmol/L；纤维蛋白原5.0g/L。乙肝"两对半"：阴性。血免疫球蛋白G 3.68g/L；ANA（-），抗ds-DNA（-），ENA抗体谱（-）。胸部X线片未见异常，双肾B超大小正常。

治疗：给予维持糖皮质激素原有剂量，醋酸泼尼松20mg，1次/日治疗；阿托伐他汀钙20mg，晚间1次服用；钙尔奇D 600mg，1次/日。

主任医师常问实习医师的问题

● **该患者的病例有哪些特点？**

答：① 青年，男性，肾病综合征病程18个月。

② 发病时肾活检病理学检查提示轻度系膜增生性肾小球肾炎。

③ 单纯肾病综合征表现，不伴血尿、高血压、肾功能异常。

④ 经过16个月的治疗（激素及免疫抑制药治疗），临床无缓解。

● **对这个患者目前考虑的诊断是什么？**

答：目前考虑的诊断是难治性肾病综合征，激素抵抗型。

● **什么是难治性肾病综合征呢？**

答：所谓难治性肾病综合征指原发性肾病综合征患者出现经常复发、激素依赖、激素抵抗，统称为难治性肾病综合征。

（1）经常复发指肾病综合征治疗缓解后6个月内复发2次或2次以上，一年内复发3次或3次以上。

（2）激素依赖指糖皮质激素在减量过程中出现肾病综合征复发或者激素疗程结束后停药2周之内出现的复发。

（3）激素抵抗指服用泼尼松，每千克体重每天1mg的剂量应用12～16周肾病综合征仍然不能缓解的，称为激素抵抗。

● **请问该患者下一步该怎么办？**

答：应该重复肾活检，了解有无病理的转型现象。

❀ **【住院医师或主治医师补充病历】**

患者家族中无类似病史，无继发性肾病综合征的临床表现及实验室依据。入院后重复肾活检，病理示：① 弥漫性肾小球缺血性萎陷；② 重度肾小管间质病变（图1-1）。因此重复肾活检后我们调整了治疗方案，逐步减量至停用激素，加盐酸贝那普利（洛汀新）10mg/次，1次/日，缬沙坦80mg/次，2次/日，口服抗血小板聚集药双嘧达莫（潘生丁片）及他汀类降脂药，3个月后24h蛋白尿2.0g，且白蛋白升至35g/L，获得临床部分缓解。

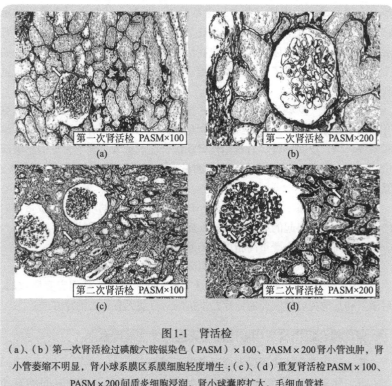

图1-1　肾活检

（a）、（b）第一次肾活检过碘酸六胺银染色（PASM）×100、PASM×200肾小管浊肿，肾小管萎缩不明显，肾小球系膜区系膜细胞轻度增生；（c）、（d）重复肾活检PASM×100、PASM×200间质炎细胞浸润，肾小球囊腔扩大，毛细血管袢呈花边样皱缩，肾小管基底膜增厚，肾小管萎缩明显

❓ 主任医师常问住院医师、进修医师和主治医师的问题

● 难治性肾病综合征常见的原因有哪些？

答：（1）治疗不当　主要是不规范使用激素，包括初始剂量不足、疗程不够、撤药过快、分餐给药，这些都可导致肾病综合征反复发作，使原本激素敏感的肾病综合征变得不敏感。

（2）病理因素　病理类型中微小病变性肾病和轻度系膜增生性肾小球肾炎这两种类型80%～90%对激素治疗敏感，而病理为局灶节段性肾小球硬化、膜性肾病、系膜毛细血管性肾小球肾炎者，大部分对激素治疗抵抗，这三种是难治性肾病综合征主要的病理类型。另一方面，是病理转型。大部分微小病变性肾病、轻度系膜增生性肾小球肾炎对激素治疗敏感，如果出现激素抵抗，应排除局灶节段性肾小球硬化可能，需要重复肾活检。如果长期蛋白尿不缓解，或在治疗中应用含马兜铃酸的中草药，如关木通、马兜铃加重了小管间质的损害，也可以导致肾病综合征激素抵抗现象。

（3）感染　感染是肾病综合征常见的并发症，也是导致难治性肾病综合征的主要原因之一。肾病综合征常见的感染部位主要有呼吸道感染、泌尿系统感染、皮肤感染。对难治性肾病综合征的患者，除了常见的感染部位外，尤其应注意隐性感染病灶，如鼻窦炎、中耳炎、股癣、扁桃体炎、原发性腹膜炎。

（4）高凝状态　高凝可引起肾小球滤过膜通透性的增加，导致蛋白尿增多，同时高凝引起的血栓栓塞并发症可影响肾病综合征的治疗。

（5）高脂血症　严重高脂可影响激素的效果，引起激素抵抗。

（6）患者依从性差　患者未按医嘱服药。

（7）遗传因素　如家族性的局灶节段硬化，是由于基因突变所致的，对激素和其他免疫抑制药的治疗是抵抗的，目前无有效的治疗方法。

🔵 肾病综合征患者应用糖皮质激素应考虑哪些因素？

答：肾病综合征使用激素应考虑以下因素。

（1）年龄　不同年龄激素的起始量、减撤速度、维持时间均有所差别。

（2）临床表现　根据有无水肿及水肿程度等，考虑激素是口服还是静脉使用。

（3）肾功能状态　根据肾功能损害是急性、慢性，是否可逆来决定是否使用激素、使用剂量及时间等。

（4）病理类型　轻微病变等对激素敏感，而膜增殖性、局灶节段性肾小球硬化、部分膜性肾病等对激素反应相对慢或效果差。

（5）病变程度　病理的亚型、分期、急性/慢性化程度均决定了激素使用的效果。

（6）初治/复治患者　对激素的应用情况也有所不同。

（7）对激素的敏感性　是敏感、抵抗还是耐药，根据治疗效果应及时调整相应策略。服用激素期间切记不能随便停药，并要随时注意防治感染的发生。

● **肾病综合征应用糖皮质激素过程中出现复发，应考虑哪些因素？**

答：对使用激素过程中出现复发时应考虑以下因素。

（1）患者复发时的免疫状态，如患者免疫功能已明显低下，此时应慎重。

（2）有无严重感染、溃疡病、精神病等禁忌证。

（3）有无明显水肿或消化道症状等影响激素吸收的因素。若有，应静脉给药；有肝功能损害时，改用泼尼松龙或甲泼尼龙。

（4）有无感染、手术应激等干扰激素治疗的因素。

（5）有无严重高凝状态、高脂血症等影响激素效果的伴随因素。

● **该患者出现严重肾小管间质病变的可能原因有哪些？**

答：可能有以下几种原因。

① 长期大量蛋白尿加重小管间质的损害。

② 治疗中应用含马兜铃酸的中草药，如关木通。马兜铃加重了小管间质的损害。

③ 该患者因肾病综合征未缓解，长期有服用利尿药，可能存在利尿药的肾脏损害。

● **难治性肾病综合征的治疗措施有哪些？**

答：（1）规范化的糖皮质激素治疗　以泼尼松为例，来说说糖皮质激素的使用原则。

① 首剂足：泼尼松每千克体重每天1mg，一般每天＜80mg，服用8～12周，不超过12周。

② 减量慢：足量治疗8～12周后，应开始减量，每1～2周减原剂量的5%～10%，在每天20mg以下时减量更慢。

③ 维持长：在每天10mg时，应维持半年或半年以上，总疗程约2年到2年半。

④ 注意给药途径：患者合并肝功能异常时，改用泼尼松龙或甲泼尼龙，因为泼尼松是前体药，要经过肝脏代谢，转化为泼尼松龙才能发挥其生物学活性作用。遇到大量腹水等，严重水肿的患者，和存在恶心呕吐、腹泻等消化道症状表现的这类患者我们应该采取静脉给药的方式，而不是

口服给药，这类患者因为口服吸收不好。

（2）免疫抑制药治疗　免疫抑制药分为四大类。

① 细胞毒类药物：代表药为环磷酰胺。环磷酰胺冲击用量 0.6～1.0g/次，每月1次，连用6个月或直到病情缓解。环磷酰胺口服 2～3mg/（kg·d），累计剂量不超过8g。

② 钙调磷酸酶抑制药：有环孢素、他克莫司（FK506）。环孢素的首剂为3～5mg/（kg·d），服药期间需监测并维持血环孢素浓度谷值为 100～200ng/ml，服药2～3个月后缓慢减量，疗程至少1年。他克莫司（FK506）0.05～0.1mg/（kg·d），服药3个月后缓慢减量，疗程1年。

③ 高度选择性的淋巴细胞抑制药：如霉酚酸酯（MMF）、来氟米特（LEF）。LEF推荐剂量为20～30mg/d，应用3个月后减量，维持治疗半年到1年；MMF的推荐剂量为1.5～2.0g/d，共用3～6个月，减量后维持半年。

④ 中药雷公藤多苷片每次10～20mg，3次/天，服药3个月后缓慢减量，疗程1年。对于难治性肾病综合征患者，可以根据不同的病理类型，选择上述免疫抑制药中的一种，联合激素进行治疗。

（3）肾脏保护治疗　如血管紧张素转化酶抑制药（ACEI）、血管紧张素Ⅱ受体拮抗药（ARB）、HMG-CoA还原酶抑制药（他汀类降脂药）及抗凝治疗。对于免疫抑制药治疗效果不好的病理类型，要注重应用延缓肾功能衰竭进展措施，注意应用肾脏保护治疗。

主任医师总结

① 明确诊断是基础：难治性肾病综合征一定要做肾活检，以明确病理诊断，根据病理进行有的放矢的治疗。难治性肾病综合征可以出现病理转型，大量蛋白尿可加重肾小管间质损害，因此长期蛋白尿不缓解的患者应考虑重复肾活检。

② 个体化治疗是关键：引起难治性肾病综合征的原因是不同的，因此要进行个体化的治疗。

③ 免疫抑制药治疗应适度：免疫抑制药是治疗肾病综合征的主要药物，但过度免疫抑制治疗会导致患者抵抗力下降，引起各种感染的发生，而感染本身又可以引起肾病综合征的复发，因此，免疫抑制治疗应该适可而止。

④ 肾脏保护要重视：对于免疫抑制药治疗效果不好的病理类型，要

注重应用延缓肾功能衰竭进展措施，注意肾脏保护治疗。总之，难治性肾病综合征明确诊断后应规范化免疫抑制治疗，全面考虑综合判断，力争以最小的代价来争取难治性肾病综合征的长期缓解，延缓慢性肾脏病的进展。

查房笔记

尿检异常1个月——IgA肾病

❀【实习医师汇报病历】

患者男性，25岁，已婚，因"尿检异常1个月"入院。缘于1个月前因感冒咽痛后出现肉眼血尿，无颜面皮疹、红斑、脱发、关节疼痛，无皮肤出血点，无水肿、少尿、腰痛、尿频、尿急、尿痛等不适，在当地医院查尿常规尿蛋白（++），尿隐血（+++），诊断"慢性肾炎"，给予"血尿安、黄葵胶囊、缬沙坦（代文）"等治疗，复查尿常规尿蛋白（+），尿隐血（+++）；为进一步治疗，门诊拟"慢性肾炎"收入院。既往史：有慢性扁桃体炎病史。否认"冠心病、糖尿病、高血压病"等慢性病史，否认"肝炎、结核"等传染病病史，无外伤、手术史，无食物、药物过敏史。

体格检查：血压126/78mmHg，神志清楚，颜面无水肿，双扁桃体Ⅱ°肿大。心、肺未见异常发现。腹软，无压痛、反跳痛，肝、脾肋下未触及，移动性浊音阴性，双肾区无叩击痛，肠鸣音无异常，双下肢无凹陷性水肿。

辅助检查：血常规示白细胞计数$9.33×10^9$/L，粒细胞百分比60.7%，红细胞计数$5.03×10^{12}$/L，血红蛋白142g/L，血小板计数$242×10^9$/L。尿常规：尿蛋白（+），尿隐血（+++），尿沉渣红细胞计数$8.5×10^4$/ml。尿相差检查：多形性，畸形红细胞＞80%，24h尿蛋白定量1.4g。血生化：血肌酐71μmol/L，白蛋白41g/L，胆固醇3.81mmol/L。

入院诊断：慢性肾小球肾炎。

治疗：给予缬沙坦80mg/次，1次/日降尿蛋白治疗。

❓ 主任医师常问实习医师的问题

● 该患者病史有哪些特点？

答：①青年，男性，起病急、病程短。
②上呼吸道感染后肉眼血尿病史。
③有慢性扁桃体炎病史。

④ 临床表现为急性肾炎综合征（蛋白尿及肾小球性血尿）。

● 对这个患者考虑的诊断是什么？

答：根据病史特点首先考虑 IgA 肾病。

● 如何通过尿液检查来鉴别肾小球源性血尿和外科性血尿？

答：① 观察有无红细胞管型，如有常为肾小球源性。
② 观察尿液中的红细胞形态，如呈多形性常为肾小球源性血尿。
③ 观察有无血丝、血块，如有，常为外科性血尿。

● 肾小球源性血尿有哪些特点？

答：肾小球源性血尿的特点有无痛性全程肉眼或镜下血尿、持续或间歇性发作、尿中畸形红细胞＞80%。

● 什么是尿相差检查？

答：所谓尿相差检查是指用相位差显微镜观察患者尿中红细胞大小、色素、形态的变化及异型红细胞数量，并计算畸形红细胞百分比，从而达到分析血尿来源、部位的目的，是判断出血部位的敏感指标，可用来鉴别肾小球性血尿与其他原因出血。这种检查方法目前已经是临床医师常用方法。正常人的尿液中没有红细胞或仅偶尔有个别红细胞。如果尿液中进入血液，经离心沉淀后的尿液，显微镜下 ≥3 个/高倍视野（HP），称为血尿。血尿分肉眼和显微镜下血尿。当每升尿中含有 1ml 以上血液时，尿则明显变红，重则呈洗肉水样或浓茶色，称为肉眼血尿。

用相位差显微镜观察新鲜尿液中红细胞形态，以判断其来源。通常情况下可以分三类。

① 肾小球性血尿：由肾小球漏出，以变异红细胞占大多数，红细胞大小、色素非常不均匀，形态多样（如起泡形、伪足形、面包圈样、靶形、花环状等）。如果尿中畸形红细胞的比率超过 80% 则认为血尿可能来源于肾小球。目前认为肾小球性血尿的机制是由于红细胞在挤压穿过病变的肾小球滤过膜时受损，其后通过肾小管各段又受不同渗透压和 pH 作用，呈现变形红细胞尿。

② 非肾小球血尿：为均一性红细胞血尿。均一性红细胞血尿指尿红细胞大小一致，形态相似，血红蛋白分布均匀，红细胞与外周血红细胞相似，表明血尿是由肾或尿路血管破裂，血液直接进入尿液。

③ 混合型血尿：以上两类红细胞尿混合存在。

血尿的常见原因有哪些？

答：血尿的常见原因有以下几种。

（1）全身性疾病　包括血液病（如白血病）、感染性疾病（如流行性出血热）、心血管类疾病（如充血性心力衰竭）、结缔组织病（如系统性红斑狼疮）、药物（如磺胺药、水杨酸类及抗凝药）等。

（2）尿路邻近器官疾病　如急性阑尾炎、急慢性盆腔炎、恶性肿瘤以及其他疾病侵及或刺激尿路时。

（3）肾及尿路疾病　如各型肾炎，肾小球基底膜病，肾盂肾炎，多囊肾，肾下垂，泌尿道结石、结核、肿瘤，以及血管病变。

血尿的诊断标准和诊断思路有哪些？

答：（1）离心后尿沉渣镜检每高倍视野红细胞超过3个为血尿，1L尿含1ml血即呈现肉眼血尿。

（2）血尿的诊断思路如下。

① 首先确定是否为真性血尿。需排除：a.食物或药物所致的红色；b.血红蛋白尿、肌红蛋白尿等所致的红色尿；c.月经或痔出血污染尿液，人为造成的血尿。

② 确定是否为泌尿系统本身的疾病所致，排除全身性疾病如出血性疾病等和邻近器官的疾病累及本系统。

③ 确定为泌尿系统疾病所致后，应行定位诊断。尿三杯试验能粗略判断血尿的来源。尿相位差显微镜检查红细胞形态有助于鉴别非肾小球性血尿或肾小球血尿。

④ 病因诊断：确定血尿的部位。

该患者要明确诊断应行什么检查？

答：该患者要明确诊断应行肾穿刺活检术检查，若肾活检免疫病理学检查在肾小球系膜区以IgA免疫复合物为主的颗粒样沉积，同时伴有系膜细胞增生，基质增多则可以明确。

✳ 【住院医师或主治医师补充病历】

> 患者，青年男性，以肉眼血尿为临床表现，尿检提示蛋白尿、肾小球源性血尿，无口腔溃疡、光过敏、关节疼痛，无皮疹、出血点等病史。家族中无类似病史。乙肝两对半阴性，抗ds-DNA、抗核抗体谱测定阴性，血补体正常。既往有慢性扁桃体炎病史。已行肾穿刺术，病理提示IgA肾病（WHO Ⅳ级）。

❓ 主任医师常问住院医师、进修医师和主治医师的问题

● 该患者的诊断是否有不同意见？如何鉴别诊断？

答：患者以肉眼血尿为主诉，发作前有上呼吸道感染病史，行肾穿刺病理学检查提示IgA肾病，尿常规提示血尿、蛋白尿，尿相差检查提示肾小球源性血尿。既往无口腔溃疡、光过敏、关节疼痛，无皮疹、出血点等病史。目前考虑原发性IgA肾病。

应与继发性IgA肾病鉴别。

① 过敏性紫癜性肾炎：过敏性紫癜所致的继发性IgA肾病和原发性IgA肾病的鉴别主要依赖临床表现。前者常有紫癜性皮疹（尤以双下肢为主），有的患者伴关节痛、腹痛和消化道出血。由于过敏性紫癜与Ⅰ型变态反应有关，血清IgE增高的比例较原发性IgA肾病高。紫癜性肾炎的基础病理特征为小血管炎症病变，在血管壁常见白细胞浸润及纤维素样坏死，免疫荧光染色证实受累的血管壁有IgA沉积。从肾脏病理表现上，紫癜性肾炎与IgA肾病无法鉴别。两者鉴别的要点是在临床上有无典型皮肤紫癜。

② 肝性肾小球硬化症：多种肝脏疾病可以发生IgA肾病，包括各种原因所致的肝硬化和病毒性肝炎。一般起病隐匿，表现为镜下血尿、少量蛋白尿。肾组织学改变与原发性IgA肾病类似，以系膜细胞增生、基质增多为主，部分患者表现为膜增生性肾小球肾炎改变，出现系膜插入和双轨。此病与IgA肾病的鉴别要点是临床存在肝硬化及病毒性肝炎的确凿证据。

③ 自身免疫性疾病相关IgA肾病：如狼疮肾炎、强直性脊柱炎相关IgA肾病、银屑病相关IgA肾病、类风湿关节炎相关性IgA肾病，临床有相应的自身免疫性疾病的临床特点，可以鉴别。

④ 感染性疾病引起的肾损害：患者发病前有上呼吸道感染病史，后出现肾损害，体格检查双侧扁桃体Ⅱ°肿大，故应排除链球菌感染后肾小球肾炎等感染性疾病。急性链球菌感染后肾小球肾炎多伴有血尿、蛋白尿等临床表现，发病前1～2周多有链球菌感染，如化脓性扁桃体炎、皮肤脓肿等，辅助检查提示血清抗链球菌溶血素"O"滴度可升高，补体C3降低，8周内逐渐恢复正常。肾活检急性期表现为弥漫性毛细血管内增生性肾小球肾炎，病变于4～10周后逐渐消散，仅增殖的系膜恢复缓慢；电镜见上皮下驼峰样改变。

● IgA肾病的发病机制是什么？

答：IgA肾病的发病机制尚不明确，与多种因素有关，目前较为认可的是遗传因素和免疫因素。

（1）IgA肾病的发病有明显的种族差异和IgA肾病可呈家族聚集发病提示遗传因素可能在IgA肾病的发生、发展中占有重要地位。

（2）免疫因素包括以下几点。

① IgA1的结构异常：IgA1的O-聚糖链末端半乳糖缺失可能是导致IgA1在肾小球系膜区沉积的重要原因。

② 致病性IgA1的产生增多：目前关于IgA1产生的来源主要有两种观点，从临床的表现来看，肉眼血尿往往发生于黏膜感染之后，如上呼吸道、胃肠道或泌尿系感染，提示IgA1的发生与黏膜免疫异常有关；另一种观点是，推测IgA肾病患者过多的IgA1可能来源于骨髓免疫活性的增高。

③ 免疫调节异常：研究发现，IgA肾病患者血清中特异性辅助T细胞（Th，包括Th1和Th2）减少而抑制性T细胞增加，因此IgA的产生可能还与Th1、Th2失衡有关。

④ IgA及含IgA的循环免疫复合物清除的减少：在IgA肾病患者，肝脏去唾液酸糖蛋白受体（ASGPR）和骨髓CD89的表达均明显下调，从而影响IgA及免疫复合物清除。

⑤ IgA在系膜区的沉积：异常的IgA最终沉积在系膜区，可与沉积于系膜区的外源性抗原、自身抗原或其特异性受体结合。大量研究证实多聚IgA1（pIgA1）与系膜细胞结合触发了系膜细胞的活化与增殖、细胞因子的释放和系膜基质的增生。

● 蛋白尿的肾脏损害机制是什么？

答：蛋白尿的肾脏损害机制包括以下两方面。

（1）尿蛋白对肾小球系膜的毒性作用　研究证实蛋白尿有明显的系膜毒性，这是由于通过肾小球基底膜滤过的大分子物质在系膜区过度堆积，造成系膜细胞损伤，促进系膜细胞增生及基质合成增多，导致系膜硬化。滤过的各类大分子物质中低密度脂蛋白（LDL）对系膜的损伤作用最为显著，此外，LDL可被系膜细胞或巨噬细胞作用生成氧化LDL，这种修饰后的脂蛋白对系膜细胞的毒性更强。

（2）尿蛋白损害肾小管间质　蛋白尿促进肾小管间质损伤、加速肾间质纤维化的发生与发展的机制包括活化NF-κB依赖或非依赖途径促进化学趋化因子表达，促进间质巨噬细胞浸润，诱导间质炎症反应、激活补体、诱导肾小管上皮细胞促纤维化的信号和氧自由基生成增多等。

● IgA肾病在临床上可分为哪几种类型？

答：根据近年来大量临床实践经验，临床上将IgA肾病分为以下几种类型：① 反复发作肉眼血尿型；② 孤立性肉眼血尿型；③ 无症状尿检异常型，包括镜下血尿伴或不伴无症状蛋白尿型；④ 肾病综合征型；⑤ 非肾病大量蛋白尿型；⑥ 高血压型；⑦ 急进性肾炎综合征或肾功能不全型。

● IgA肾病的临床表现和病理表现有哪些特点？

答：IgA肾病为一免疫病理学诊断名称。IgA为主呈颗粒样或团块状在系膜区广泛沉积或伴毛细血管壁分布，常伴有血清C3沉积。其临床特点是反复发作性肉眼血尿或镜下血尿；亦可伴有不同程度的蛋白尿，是我国主要的肾小球疾病之一，也是导致慢性肾衰竭的一个主要原因。

● IgA肾病的WHO组织学分类是如何分级的？

答：目前按WHO组织学分类方法可分为5级。

① Ⅰ级（微小病变）：光镜下肾小球正常，极少部分区域有轻度系膜区增宽，伴或不伴系膜细胞增多，无肾小管间质的损害。

② Ⅱ级（轻微病变）：半数以上肾小球正常，少部分肾小球可见系膜细胞增多，肾小球硬化、粘连等改变，新月体罕见。

③ Ⅲ级（局灶节段性肾小球肾炎）：系膜细胞局灶或弥漫增生、系膜区增宽，偶尔可见粘连及小新月体。间质病变较轻，仅表现间质水肿、灶性炎细胞浸润。

④ Ⅳ级（弥漫系膜增生性肾炎）：几乎所有的肾小球都可以见到系膜

细胞呈弥漫性增生性改变，系膜区明显增宽，肾小球硬化，常常见到废弃的肾小球。小于50%的肾小球合并有细胞粘连及新月体。有明显的肾小管萎缩和间质炎症。

⑤ Ⅴ级（弥漫硬化性肾小球肾炎）：病变与Ⅳ级相类似但更重。可见肾小球呈节段性和（或）全球性硬化，透明样变及囊粘连等改变较为突出，50%的肾小球有新月体，肾小管间质病变也较Ⅳ级更重。

● **IgA肾病的牛津分类是如何制定的？**

答：2004年，国际IgA肾病协作组和肾脏病理学会倡议，汇集全球知名肾脏病理学家和IgA肾病临床专家，在全球多个IgA肾病研究中心进行新分类方法研究。2009年，根据研究结果提出了IgA肾病牛津分类法。新分类法对IgA肾病的病理指标进行了详细明确的定义，筛选出重复性好和可信度高的指标，经科学合理的预后分析统计后，确定了系膜细胞增殖积分（≤0.5M0，>0.5或50%的肾小球出现系膜细胞增生M1）、肾小球节段硬化或粘连（无S0，有S1）、毛细血管内细胞增殖（无E0，有E1）和肾小管萎缩及间质纤维化（≤25%为T0，26%～50%为T1，>50%为T2）四项独立于临床指标（如蛋白尿、肾功能和高血压）的预后病理指标。2014年协作组建议在IgA肾病牛津病理分型MEST基础上增加细胞性/纤维细胞性新月体评分（C_0无新月体，C_1 0～25%新月体，C_2≥25%新月体）。并建议S_1定义不变，但增加对S_1病变的描述（存在/不存在足细胞增生肥大或顶部病变）。

● **IgA肾病预后不良的因素有哪些？**

答：（1）IgA肾病预后不良的临床因素

① 尿蛋白>1g/24h。

② 发病时即有高血压。

③ 发病时即有肾功能损害。

④ 男性。

⑤ 发病年龄大。

⑥ 无反复发作的肉眼血尿史。

⑦ ACE基因多态性：认为DD基因型IgA肾病病情进展快。

（2）IgA肾病预后不良的病理因素　显著的肾小球硬化（全球或节段性）、间质纤维化、肾小管萎缩、弥漫和严重的系膜增殖、动脉硬化、新月体、毛细血管袢免疫复合物沉积。

● IgA肾病的治疗措施有哪些？

答： 在IgA肾病的发病机制还不明了的情况下，目前尚欠缺针对疾病的特异性治疗方法。IgA肾病的治疗主要是采取分型治疗。

① 反复发作肉眼血尿型：关键在于积极寻找及根除诱发血尿原因，如反复发作性扁桃体炎、胆囊炎、鼻窦炎、慢性肠炎等。若一时无法找出疾病诱因，择期摘除扁桃体，往往可减少肉眼血尿发作。

② 无症状尿检异常型（包括镜下血尿伴或不伴无症状蛋白尿型）：镜下血尿随诊观察，不予特殊治疗；无症状蛋白尿者可予血管紧张素转化酶抑制药（ACEI）和（或）血管紧张素Ⅱ受体拮抗药（ARB）、雷公藤多苷片（10～20mg/次，每日3次）。

③ 肾病综合征型：病理类型轻者醋酸泼尼松0.8～1mg/（kg·d）诱导8周后，逐渐递减剂量至维持量治疗（通常每2周单日撤减10mg，直至隔日15mg）3～6个月，减撤药物过程中病情复发者，可加用环磷酰胺（CTX）0.8～1.0g静脉输注1次/月，共6次，后续0.8～1.0g静脉输注3个月1次，总量＜8g。

④ 高血压型或伴肾功能不全型：控制高血压（血压控制在125/75mmHg左右）以及延缓肾功能不全进展治疗。首选血管紧张素转化酶抑制药（ACEI）和（或）血管紧张素Ⅱ受体拮抗药（ARB）治疗，血肌酐＞265μmol/L（3.0mg/dl）时慎用ACEI。

⑤ 急进性肾炎综合征型：环磷酰胺或霉酚酸酯合并甲泼尼龙（MP）0.5g/d，静滴3天冲击治疗，后以小剂量醋酸泼尼松20～30mg，1次/日，口服，联合应用ACEI/ARB。

主任医师总结 ⋯⋯⋯⋯⋯⋯⋯⋯⋯⋯

① 该病的确诊需要有肾活检病理学检查，该病临床表现多样，因此该病的诊断应是建立在肾活检病理学诊断基础上的。

② 该病发病机制还不明了，缺乏特异性的治疗方法。现已明确，IgA肾病的病理类型及肾小球受损程度的差异很大，其治疗方案也相应不同，从清除感染灶，治疗血尿，中药及雷公藤多苷、ACEI、ARB等降尿蛋白，抗凝及促纤溶治疗，降脂、降压治疗，到糖皮质激素（口服或静脉或大剂量冲击）联合细胞毒药物等，应根据临床及病理类型，进行具体组合。

③ 本病的预后与许多因素相关，无蛋白尿及反复肉眼血尿是预后良好的标志之一，相反，病理有肾小球硬化、间质纤维化、IgA沉积于毛细

血管袢、临床尿蛋白大于1g/24h、高血压、发病时血肌酐升高是IgA肾病预后的不良因素。

查房笔记

眼睑水肿伴泡沫尿3个月余——非IgA 系膜增生性肾小球肾炎

⊛【实习医师汇报病历】

　　患者女性，19岁，未婚，因"眼睑水肿伴泡沫尿3个月余"入院。缘于3个月前"感冒"后出现眼睑水肿，伴泡沫尿，无红斑、脱发、关节疼痛，无尿量减少、肉眼血尿，无腰痛，无尿频、尿急、尿痛，无胸闷、心悸，无发热、咳嗽、咳痰等不适，就诊于本院，查尿常规示尿蛋白（++），尿隐血试验（++），拟"慢性肾炎"收入科。既往体健。

　　体格检查：血压121/70mmHg。神志清楚，颜面无水肿，咽部无充血，扁桃体无肿大。心、肺未见异常发现。腹部无膨隆，无压痛，肝、脾肋下未触及，移动性浊音阴性，双肾脏未触及，双肾区无明显叩击痛，肠鸣音无异常。双下肢无水肿。

　　辅助检查：尿常规示尿蛋白（++），尿隐血试验（++）。尿沉渣红细胞计数3.8×10^4/ml。尿相位差检查：多形型、畸形红细胞＞80%。24h尿蛋白定量1.9g。血常规：白细胞6.11×10^9/L，血红蛋白122g/L，血小板245×10^9/L。生化：血尿素氮5.2mmol/L，血肌酐47μmol/L，血尿酸369μmol/L，白蛋白39g/L，胆固醇4.62mmol/L，三酰甘油2.36mmol/L。凝血四项：纤维蛋白原3.72g/L。乙肝"两对半"阴性，补体C3、补体C4、免疫球蛋白A、免疫球蛋白G、免疫球蛋白M、抗链球菌溶血素"O"、类风湿因子正常。入院后肾穿刺病理学检查提示非IgA轻度系膜增生性肾小球肾炎。

　　入院诊断：慢性肾炎。

　　治疗：给予福辛普利降尿蛋白及抗血小板聚集治疗。

❓ **主任医师常问实习医师的问题**

● 什么是系膜增生性肾小球肾炎？

　　答：系膜增生性肾小球肾炎（mesangial proliferative glomerulonephritis，MsPGN）是基于光镜所见的一种病理形态学诊断的肾炎，是一组以不同程度肾小球系膜细胞增生及系膜基质增多，肾小球毛细血管基底膜基本正常的肾小球疾病。其中肾脏免疫病理中有明显IgA在肾小球系膜区沉积者称为IgA肾病，没有IgA沉积者称为非IgA系膜增生性肾小球肾炎。

系膜增生性肾炎的免疫病理分类有哪些？

答：① 系膜区沉积物以IgA为主，称为IgA肾病。

② 系膜区沉积物以IgM为主，称为IgM肾病。

③ 系膜区沉积物以C1q为主，称为C1q肾病。

④ 有其他形式免疫球蛋白和（或）补体C3沉积。

⑤ 没有免疫球蛋白或补体C3沉积。

非IgA系膜增生性肾小球肾炎的病理特点有哪些？

答：肾脏的病理改变在光镜下可见系膜细胞的弥漫性增殖伴有系膜基质增多。一般在病变的早期主要以系膜细胞的增殖为主，在中等病变中每个系膜区的系膜细胞数为4～5个，而在较严重的病变中，每个系膜区的系膜细胞数多超过5个以上；在病变的后期，肾小球的病变则以系膜基质的积聚为主要表现，严重者可以出现系膜插入现象及系膜硬化。约有半数的患者在系膜区可见散在的嗜伊红免疫复合物沉积。肾小球毛细血管基底膜正常，毛细管腔开放良好。大多数患者的肾小管间质组织及肾内小动脉无异常改变，病变严重时可以出现间质炎细胞浸润、肾小管萎缩及间质纤维化等表现。

非IgA系膜增生性肾小球肾炎的常见临床表现有哪些？

答：非IgA系膜增生性肾小球肾炎临床表现有无症状血尿和蛋白尿、急性肾炎综合征（即急性起病，以血尿、不同程度的蛋白尿、水肿、高血压、肾小球滤过率下降为特点）、慢性肾炎综合征及肾病综合征的多种形式，其中非IgA系膜增生性肾小球肾炎患者约50%表现为肾病综合征，约70%患者伴有血尿，20%～30%的病例可有反复发作的肉眼血尿，蛋白尿可从微量到大量不等，1/3的患者可能出现高血压症状，发病初期绝大多数患者的肾功能正常。随肾脏病变程度由轻至重，肾功能不全及高血压的发生率逐渐增加。呈肾病综合征者，对糖皮质激素及细胞毒药物的治疗反应与其病理改变轻重相关，轻者疗效好，重者疗效差。

❀ 【住院医师或主治医师补充病历】

> 患者，青年女性，以慢性肾炎综合征为临床表现，无口腔溃疡、光过敏等病史。家族中无类似病史。血 ANA、抗 ds-DNA、ENA 抗体谱阴性。肾活检病理学检查提示非 IgA 轻度系膜增生性肾小球肾炎。

❓ 主任医师常问住院医师、进修医师和主治医师的问题

● 该患者的诊断是否有不同意见？如何鉴别诊断？

答：患者青年女性，以中度以下蛋白尿伴肾小球性血尿为主要表现，不伴高血压及肾功能损害，病理诊断为系膜增生性肾小球肾炎，免疫病理学检查排除 IgA 肾病，诊断为非 IgA 轻度系膜增生性肾小球肾炎。

原发性非 IgA 系膜增生性肾小球肾炎的诊断应与以下疾病进行鉴别诊断。

（1）与弥漫系膜增生性肾炎为病理表现的继发性肾小球疾病鉴别 如过敏性紫癜性肾炎、狼疮肾炎、糖尿病肾病、类风湿关节炎肾损害、强直性脊柱炎肾损害及遗传性肾炎等。上述疾病在临床上均具有比较明显的特点，在病理诊断的同时密切结合患者临床表现及临床检查的发现，鉴别诊断并不困难。

（2）与微小病变性肾病、局灶节段性肾小球硬化的鉴别

① 微小病变性肾病：部分反复发作的微小病变性肾病患者的肾小球病理改变可能有轻度的系膜细胞增生，这样在临床上表现为肾病综合征，病理改变为轻度系膜增生，免疫病理学检查为阴性结果的非 IgA 系膜增生性肾小球肾炎与此类微小病变性肾病的鉴别相当困难。

② 非 IgA 系膜增生性肾小球肾炎患者的重度系膜病变也可以出现高血压及肾功能减退，对激素治疗不敏感，故与部分局灶节段性肾小球硬化患者的鉴别也比较困难。

目前有人认为微小病变性肾病、非 IgA 系膜增生性肾小球肾炎、局灶节段性肾小球硬化三种疾病并非独立性疾病，可能是同一疾病的不同发展阶段或不同的病变程度，故有重叠的病理形态的变化。但是由于这三种疾病对治疗的反应和预后的差异较大，多数学者认为在临床上有必要对三者进行鉴别。对鉴别较困难者，必要时应重复做肾活检，追踪观察肾脏的病

理变化，以指导临床治疗和预后的判断。

（3）与链球菌感染后肾炎的恢复期鉴别　该患者出现水肿、泡沫尿前有上呼吸道感染病史，需与链球菌感染后肾炎的恢复期相鉴别。急性感染后肾小球肾炎恢复期其病理表现与本病相似（免疫病理常见IgG、C3沉积或单纯C3沉积），且可持续2～3年，故应与本病鉴别。有典型急性肾炎病史者（感染后1～3周急性发病，呈典型急性肾炎综合征，病初8周内血清C3下降），可依靠病史鉴别，病史不清鉴别困难时应对患者进行追踪，二者转归不同。

● **肾小球系膜增生的定义是什么？如何分级？**

答：正常肾小球在标准的2～3μm切片上，一个毛细血管袢系膜区不超过2个系膜细胞，系膜区宽度不超过毛细血管直径（以肾小球周边毛细血管袢为标准）。增生程度可分为三级。

① 轻度：增生的系膜组织对肾小球毛细血管无明显影响，系膜宽度不超过毛细血管直径，呈节段性分布。

② 中度：增生的系膜组织对肾小球毛细血管有一定的压迫，系膜宽度超过毛细血管直径，常呈弥漫性分布。

③ 重度：增生的系膜组织对肾小球毛细血管有严重的压迫和破坏，出现结节和团块实性区，常表现为弥漫性分布，节段性加重，并伴球囊粘连。

● **非IgA系膜增生性肾炎的发病机制有哪些？**

答：非IgA系膜增生性肾炎的发病机制尚不明确，大体可分为免疫性发病机制及非免疫性发病机制两类。

（1）免疫性发病机制　包括免疫反应导致免疫复合物及补体对系膜细胞的直接作用；炎症反应引发淋巴细胞激活、细胞因子异常分泌所致系膜细胞及细胞因子相互作用；从系膜增生性肾炎患者的系膜区发现免疫复合物如IgG、IgM、IgA及补体C3呈颗粒状沉积，提示免疫复合物致病的可能性。

（2）非免疫性发病机制　如高血压、高灌注状态及血小板功能异常，也可导致系膜的病理改变。

● **如何治疗该患者？**

答：该患者以中度以下蛋白尿伴肾小球性血尿的慢性肾炎为主要临床

表现，病理为轻度系膜增殖的非 IgA 系膜增生性肾小球肾炎，治疗如下。

① ACEI 或 ARB：ACEI 或 ARB 除具有降低血压作用外，还有减少尿蛋白和延缓肾功能恶化的肾脏保护作用。后两种作用除通过对肾小球血流动力学的特殊调节作用（扩张入球和出球小动脉，但对出球小动脉扩张作用强于入球小动脉），降低肾小球内高压力、高灌注和高滤过外，并能通过非血流动力学作用（抑制细胞因子、减少尿蛋白和细胞外基质的蓄积）起到减缓肾小球硬化的发展和肾脏保护作用，为治疗慢性肾炎减少尿蛋白的首选药物。ACEI 如盐酸贝那普利或福辛普利 10mg，1次/日；ARB 如氯沙坦钾 50mg，1次/日，或缬沙坦 80mg，1次/日。维持治疗 1 年以上。

② 来氟米特：10 ~ 20mg，1次/日。来氟米特是一种新型的特异性免疫抑制药，它可抑制嘧啶的从头合成、抑制酪酸激酶的活性和抑制 NF-κB 的活化。来氟米特应治疗 1 年左右。

③ 抗血小板聚集药：如双嘧达莫（300 ~ 400mg/d）、氯吡格雷（50 ~ 75mg/d）有抗血小板聚集作用，有报道服用此类药物能延缓肾功能衰退，抑制系膜细胞及系膜基质增生。

④ 避免加重肾脏损害的因素：感染、劳累、妊娠及肾毒性药物（如氨基糖苷类抗生素、含马兜铃酸的中药等）均可能损伤肾脏，导致肾功能恶化，应予以避免。

● 其他类型临床表现患者如何治疗？

答：应根据不同临床-病理表现类型来制定治疗方案。

（1）无症状血尿和（或）蛋白尿　这类患者病理学检查常为轻度非 IgA 系膜增生性肾小球肾炎，注意避免感冒、过度劳累及应用肾毒性药物，定期复查观察病情变化。肾小球疾病的血尿是基底膜断裂红细胞进入肾小囊引起，因此用止血药无效。至于轻度蛋白尿（少于 1g/d）是否该用 ACEI/ARB 治疗认识尚未统一。

（2）肾病综合征　这类患者肾脏病理可为轻、中、重度非 IgA 系膜增生性肾小球肾炎，重度时还常继发局灶节段性肾小球硬化。应根据病理轻重不同采用不同治疗方案。表现为轻度非 IgA 系膜增生性肾小球肾炎者，治疗可与微小病变相似，初次治疗可单用糖皮质激素［如泼尼松 1mg/（kg·d），以后逐渐减量］，反复发作时应合用免疫抑制药（常并用环磷酰胺，也可选用霉酚酸酯或环孢素）。表现为中或重度非 IgA 系膜增生性肾小球肾炎者，初次就应联合应用糖皮质激素及免疫抑制药，继发局灶节段性肾小球硬化者还应参考原发性局灶节段性肾小球硬化治疗。当然，还应积极对症处理，包括利尿消肿，给疗效不佳的病例以 ACEI/ARB 治疗以减少尿蛋白排泄。

● 如何判断非IgA系膜增生性肾小球肾炎的预后？

答：下列因素与非IgA系膜增生性肾小球肾炎的预后不良密切相关。

① 起病时即有高血压或肾功能损害者。

② 持续大量蛋白尿未缓解。

③ 肾脏病理改变为重度系膜增殖伴硬化者。

主任医师总结

① 该病常见于青少年，起病隐匿或急性发作（后者常有前驱感染）。临床可呈无症状血尿和（或）蛋白尿、肾炎综合征及肾病综合征等表现，血尿发生率高。血清IgA及C3正常。确诊需做病理学检查，弥漫性肾小球系膜细胞增生伴不同程度系膜基质增多为本病基本特点，并需免疫荧光检查排除IgA肾病才能诊断。

② 本病需排除狼疮肾炎、紫癜性肾炎、IgA肾病、急性肾小球肾炎恢复期。

③ 治疗上应根据不同临床-病理表现类型来制定。

④ 在预后方面，无局灶节段性肾小球硬化者预后较好。

查房笔记

全身水肿半个月——微小病变性肾病

🌸【实习医师汇报病历】

> 患者男性，18岁，未婚，因"全身水肿半个月"入院。患者于半个月前无明显诱因出现颜面及双下肢水肿，以脚踝部为著，活动后减轻，伴腹胀、呕吐、尿量减少，每日尿量约800ml，无尿频、尿急、尿痛，无面部红斑、日光过敏，无发热、皮疹、关节疼痛等不适，由门诊收入科，患者发病来精神一般，饮食差，大便如常，体重增加4kg。既往史：无结核、乙型肝炎等传染病病史，无食物、药物过敏史，无重大外伤史及手术史。肾活检病理学检查提示微小病变性肾病。
>
> 体格检查：体重45kg，神志清楚，颜面水肿，球结膜水肿，咽部无充血，扁桃体无肿大。心、肺未见异常发现。腹部膨隆，无压痛，肝、脾肋下未触及，移动性浊音阳性，肾脏未触及，双肾区无明显叩击痛，肠鸣音6～7次/min。双下肢重度凹陷性水肿。
>
> 辅助检查：尿常规示尿白细胞（－），尿蛋白（+++），尿隐血试验（－）。血常规：白细胞$12.3×10^9$/L，血红蛋白141g/L，血小板$307×10^9$/L。生化：血尿素氮11.4mmol/L，血肌酐128μmol/L，血尿酸492μmol/L，白蛋白14g/L，胆固醇14.62mmol/L，三酰甘油3.46mmol/L。凝血四项：纤维蛋白原5.72g/L。
>
> 入院诊断：肾病综合征。
>
> 治疗：给予甲泼尼龙40mg，1次/日静滴诱导治疗及呋塞米、螺内酯利尿消肿。

❓ **主任医师常问实习医师的问题**

● **该患者病情有什么特点？**

答：该患者病情有以下特点。

① 青年，男性，急性起病，病程较短。

② 有典型的"三高一低"表现，即大量蛋白尿、高脂血症、高度水肿、低蛋白血症。

● 目前考虑什么诊断？

答：患者诊断肾病综合征明确，病理表现为微小病变性肾病，目前无继发性因素，考虑原发性肾病综合征。

● 微小病变性肾病有何临床特点？

答：微小病变性肾病的临床特点有发病年龄小，以男性多见，男女比例为2：1。发病高峰年龄在2～4岁，占10岁以内儿童肾病综合征的70%～90%，在成人，微小病变性肾病占所有原发性肾病综合征的10%～15%，60岁后发病率又呈现一小高峰。常突然起病，也有患者存在感染，尤其是在上呼吸道感染后起病。有典型肾病综合征表现，水肿一般较明显，甚至可表现为重度的胸腹水。血尿不突出，约15%的患者伴有轻微的镜下血尿。一般无高血压病及肾功能损害，蛋白尿具有高度选择性。治疗上对激素敏感，但容易复发。

● 应注意排除哪些继发性因素？

答：诊断肾病综合征时必须首先排除继发性病因和遗传性疾病，才能诊断为原发性肾病综合征。该患者应排除乙型肝炎病毒相关性肾小球肾炎、过敏性紫癜引起的紫癜性肾炎、系统性红斑狼疮引起的狼疮肾炎及Alport综合征等疾病。

● 肾病综合征完全缓解及复发的定义是什么？

答：(1)肾病综合征完全缓解指蛋白尿降至0.2g/d以下，血浆白蛋白大于35g/L，肾功能正常。

(2)复发指获得完全缓解超过1个月后出现尿蛋白大于或者等于3.5g/L。

● 微小病变性肾病的首选治疗方式是什么？

答：目前在治疗微小病变性肾病上首选糖皮质激素。

✪ 【住院医师或主治医师补充病历】

　　患者男性，青年人，以肾病综合征为临床表现，目前无继发性因素，家族中无类似病史。乙肝"两对半"：HBsAb（＋），其余阴性。血ANA、抗ds-DNA、ENA抗体谱阴性。肾活检病理学检查提示微小病变性肾病。

主任医师常问住院医师、进修医师和主治医师的问题

● 目前治疗微小病变性肾病的常用药物为糖皮质激素，按患者对激素的反应，如何判定激素的疗效？

答：临床上根据患者对激素的反应不同分为激素敏感、激素依赖和激素抵抗。

① 激素敏感：足量激素 [1mg/（kg·d）] 治疗8周内尿蛋白缓解。

② 激素依赖：激素治疗有效，在激素减量过程中或停药后2周内复发。

③ 激素抵抗：使用足量泼尼松1mg/（kg·d），8 ～ 12周无效；初始使用激素有效，复发后再次应用激素无效。

● 微小病变性肾病的发病机制有哪些？

答：目前发病机制仍未明确，可能与以下方面有关。

① T淋巴细胞功能紊乱：T淋巴细胞的异常导致血中淋巴细胞因子活性的增加，继而引起肾小球基底膜电荷屏障的破坏和肾小球基底膜对血浆蛋白通透性的改变，是微小病变性肾病发病的主要病理生理机制之一。

② 遗传因素：流行病学调查发现，黑色人种中微小病变性肾病患者的肾病综合征表现重，对激素治疗反应差。而且微小病变性肾病还有家族性表现，在欧洲某项研究中，有3.35%儿童微小病变性肾病患者其家族成员中有患相同疾病者，且绝大多数为同胞患病，明显高于微小病变性肾病在一般人群中的发病率，故考虑微小病变性肾病的发病可能与遗传因素有关。

● 微小病变性肾病如何鉴别诊断？

答：微小病变性肾病应与下列疾病相鉴别。

① 微小病变性肾病必须排除继发病因，要与狼疮肾炎、紫癜性肾炎、糖尿病肾病、淀粉样肾变性及缩窄性心包炎等引起的肾脏损害相鉴别。特别要注意的是，中老年患者应排除血液系统肿瘤如淋巴瘤及其他实体肿瘤引发的微小病变性肾病。

② 局灶节段性肾小球硬化（FSGS）：FSGS早期病变多局限于皮髓交界区，肾活检检查常因穿刺不到该部位而难以鉴别，必要时可重复进行肾活检，连续切片检查可提高诊断率。

③ 膜性肾病：早期的膜性肾病光镜下可表现为肾小球大致正常，与

微小病变性肾病接近，但免疫荧光可见IgG沿毛细血管壁颗粒样沉积以及电镜下可见电子致密物在上皮下沉积，可资鉴别。

● **微小病变性肾病的特征性病理改变是什么？**

答：微小病变性肾病光镜下肾小球基本正常，近曲小管上皮细胞可见脂肪变性。免疫病理学检查阴性。特征性改变和本病的主要诊断依据为电镜下有广泛的肾小球脏层上皮细胞足突消失。

● **微小病变性肾病在临床表现上如何与局灶节段性肾小球硬化（FSGS）相鉴别？**

答：在疾病早期较难鉴别，下面几点有助于鉴别诊断。

① 起病时就伴高血压和肾功能损害者在FSGS较微小病变性肾病更多见。这一点在成年患者更突出。反映出肾小球节段硬化性病变使肾小球滤过率（GFR）下降。

② 镜下血尿的发生率FSGS比微小病变性肾病者为高，约2/3患者可伴镜下血尿。反映肾小球存在系膜增生性病变。

③ 尿蛋白的选择性。微小病变性肾病患者蛋白尿以选择性蛋白尿多见，而FSGS患者则多为非选择性蛋白尿。

④ 肾小管功能：FSGS患者常伴有肾小管间质损伤，表现为尿N-乙酰-β-D-氨基葡萄糖苷酶（NAG）、视黄醇结合蛋白（RBP）、尿溶菌酶水平升高，尿渗量下降。一些伴严重肾脏间质损伤的患者，尽管尿中蛋白量很高，也存在低蛋白血症，然而，水肿并不明显。

⑤ 血清IgG水平。FSGS患者血清IgG水平明显降低，其下降幅度超过尿中IgG的丢失量。

⑥ FSGS患者对激素治疗的反应比微小病变性肾病差。

● **临床上如何治疗成人微小病变性肾病？**

答：① 泼尼松1mg/（kg·d）（最大量不超过80mg/d），约76%患者在治疗8周达到完全缓解，最长可观察到16周。之后每2～4周减少原使用量的10%，15mg/d以下时减量应更加缓慢，以减少复发。

② 对于肾上腺皮质激素依赖或反复复发者，可加环磷酰胺2mg/（kg·d）联合治疗12～16周。若该治疗不能维持患者长期缓解，或对于有糖皮质激素使用禁忌和糖皮质激素抵抗患者，使用环孢素治疗，起始剂量3～5mg/（kg·d），滴定谷浓度在100～200ng/ml，4～6个月后，

如果出现部分缓解或完全缓解，则开始缓慢减量，每1～2月减0.5mg/（kg·d），疗程至少1年，可以小剂量[1～1.5mg/（kg·d）]长期维持。如果无效，应停用环孢素，重复肾活检核查诊断后，依次考虑他克莫司（FK506）0.05～0.1mg/（kg·d），分次服用或霉酚酸酯（MMF）0.5～1.0mg/次，每日2次，治疗1～2年。

● **微小病变性肾病患者的预后如何？激素疗效不佳的患者是否应再次行肾活检？**

答：总体来说，激素敏感者预后好，儿童患者比成人预后好。部分疗效不好的患者重复肾活检表现为FSGS病变，患者病情往往继续发展，出现进行性肾功能减退。该现象的发生是由于第一次肾活检遗漏了FSGS的诊断，还是疾病发展的结果，目前尚无定论。因此对激素治疗反应不佳的患者建议行重复肾活检，调整治疗方案。

主任医师总结 ··

① 微小病变性肾病以肾病综合征为主要临床表现，即大量蛋白尿、低蛋白血症、高脂血症及高度水肿。

② 其临床表现及病理类型与FSGS早期病变相类似，应注意区别。

③ 治疗上以糖皮质激素为首选，激素不敏感或激素抵抗者可加用二线免疫抑制药。

④ 微小病变性肾病以儿童常见，成人微小病变性肾病比例较小，需注意排除其他继发因素所致的肾病综合征。

查房笔记

反复水肿伴尿中泡沫增多5个月余，
加重20天——膜性肾病

❀【实习医师汇报病历】

患者男性，50岁，以"反复水肿伴尿中泡沫增多5个月余，加重20天"为主诉入院。患者于5个月余前无明显诱因出现双下肢水肿伴尿中泡沫较多，双下肢水肿活动后缓解，休息时加重，无尿痛、尿急、尿频、肉眼血尿等伴随症状，未给予重视，未就诊，病情反复。20天前水肿加重，尿量减少，尿量每日700～800ml，就诊于当地诊所，给予利尿药及中草药口服（具体药物不详），效果不佳，后就诊当地医院，诊断为"肾病综合征"，给予抗凝、降脂、利尿等治疗。效果不佳，为求进一步治疗，转入本院，门诊拟"肾病综合征"收入本科。住院当天出现胸闷、气促症状。既往体健，否认肝炎、结核等传染病病史，无高血压、糖尿病、冠心病，无食物、药物过敏史，无重大外伤史及手术史。

体格检查：血压122/86mmHg，神志清楚，体格检查合作。颜面部轻度水肿。两下肺呼吸音减低，未闻及干湿性啰音。心率84次/min，各瓣膜听诊区未闻及病理性杂音。腹部平软，肝、脾肋下未触及，移动性浊音阴性，肾脏未触及，双肾区无明显叩击痛，肠鸣音无异常。双下肢中度水肿。尿常规示尿蛋白（+++）、尿隐血试验（+）。血常规示白细胞$11.3×10^9$/L，血红蛋白167g/L，血小板计数$303×10^9$/L。血生化：白蛋白16g/L，胆固醇11.8mmol/L，三酰甘油6.4mmol/L，血肌酐74μmol/L。凝血指标：纤维蛋白原5.52g/L，D-二聚体14.31mg/L；C反应蛋白正常；乙肝"两对半"阴性。B超示双肾、输尿管、膀胱未见明显异常。胸部CT检查：右下肺炎症斑片状影。

入院诊断：肾病综合征。

治疗：甲泼尼龙40mg，静滴，1次/日诱导治疗；缬沙坦80mg，1次/日降尿蛋白；铝碳酸镁1000mg/次，3次/日抑制胃酸；碳酸钙600mg，1次/日；骨化三醇0.25μg，每晚1次防止激素引起的骨质疏松等处理。

主任医师常问实习医师的问题

● **该患者的病例特点是怎样的？若行肾活检术，何种病理类型可能性大？**

答：（1）该患者的病例特点

① 中老年，男性。

② 肾病综合征临床表现。

③ 血液高凝状态明显：纤维蛋白原高，血浆D-二聚体高。

④ 有胸闷、气促症状。

⑤ 胸部CT提示右下肺炎症斑片状影，但无发热、咳嗽、咳痰。

（2）若行肾活检术，考虑膜性肾病可能性大。

● **什么是膜性肾病？其最常见的特点及并发症是什么？**

答：膜性肾病是以肾小球基底膜上皮细胞下弥漫的免疫复合物沉着伴基底膜弥漫增厚为特点的肾脏疾病，免疫荧光检查可见IgG及C3弥漫性颗粒状沿毛细血管壁分布。它可分为特发性膜性肾病和继发性膜性肾病。

膜性肾病最常见的特点是高凝状态，最常见的并发症是血栓栓塞。

● **膜性肾病的治疗应注意哪些方面？**

答：① 重视其高凝状态，一般在治疗方案中须常规加用低分子肝素等抗凝药物或双嘧达莫或氯吡格雷等抗血小板聚集药物。

② 单用激素治疗不敏感，需加用免疫抑制药。

③ 重视非免疫抑制药物的使用，如ACEI或ARB药物使用的必要性，但需谨慎。若血肌酐水平大于3mg/dl，则慎用此类药物。

④ 对基础疾病、诱发因素、伴随症状及并发症的对症处理。

⑤ 诊断特发性膜性肾病之前需要排除继发因素。

● **除了诊断肾病综合征，还需考虑什么诊断？**

答：① 住院期间出现胸闷、气促症状；② 凝血指标提示明显高凝状态，特别是血浆D-二聚体明显升高；③ 胸部CT提示右下肺炎症斑片状影，但血C反应蛋白未见异常，临床无咳嗽、咳痰表现，故需要考虑肾病综合征并发肺栓塞可能。

● **如何治疗肾病综合征并发血栓栓塞？**

答：血栓及栓塞是肾病综合征的常见并发症，膜性肾病尤易发生。此并发症重在预防，主要措施如下。

① 肾病综合征患者均应给予抗血小板治疗（双嘧达莫300mg/d或阿司匹林100mg/d）。

② 血浆蛋白低于20g/L的肾病综合征患者，还应进行抗凝治疗：常予低分子肝素钙500U，每12h皮下注射1次（肝素钙吸收代谢较慢，故可每日注射2次），或肝素钠25mg，每6h皮下注射1次（肝素钠体内吸收代谢快，4～6h作用消失，必须反复注射），以保持凝血时间（试管法）达正常2倍。

③ 血栓栓塞一旦发生，即应尽快进行溶栓治疗（6h内最佳，3日内仍可望有效）：临床常用尿激酶（20万单位/天静脉滴注），基因重组的组织型纤溶酶原激活剂（rt-PA），溶栓效果优于尿激酶，亦可试用。出现血栓栓塞的患者还需持续抗凝半年以上，以防新血栓栓塞再发，此时常选口服抗凝药服用（如华法林或其他双香豆素类制剂），需保持凝血酶原时间达正常的2倍。

● **要明确是否为肺栓塞，还需要做哪些检查？**

答：常用的无创性检查主要包括心电图、胸部X线和实验室检查（D-二聚体定量及血气分析）、心脏超声、肺CT血管造影、核磁血管成像以及核素肺通气灌注扫描等。

有创性检查主要有肺血管造影。

❋ **【住院医师或主治医师补充病历】**

患者中老年男性，根据患者典型肾病综合征表现、高凝状态、肾穿刺病理学检查提示弥漫膜性（Ⅱ期），目前诊断较明确。膜性肾病可分为特发性和继发性两类，继发性者多由自身免疫性疾病、感染、肿瘤、药物等引起。考虑其血液高凝明显，有胸闷、气促表现，胸部CT提示右下肺炎症斑片状影，但血C反应蛋白未见异常，临床无咳嗽、咳痰表现，故需考虑肺栓塞可能，行肺部CTA检查（图1-2）提示右下肺动脉干及部分分支动脉栓塞。血清抗PLA2R抗体滴度1：120。

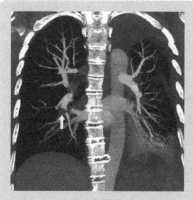
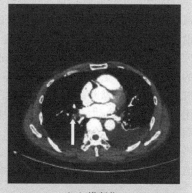

（a）冠状位　　　　　　（b）横断位

图1-2　膜性肾病肺部CTA
箭头处为肺栓塞

 主任医师常问住院医师、进修医师和主治医师的问题

● 血清抗PLA2R抗体有哪些临床意义？

答：（1）有助于原发性膜性肾病的诊断及鉴别　血清抗M型磷脂酶A2受体（PLA2R）抗体是膜性肾病特异性抗体，研究发现近70%IMN患者抗PLA2R（主要为IgG4亚型）阳性。

（2）对原发性膜性肾病疾病活动及病情预测　血清抗PLA2R抗体滴度越高，表明疾病活动性越强；高抗体滴度的患者比低抗体滴度的患者更难获得蛋白尿缓解，肾功能下降更快，且抗PLA2R抗体阴性的IMN患者较抗体阳性患者更易出现自发缓解。

（3）监测原发性膜性肾病治疗疗效及复发风险评估　血清抗PLA2R抗体滴度下降并转阴，说明IMN患者的免疫活化状态逐渐被抑制，若伴随蛋白尿的下降，则患者有望取得完全缓解；若抗PLA2R抗体滴度持续不降，则要考虑是否更换免疫抑制方案。当患者达到临床缓解后，监测该抗体滴度突然升高，疾病复发的风险明显增加。

（4）评估原发性膜性肾病的预后　用激素和免疫抑制剂足量足疗程治疗后，如抗体滴度稳定在高水平或持续上升，则该患者临床缓解可能性小，预后差。

因此对于合并肺栓塞、全身情况较差、年龄大、肾脏影像学模糊及孤立肾等原因而未能行肾穿刺活检的患者可检测血清抗PLA2R抗体以辅助诊断。抗Ⅰ型血小板反应C蛋白7A域抗体是辅助诊断IMN另一个临床常用的抗体，该抗体可作为对抗PLA2R抗体阴性的IMN患者检测手段的补充。研究发现在IMN患者中，抗THsD7A抗体阳性率约3%；而在PLA2R阴性的IMN患者中，其阳性率为10%。其抗体水平动态检测亦可用于判断免疫活动，反映IMN进展或缓解，可预测其自发缓解、评估疾病活动程度和对治疗的反应性。最新研究发现THsD7A相关膜性肾病患者发生癌症风险高，20%～25%，当该抗体阳性时，临床上应该筛查和监测恶性肿瘤特别胃肠道和泌尿生殖系统癌症。

● 根据电镜可将膜性肾病分为几期？其特点如何？

答：根据电镜可将膜性肾病分为以下四期。

Ⅰ期：上皮下少量电子致密物沉积，但基底膜正常。

Ⅱ期：基底膜明显增厚，增生的成分插入电子致密物之间，此即光镜下的钉突样结构。

Ⅲ期：由于基底膜增生明显，往往导致免疫复合物被新生的基底膜组织包裹，基底膜明显增厚，出现不规则分层。

Ⅳ期：基底膜内电子致密物逐渐被吸收，出现电子透亮区，基底膜显著增厚，钉突不明显。

● 影响膜性肾病预后的因素有哪些？

答：（1）年龄 儿童患者的预后明显好于成年人，很少走向肾功能衰竭，老年预后差。

（2）性别 女性患者的预后优于男性，且治疗缓解率高。

（3）蛋白尿的程度 伴有明显肾病综合征患者的预后不良。

（4）肾功能状况 诊断时就发现肾功能损害的患者终末期肾衰竭的风险明显增高。

（5）高血压 发病时血压高者预后不佳。

（6）肾脏组织学改变 出现肾小球硬化明显、肾小管间质严重病变者预后较差。

● 如何判断膜性肾病的免疫抑制治疗指征？

答：（1）如女性、尿蛋白＜4g/d、肾功能正常者，不应该给予激素和烷化剂，但应该给予非免疫抑制治疗，如应用ACEI和（或）ARB严格控制血压、改善高凝状态和血脂异常等，并监测尿蛋白和肾功能的变化。

（2）如果患者尿蛋白大于4g/d持续6个月和（或）发生肾功能不全，则应该考虑糖皮质激素和免疫抑制药治疗。

（3）对于肾功能轻度下降和（或）尿蛋白8g/d持续6个月，或尿蛋白6g/d持续6～9个月的患者，可以采用激素和口服烷化剂进行治疗，但必须注意药物不良反应，还可以考虑应用环孢素、他克莫司（FK506）或霉酚酸酯。

（4）已经有明显肾功能损害、血肌酐超过265～354μmol/L或肾脏病理改变属Ⅳ期伴广泛肾间质纤维化患者不应接受上述免疫抑制治疗，而重在保护肾功能，给予支持对症治疗。

● 行CTA检查时有可能出现对比剂肾病，其定义是什么？对比剂肾病的危险因素有哪些？

答：（1）对比剂肾病（CIN）是指造影术后48～72h血肌酐急性升高≥44μmol/L或较基础值升高≥25%，并排除其他原因导致的急性肾损伤。

（2）其明确的危险因素有以下几项。

① 原有慢性肾脏病：CKD3～5期是CIN主要的危险因素。CKD患者CIN的发生率与造影前肾功能损害的程度正相关。肾功能正常者很少发生CIN（1%～2%）。

② 糖尿病：因为糖尿病多合并CIN的其他危险因素，如高血压病、代谢综合征、多支冠状动脉受累等，故应将其视为CIN的独立危险因素之一。

③ 高龄（年龄≥70岁）：随着年龄增长，血管僵硬度增加，内皮功能损伤。

④ 心力衰竭：心功能Ⅲ～Ⅵ级或左心室射血分数减少（EF<40%）是CIN的独立危险因素。

⑤ 血流动力学不稳定。

⑥ 同时应用肾毒性药物，包括利尿药、非甾体抗炎药等。

⑦ 对比剂本身因素，如对比剂的剂量、种类及使用次数、间隔时间等。

● 继发性膜性肾病的常见病因有哪些？

答：病理诊断为膜性肾病后，应首先排除继发因素，才可诊断为特发性膜性肾病，常见继发性膜性肾病的病因如下。

① 自身免疫疾病：如狼疮肾炎、类风湿关节炎等。

② 感染：如乙肝病毒感染等。

③ 肿瘤：如恶性实体瘤及淋巴瘤，在病理上可以与特发性膜性肾病无区别。特别是少数患者可以在确诊膜性肾病后3～4年才发现肿瘤，这类患者多发生在老年。

④ 药物：如汞、青霉胺、血管紧张素转化酶抑制药、非甾体消炎药等，停药或脱离毒物后多数患者可自发缓解，在病理上与特发性膜性肾病无区别。

● 目前如何诊断肺栓塞？

答：（1）肺栓塞的临床表现缺乏特异性。小的肺栓塞（栓塞面积＜20%）可无明显症状，或仅有发热、短暂气急、胸背疼痛、咳嗽、咯血、心悸、多汗和血压下降等。大块或多发性肺栓塞（栓塞面积＞50%）时，可出现典型的栓塞四联征。

① 突发性呼吸困难：占80%～90%。

② 胸背疼痛：吸气时加重，常呈胸膜炎疼痛，少数类似心绞痛发作，占88%～100%。

③ 咯血：占30%～70%，多在栓塞后24h内发生。

④ 剧烈咳嗽：占30%～55%。

（2）目前肺血栓栓塞症特殊检查手段可分为无创性检查和有创性检查两类。

① 心电图：常见的改变为窦性心动过速。其典型的心电图表现为SI、QⅢ、TⅢ征。

② 血浆D-二聚体：D-二聚体是一种纤维蛋白降解产物，是反映体内高凝状态和继发纤溶活性的特异分子标志物。其敏感性高，但特异性差。

③ 动脉血气分析：肺栓塞的典型血气改变是低氧血症（占80%～95%）、低碳酸血症（占93%）和肺泡动脉血氧分压差增大（占85%～95%）。

④ 超声检查：肺血栓栓塞症超声心动图可表现为右心结构和功能改变，以及肺动脉压增高；亦可直接发现肺动脉内和右心的血栓。

⑤ 多层螺旋CT肺动脉造影（MSCTPA）：目前已成为临床诊断肺血栓栓塞症的首选影像学检查方法，能够显示肺动脉内不同程度充盈缺损，

如中心充盈缺损、钝角附壁血栓、锐角附壁血栓及完全阻塞型充盈缺损等。

⑥ 肺动脉造影：诊断肺栓塞的"金标准"。

主任医师总结

① 膜性肾病是以肾小球基底膜上皮细胞下弥漫的免疫复合物沉着伴基底膜弥漫增厚为特点的肾脏疾病，临床多表现为肾病综合征或无症状性蛋白尿。

② 膜性肾病的自然病程差异较大，部分患者自然缓解，部分患者则进展至终末期肾脏病。血肌酐正常、蛋白尿持续小于4g/d为低危患者；血肌酐正常或基本接近正常、尿蛋白为4~8g/d为中危患者；血肌酐不正常或持续恶化、尿蛋白＞8g/d者为高危患者。对于中低危患者，可考虑仅应用非免疫抑制治疗。对于高危患者，则需要积极的免疫抑制治疗。

③ 单独使用糖皮质激素治疗不能有效提高完全缓解率，也不能改善肾脏长期存活。免疫抑制治疗首选糖皮质激素与烷化剂的联合使用；对足量糖皮质激素有顾虑或者有糖皮质激素禁忌证时，可用他克莫司或环孢素与小剂量糖皮质激素联合治疗，其疗效相当。

④ 膜性肾病高凝状态明显，容易合并血栓栓塞，应注意抗凝治疗。

⑤ 所有肾活检证实的膜性肾病患者都要排除继发性原因。

查房笔记

反复全身水肿伴尿检异常6个月，加重
3天——局灶节段性肾小球硬化

❀【实习医师汇报病历】

患者男性，29岁，已婚，因"反复全身水肿伴尿检异常6个月，加重3天"入院。缘于6个月前无明显诱因出现颜面及双下肢水肿，尿量逐渐减少，600～700ml/d，尿中泡沫较多，无尿频、尿急、尿痛，无颜面红斑、口腔溃疡、关节肿痛，无腹痛、腹泻，无骨痛，遂就诊当地医院。查尿常规示尿蛋白（+++），尿隐血（+++）。生化：肌酐86μmol/L、白蛋白20g/L，诊断为肾病综合征，给予"醋酸泼尼松片、碳酸钙D_3（钙尔奇D）、铝碳酸镁咀嚼片（达喜）、肾炎舒片、呋塞米、螺内酯"等治疗后水肿略有消退，但定期复查尿蛋白未见明显减少。3天前以上症状再次出现，双下肢出现中度凹陷性水肿，查尿常规示尿蛋白（+++），尿隐血（++）。生化：白蛋白13g/L，三酰甘油4.3mmol/L，胆固醇13.61mmol/L。24h尿蛋白定量6.123g。门诊拟"肾病综合征"收住入院。患者发病来精神一般，饮食差，大便量少，每天1次。

既往史：既往体健，否认肝炎、结核等传染病病史，无糖尿病、冠心病，无食物、药物过敏史，无重大外伤史及手术史，预防接种史不详。

体格检查：血压165/98mmHg，眼面部轻度水肿，双肺呼吸音清，未闻及干湿啰音，心率88次/min，律齐，各瓣膜听诊区未闻及病理性杂音，腹部膨隆，无压痛及反跳痛，移动性浊音阳性，肾区无压痛及叩击痛，双下肢中度凹陷性水肿。

辅助检查：尿常规示尿蛋白（+++），尿隐血（++）。生化：血尿素氮8.4mmol/L，血肌酐123μmol/L，血尿酸592μmol/L，白蛋白20g/L，三酰甘油4.3mmol/L，胆固醇13.61mmol/L。24h尿蛋白定量6.123g。肾穿刺活检病理示局灶节段性肾小球硬化（门部型）。

入院诊断：原发性肾病综合征（局灶节段性肾小球硬化）。

治疗：醋酸泼尼松（55mg，1次/日，口服），加雷公藤多苷片（10mg/次，3次/日）免疫诱导治疗；复方谷氨酰胺（0.67g/次，3次/日）保护胃黏膜；钙尔奇D（600mg，1次/日）补钙；缬沙坦（80mg，

1次/日）降压及降尿蛋白；呋塞米（20mg/次，3次/日）及螺内酯（20mg/次，3次/日）利尿消肿。

 主任医师常问实习医师、研究生的问题

● 何谓局灶节段性肾小球硬化？

答：一般"局灶性"病变是指有病变的肾小球＜50%，"节段"则指肾小球的部分毛细血管祥。"肾小球硬化"则指肾小球节段性玻璃样变性或纤维化瘢痕形成。

● 局灶节段性肾小球硬化的病因有哪些？

答：局灶节段性肾小球硬化的病因包括原发性、继发性和遗传性三大类。

● 局灶节段性肾小球硬化在临床表现上有何特点？

答：本病好发于青少年男性，部分病例可由微小病变性肾病转变而来。大量蛋白尿及肾病综合征为其主要临床特点（发生率可达50%～75%），约3/4患者伴有血尿，部分可见肉眼血尿。本病确诊时患者约半数有高血压和约30%有肾功能减退。多数顶端型FSGS糖皮质激素治疗有效，预后良好。塌陷型治疗反应差，进展快，多于2年内进入终末期肾衰竭。其余各型的预后介于两者之间。过去认为FSGS对糖皮质激素治疗效果很差，近年的研究表明50%患者治疗有效，只是起效较慢，平均缓解期为4个月。肾病综合征能否缓解与预后密切相关，缓解者预后好，不缓解者6～10年超过半数患者进入终末期肾衰竭。

● 局灶节段性肾小球硬化的病理特征如何？

答：（1）光镜下为局灶损害，影响少数肾小球（局灶）及肾小球的部分小叶（节段）。但连续的肾活检显示损害逐渐进展，先呈局灶分布的全肾小球硬化，终至固缩肾。未硬化的肾小球常呈轻微病变或弥漫性系膜增生。肾小管常可见到基底膜局灶增厚萎缩，伴间质细胞浸润及纤维化。

（2）电镜观察大部分或全部肾小球显示足突融合，上皮细胞及其足突与基底膜脱离，此为本病早期病变特征，在不正常的肾小球中，内皮细胞下和系膜处有电子致密物沉积，在硬化部位，有毛细血管袢的萎缩及电子致密物沉积。

（3）免疫荧光可见硬化处有IgM和C3呈不规则、团块状、结节状沉积，无病变的肾小球呈阴性或弥漫IgM、C3沉着。

 【住院医师或主治医师补充病历】

> 患者为青年男性，根据典型肾病综合征表现、高血压及肾穿刺病理学检查提示局灶节段性肾小球硬化（门部型），诊断较明确。该患者在院外已应用糖皮质激素治疗近半年，尿蛋白无缓解考虑难治性肾病综合征，患者对单用醋酸泼尼松治疗效果不佳，需联合其他免疫抑制药。

主任医师常问住院医师、进修医师和主治医师的问题

局灶节段性肾小球硬化病理分型有哪几种？

答：病理分型共分为5型，即门部型、顶端型、塌陷型、细胞型及非特殊型。

（1）门部型　硬化部分主要位于血管极附近，血管极部位硬化应超过受累肾小球的50%，且常有玻璃样变，肾小球粘连、肥大很常见。该型预后较差。

（2）顶端型　病变（如足突细胞聚集、空泡样变性、球囊粘连等）主要位于肾小球的尿极，近端肾小管细胞可变小、肿胀或空泡样变性，这类患者多表现为肾病综合征，约半数患者有中度的肾功能损害，对激素反应较好。

（3）塌陷型　病变肾小球以毛细血管塌陷和足细胞增生肥大为特点，无系膜基质的增生，但肾小管间质病变严重且与肾小球硬化程度不平衡，这类患者容易进展至肾功能不全，存活时间短。

（4）细胞型　病变肾小球以局灶性系膜细胞和内皮细胞增生同时有足细胞增生、肿胀和空泡变性为特点，并可有新月体的形成，这类患者起病急骤，并伴有大量蛋白尿。

（5）非特殊型（包括系膜增生型和周缘型）　系膜基质的增生导致肾小球呈现局灶和节段硬化。硬化部位可以是肾小球的血管极或门部，硬化

病变内可以有泡沫细胞。球囊粘连和玻璃样变性很常见，硬化部位可以有或无足细胞增生、肥大。

继发性FSGS的病因有哪些？

答：（1）病毒相关性　人类免疫缺陷病毒（HIV）、短小病毒B19等。

（2）药物相关性　二醋吗啡（海洛因）、干扰素、锂等。

（3）肾组织减少　孤立肾、一侧肾发育不良、寡巨肾小球病、反流性肾病、低出生体重儿等。

（4）肾缺血、缺氧　高血压肾损害、缺血性肾病（肾动脉狭窄）、胆固醇栓塞、发绀型先天性心脏病、镰状细胞性贫血、睡眠呼吸暂停综合征等。

（5）肥胖相关性。

局灶节段性肾小球硬化的发病机制是什么？

答：目前其具体发病机制尚不清楚，有学者提出两种假说。

一种是损伤瘢痕学说，即认为FSGS是肾小球受损后修复反应的结果，与机体其他部位损伤后出现瘢痕的本质是一样的，是一被动过程（这在继发性FSGS的病变过程中更突出）。

另一种假说是主动致病学说，即认为FSGS是肾小球固有细胞受某些致病因子的刺激后被激活，进而主导病变的形成，是一主动过程；足细胞的损伤是其中的一个非常关键的环节。其他可能与血流动力学改变、高脂血症、细胞免疫异常及遗传因素等有关，其中肾小球脏层上皮细胞（足突细胞）的损伤可能是本病的主要病变基础。

如何治疗该患者？

答：该患者对激素治疗抵抗，除了考虑病理因素以外，还要考虑影响激素疗效的因素。

① 最常见的原因是感染，特别是隐性感染病灶，该患者应行中段尿培养以排除无症状性菌尿；该患者查体腹部膨隆，移动性浊音阳性，提示大量腹水，应行诊断性腹穿以排除原发性腹膜炎可能。

② 该患者大量腹水，糖皮质激素口服吸收不良，应改为静脉给药，可给予甲泼尼龙40mg，1次/日，静滴。

③ 血浆白蛋白低于20g/L，可用低分子肝素钠5000U，皮下注射，1次/日。

④ 高脂血症明显（胆固醇13.61mmol/L，大于正常值2倍以上）给予他汀类降脂治疗，如阿托伐他汀20mg，每晚1次。

⑤ 若该患者排除感染因素可在激素应用同时加环孢素3～5mg/（kg·d），分2次口服，至少4～6个月，如获完全缓解或部分缓解，建议环孢素治疗至少持续12个月，然后再缓慢减量；若不能耐受环孢素治疗的激素抵抗的局灶节段性肾小球硬化，建议联合霉酚酸酯治疗。

⑥ 水肿消退后可以加用ACEI如盐酸贝那普利或福辛普利10mg，1次/日；ARB如氯沙坦钾50mg，1次/日，或缬沙坦80mg，1次/日。维持治疗1年以上。

● 局灶节段性肾小球硬化的治疗进展有哪些？

答：（1）长疗程激素治疗　局灶节段性肾小球硬化，既往认为本病治疗效果不好，循证医学表明部分患者（30%～50%）激素治疗有效，但显效较慢，建议足量激素治疗［1mg/（kg·d）］应延长至3～4个月；上述足量激素用至6个月后无效，才能称为激素抵抗。对激素疗效不佳者可考虑加用环孢素、霉酚酸酯、他克莫司等二线治疗药物。

（2）血浆置换和免疫吸附　FSGS移植复发率较高，对于移植后出现肾病综合征者，应及时行肾脏活检，如为FSGS，考虑与血浆中存在循环因子有关，给予血浆置换和免疫吸附治疗可能有效。

（3）非免疫抑制治疗　如血管紧张素转化酶抑制药（ACEI）或血管紧张素受体拮抗药（ARB）能有效减少蛋白尿和延缓肾功能恶化。

● 判断FSGS的预后指标有哪些？

答：与微小病变相比，FSGS患者常表现为大量蛋白尿、血尿、高血压、肾功能损害、对激素治疗不敏感及疾病持续进行性进展等特点。本病的预后判断指标有以下几种。

① 蛋白尿的程度：持续肾病综合征，50%在6～8年内进展到终末期肾病（ESRD）。而蛋白尿大于10g/d者预后更差，大部分患者3年内进展到ESRD，非肾病范围蛋白尿10年存活率90%以上。

② 肾脏病理：有弥漫系膜增殖、明显小动脉硬化及肾小管间质炎细胞浸润和间质纤维化改变者预后不佳。

③ 发病时高血压、肾功能损害者预后不佳。

④ 对治疗反应：对激素治疗无效者预后不良。

主任医师总结 ··

① 局灶节段性肾小球硬化是以局灶节段分布的肾小球硬化为基本病理改变的一组肾小球疾病，病因包括原发性、继发性和遗传性三大类，病理上分型为塌陷型、顶端型、细胞型、门部型和非特殊型。肾小球脏层上皮细胞（足突细胞）的损伤是本病的主要发病机制。

② 局灶节段性肾小球硬化患者临床常表现为大量蛋白尿、血尿、高血压、肾功能损害、对激素治疗不敏感、疾病持续进行性进展等特点。

③ 对于局灶节段性肾小球硬化，应尽可能行肾活检明确病理诊断，根据肾脏病理类型确定治疗方案，避免盲目使用糖皮质激素，而出现不必要的不良反应。大多数情况下需联合免疫抑制药物治疗，关键是制订个体化治疗方案。

④ 长疗程激素治疗，血浆置换和免疫吸附是近年来局灶节段性肾小球硬化的治疗进展。

查房笔记

尿检异常8个月，全身水肿3个月
——膜增生性肾小球肾炎

【实习医师汇报病历】

患者男性，27岁，因"尿检异常8个月，全身水肿3个月"入院。缘于入院前8个月体检时查尿常规示尿蛋白（+++），尿隐血（++）。肾功能示尿素氮3.38mmol/L，肌酐96.2μmol/L。予"醋酸泼尼松"等药物治疗，尿蛋白及隐血减少，后自行停药。3个月前"感冒"时出现全身水肿，尿中泡沫增多，伴尿量减少、尿频。查生化示：尿素氮3.6mmol/L，肌酐176μmol/L。尿常规示尿蛋白（+++），尿隐血（+++）。总蛋白45.2g/L，白蛋白23.9g/L，补体C3 0.011g/L。予足量醋酸泼尼松1mg/（kg·d）免疫诱导、抗凝、利尿、降尿蛋白等对症处理。

既往史：既往体健，否认肝炎、结核等传染病病史，无糖尿病、冠心病，有高血压病史3年，血压控制一般[（150～160）/（90～100）mmHg]，无食物、药物过敏史，无重大外伤史及手术史，预防接种史不详。

体格检查：血压160/100mmHg，神志清楚，双肺呼吸音清，右肺呼吸音稍低，未闻及干湿啰音。心律齐，心音有力，各瓣膜听诊区未闻及病理性杂音。腹平软，无压痛、反跳痛，肠鸣音4～5次/min。双下肢水肿。病理征未引出。

辅助检查：血常规示白细胞4.56×10⁹/L，血红蛋白102g/L，血小板412×10⁹/L。尿常规示尿蛋白（+++），尿隐血试验（++），红细胞畸形率78%。生化：总蛋白43.8g/L，白蛋白20g/L，尿素氮8.1mmol/L，血肌酐156μmol/L。24h尿蛋白3.56g，纤维蛋白原6.4g/L，D-二聚体1.4mg/L，自身抗体、乙肝5项及丙肝抗体未见明显异常。肾活检病理结果回报提示：①弥漫膜增生性肾小球肾炎（Ⅰ型）伴局灶节段性肾小球硬化，新月体形成；②轻度肾小管萎缩及间质纤维化，动脉硬化1分。

入院诊断：肾病综合征（膜增生性肾小球肾炎Ⅰ型）。

治疗：醋酸泼尼松片（60mg，1次/日，口服）免疫诱导；复方谷氨酰胺（0.67g/次，3次/日）保护胃黏膜；钙尔奇D（600mg，1次/日）

补钙；呋塞米（20mg/次，3次/日）及螺内酯（20mg/次、3次/日）利尿消肿；黄葵胶囊（1.5g/次，3次/日）清利湿热、降尿蛋白；低分子肝素5000U，皮下注射，1次/日抗凝治疗。

❓ 主任医师常问实习医师的问题

● 何谓膜增生性肾小球肾炎？

答：膜增生性肾小球肾炎（membrano-proliferative glomerulonephritis，MPGN）又名系膜毛细血管性肾小球肾炎，其特点是肾小球基底膜增厚、系膜细胞增生和系膜基质扩张。又由于部分患者系膜基质扩张，将肾小球分割成若干叶，故又称为分叶性肾炎。临床上常常表现为肾病综合征伴血尿、高血压和肾功能损害，部分患者伴有持续低补体血症，故又称为低补体血症性肾炎。

● 临床上常见的三种补体降低的肾脏病是哪三种？

答：临床上常见的三种补体降低的肾脏病是急性肾小球肾炎、狼疮肾炎及膜增生性肾小球肾炎。

● 膜增生性肾小球肾炎的病因有哪些？

答：（1）原发性膜增生性肾小球肾炎。
（2）继发性膜增生性肾小球肾炎
① 感染：如乙肝、丙肝、人类免疫缺陷病毒、汉坦病毒、感染性心内膜炎等。
② 自身免疫性疾病：系统性红斑狼疮、干燥综合征、类风湿关节炎。
③ 慢性肝脏疾病：肝硬化等。
④ 恶性肿瘤：慢性淋巴细胞白血症、淋巴瘤、胸腺瘤等。

● 结合以上病例谈谈膜增生性肾小球肾炎的主要临床表现有哪些？

答：多见于儿童和青壮年，占原发性肾小球肾炎疾病的10%～20%，约半数患者可有大量蛋白尿而表现为肾病综合征。血尿常为持续性镜下血尿，10%～20%患者呈发作性肉眼血尿，常发生于呼吸道感染后，80%～90%患者伴有高血压，半数患者伴有肾功能减退。常伴有补体C3降低及与肾功能程度不平行的贫血。

❋【住院医师或主治医师补充病历】

患者为青年男性，根据患者典型肾病综合征伴肾小球性血尿，单用激素治疗不敏感及肾穿刺病理结果（弥漫膜增生性肾小球肾炎Ⅰ型伴局灶节段性肾小球硬化，新月体形成）等，目前诊断较明确。目前无继发性依据，考虑原发性膜增生性肾小球肾炎。

❓ 主任医师常问住院医师、进修医师和主治医师的问题

● 膜增生性肾小球肾炎的病理学表现有哪些？

答：系膜细胞增殖、系膜基质增加，毛细血管壁增厚是膜增生性肾小球肾炎的主要光镜表现，根据电子致密物沉积在肾小球基底膜内的部位不同，将膜增生性肾小球肾炎分为Ⅰ型、Ⅱ型与Ⅲ型。

（1）Ⅰ型 以肾小球毛细血管内皮下电子致密物沉积为特征，在光镜下表现为肾小球基底膜增厚，系膜细胞明显增生，系膜基质插入到基底膜与内皮细胞之间形成"双轨"征象，系膜基质增生使肾小球小叶的形状更为突出，肾小球呈分叶状，也可见结节样形状；中央小叶硬化伴肾小球毛细血管扩张是其特征。系膜细胞增殖的同时，肾小球伴有大量的炎细胞浸润。免疫病理学检查可见不同程度的细颗粒状的IgG、IgM、C3、C4、C1q在肾小球毛细血管袢上呈花瓣样沉积，以C3沉积为主，同时在肾小球系膜区内也有沉积。电镜下可见在内皮下及系膜区见电子致密物沉积，同时可见系膜基质的插入现象。

（2）Ⅱ型 非常少见，主要的光镜表现类似于Ⅰ型。所不同的是电镜可见肾小球基底膜条带状的电子致密物沉积，也称为致密物沉积病。

（3）Ⅲ型 主要光镜和免疫荧光表现类似于Ⅰ型。电镜下可见肾小球上皮下、系膜区及内皮下均有电子致密物沉积。免疫病理学检查主要以C3沿肾小球毛细血管袢的沉积为主，可伴有IgG、IgM的沉积，在肾小球系膜区也可以见到免疫复合物的沉积。

● 原发性膜增生性肾小球肾炎应与哪些疾病鉴别？

答：（1）自身免疫性疾病引起的膜增生性肾小球肾炎 如狼疮肾炎，可有低补体血症，尤其是弥漫增殖型狼疮肾炎的病理学改变，可类似于膜增生性肾小球肾炎的改变，但狼疮肾炎在肾小球内可有IgG、IgM、IgA，

C3、C4等多种免疫球蛋白和补体的沉积，而膜增生性肾小球肾炎同时出现多种免疫球蛋白和补体沉积十分罕见，另外结合临床检查也可以鉴别之。其他干燥综合征、类风湿关节炎及混合性结缔组织病也可发生膜增生性肾小球肾炎。

（2）链球菌感染后肾小球肾炎 链球菌感染后肾小球肾炎常有低补体血症，但通常在发病后6～8周可恢复正常，膜增生性肾小球肾炎常为持续低补体血症，两者的病理改变也不一致。

（3）乙型或丙型肝炎病毒相关性肾炎 乙型或丙型肝炎病毒相关性肾炎在病理上可以表现为膜增生性肾小球肾炎，但其在患者的血液及肾组织中可以查到乙型或丙型肝炎病毒相关抗原。

（4）原发性冷球蛋白血症、镰状细胞病、进行性系统硬化症、感染性心内膜炎、恶性肿瘤所致的肾脏损害及轻链肾病的肾脏组织学改变中均可以出现肾小球基底膜增厚和系膜增生、硬化等类似膜增生性肾小球肾炎的改变，但只要在临床上仔细检查、认真分析、全盘考虑患者的病情，通过临床表现、临床检查及肾脏免疫病理学检查可以比较容易地鉴别这些疾病。

● **原发性膜增生性肾小球肾炎的发病机制是什么？**

答：目前认为，膜增生性肾小球肾炎是免疫介导的肾小球肾炎，其发病主要与感染、免疫异常及遗传等因素有关。

部分膜增生性肾小球肾炎的患者常有前驱感染病史，可导致免疫复合物在肾脏沉积，并由补体介导引起肾脏损伤。目前多数人认为，I型膜增生性肾小球肾炎的发病机制主要是免疫复合物致病，其抗原可能是外源性，也可能为自身抗体。

另有研究表明，多数膜增生性肾小球肾炎患者可出现低补体血症，提示旁路及经典途径均被激活而导致血液中补体降低。另外，部分患者血液中存在补体激活物，也称致肾炎因子。致肾炎因子与转化酶结合，可以加速C3的分解，导致血中C3水平的下降。沉积在基底膜上的免疫复合物也可以激活补体，补体旁路途径的激活又可以使C3肾炎因子继发性持续增加，而导致血液中补体C3下降。

遗传因素在膜增生性肾小球肾炎的发病中也可能具有一定的作用。如研究发现先天性补体缺陷者容易患膜增生性肾小球肾炎，在白种人的膜增生性肾小球肾炎患者中*HLA-B8*、*DR3*基因出现的频率明显高于正常人群。

● 如何治疗膜增生性肾小球肾炎？

答：本病所致肾病综合征治疗困难，糖皮质激素及细胞毒药物治疗可能仅对部分儿童病例有效，成人疗效差。病变进展较快，发病10年后约有50%的病例将进展至慢性肾衰竭。目前可参考的治疗方案如下。

① 对肾功能正常的无症状蛋白尿患者不推荐使用特殊治疗，可使用ACEI和（或）ARB治疗。

② 有严重的肾病综合征患者可试用泼尼松每日1mg/kg，用4～8周；然后逐步减量。若尿蛋白在4～6个月无变化则应停止使用。若尿蛋白有显著下降，则应以最小的有效剂量维持治疗。

③ 其他免疫抑制药：可以在泼尼松口服的基础上选用硫唑嘌呤、环磷酰胺等。其他免疫抑制药如环孢素、霉酚酸酯等治疗原发性膜增生性肾小球肾炎的报道较少，且效果不理想。

④ 对于肾功能急剧下降者应进行重复肾活检。证实存在明显细胞性新月体形成或有间质性肾炎者应给予甲泼尼龙静脉注射、口服泼尼松以及环磷酰胺治疗。

⑤ 可加用阿司匹林、双嘧达莫、华法林等抗血小板和抗凝药物。

● 膜增生性肾小球肾炎的预后如何？影响预后的因素有哪些？

答：（1）原发性膜增生性肾小球肾炎是慢性进展性肾病，其预后在原发性肾小球疾病中最为恶劣。半数以上的患者在10年间可以发展为终末期肾病。

（2）影响患者预后的因素

① 临床表现：具有肾病综合征、血肌酐增高和持续性高血压者预后较差，有人统计表现为肾病综合征的膜增生性肾小球肾炎患者，肾脏的10年存活率仅为40%，而蛋白尿在3.5g/d以下的患者肾脏的10年存活率为85%。

② 肾脏病理改变：伴有新月体形成、严重肾小管间质病变的患者，预后较差，Ⅱ型病变较Ⅰ型的预后差。

主任医师总结 ·······

① 原发性膜增生性肾小球肾炎是以肾小球基底膜增厚、系膜细胞增生和系膜基质扩张为主要病理特点的慢性肾小球疾病，在临床上可以分为三型，Ⅱ型预后最差。

② 该病多见于儿童及青壮年，临床上出现蛋白尿或肾病综合征伴血尿，低补体血症，高血压、肾功能异常及与肾功能程度不平行的贫血，应高度怀疑本病。

③ 膜增生性肾小球肾炎可分为原发性和继发性两大类。继发性因素常有感染、自身免疫性疾病、慢性肝脏疾病（肝硬化）和恶性肿瘤。临床诊断原发性膜增生性肾小球肾炎时应注意排除继发性因素。

④ 糖皮质激素及免疫抑制药联用抗凝药物如阿司匹林、双嘧达莫等是目前治疗膜增生性肾小球肾炎的主要手段。

⑤ 原发性膜增生性肾小球肾炎在原发性肾小球肾疾病中预后最为恶劣，半数以上的患者在10年间可以发展为终末期肾病。

查房笔记

咳嗽、咳痰1个月余，颜面水肿2天
——急性链球菌感染后肾炎

⊛【实习医师汇报病历】

　　患者男性，17岁，因"咳嗽、咳痰1个月余，颜面水肿2天"入院。缘于1个月前咳嗽、咳黄痰，发热、畏寒，体温最高38.5℃，无午后低热，无夜间盗汗，无恶心、呕吐，无腹痛、腹泻，就诊于当地医院，诊断"呼吸道感染"，经对症治疗（具体治疗不详）后咳嗽、咳痰症状缓解。2天前颜面水肿，解肉眼血尿，伴胸痛，无胸闷、气促，无心前区不适，无尿频、尿急、尿痛，无尿量减少，无尿中泡沫增多，无颜面部红斑，无关节疼痛，无口腔溃疡，无脱发，无日光过敏，无腹痛、黑粪，遂就诊本院。门诊查血常规：白细胞13.04×10^9/L，粒细胞百分比81.5%，血红蛋白114.0g/L。尿常规：蛋白（++），隐血试验（++），尿红细胞计数170.4个/μL，尿白细胞计数23.1个/μL。血生化：血肌酐67μmol/L，白蛋白32g/L，胆固醇2.62mmol/L。胸片示：右肺中叶及左肺下叶见斑片状密度增高影，考虑炎症，诊断"左下肺炎、肾炎？"。转入呼吸内科住院治疗，予以"酚麻美敏片、盐酸左氧氟沙星胶囊、多索茶碱、羧甲司坦片"等治疗。复查尿常规：蛋白（±），隐血试验（++），尿红细胞计数23.9个/μL。本科会诊后，考虑"急性肾小球肾炎"，转入本科继续治疗。患者发病以来精神、饮食、睡眠尚可，大便正常，小便如前述。

　　入院体检：体温36.8℃，血压147/94mmHg，颜面部轻度水肿。呼吸规整，双肺呼吸音稍粗，心脏听诊无异常。腹软，无压痛及反跳痛，移动性浊音阴性。双下肢轻度水肿。

　　辅助检查：血常规示白细胞计数13.04×10^9/L，粒细胞百分比81.5%，血红蛋白114.0g/L，红细胞计数3.99×10^{12}/L，血红蛋白浓度114.0g/L，血细胞比容34.4%。血生化：血肌酐67μmol/L，白蛋白32g/L，胆固醇2.62mmol/L。尿常规+沉渣检测：蛋白（++），隐血试验（++），尿红细胞计数170.4个/μL，尿白细胞计数23.1个/μL。尿相差：尿红细胞计数6～8个/HP，红细胞畸形率74%；补体C3 0.466g/L，补体C4 0.017g/L；抗"O"2110.0U/ml；免疫球蛋白A 2.52g/L，免疫球蛋白G

15.7g/L，免疫球蛋白M 2.95g/L。泌尿系B超示：双肾结构未见明显异常，双侧输尿管未见扩张。

入院诊断：支气管肺炎；急性链球菌感染后肾小球肾炎。

入院后处置措施：卧床休息；低盐优质蛋白［1g/（kg·d）］饮食；青霉素消除链球菌感染病灶；氢氯噻嗪（25～50mg/d）利尿；氨氯地平（5mg，qd）控制血压。

主任医师常问实习医师的问题

该病例有哪些临床特点？

答：患者有链球菌感染史，抗"O"明显升高，肺部感染1个月内出现补体C3下降，以"急性肾炎综合征"为主要临床表现，既往无肾脏病史。

急性链球菌感染后肾炎的致病菌是什么？

答：本病的致病菌是A组β型溶血性链球菌。

临床上急性链球菌感染后肾小球肾炎多由哪型变态反应引起？其发病机制是什么？

答：临床上急性链球菌感染后肾小球肾炎约80%由Ⅲ型变态反应引起，一般发生在链球菌感染后2～3周。当A组β型溶血性链球菌细胞膜M蛋白与相应抗体结合形成的可溶性抗原抗体复合物随血流沉着在肾小球基底膜时，即可通过激活补体吸引中性粒细胞和血小板等引起局部炎症反应。

急性链球菌感染后肾小球肾炎的主要临床表现有哪些？

答：急性链球菌感染后肾小球肾炎的主要临床表现有水肿、血尿、高血压、少尿及氮质血症等，严重者可并发急性肾衰竭、急性左心衰竭和脑水肿等。

急性链球菌感染后肾小球肾炎需做哪些实验室检查？

答：（1）血常规　可出现轻度贫血，系血液稀释所致，血细胞分类中性粒细胞一般不高。

（2）尿常规　尿蛋白阳性和/或尿隐血阳性。

（3）抗"O"升高。

（4）免疫学检查　血循环免疫复合物可阳性，急性期总补体及补体C3下降。

（5）肾功能检查　可出现一过性尿素氮、血肌酐增高，血清胱抑素C升高，内生肌酐清除率降低。

（6）尿纤维蛋白降解产物（FDP）可呈阳性。

（7）咽拭培养　有时可查到溶血性链球菌。

● **急性链球菌感染后肾小球肾炎的诊断要点是什么？**

答：有前期链球菌感染史，急性起病，具备血尿、蛋白、管型尿、水肿及高血压等特点，急性期抗"O"滴度升高，补体C3降低。

✦ 【住院医师或主治医师补充病历】

患者今日凌晨出现呼吸困难、端坐呼吸、颈静脉怒张、频繁咳嗽、吐粉红色泡沫痰、两肺满布湿啰音、心脏扩大、肝大而硬。予以中心吸氧、半卧位休息、呋塞米、硝普钠治疗，上述症状缓解。

❓ 主任医师常问住院医师、进修医师和主治医师的问题

● **急性链球菌感染后肾小球肾炎的严重并发症有哪些？严重并发症的具体表现有哪些？**

答：（1）严重循环充血　常发生在起病一周内，由于水、钠潴留，血浆容量增加而出现循环充血。当肾炎患者出现呼吸急促和肺部出现湿啰音时，应警惕循环充血的可能性，严重可出现呼吸困难、端坐呼吸、颈静脉怒张、频咳、吐粉红色泡沫痰、两肺满布湿啰音、心脏扩大、甚至出现奔马律、肝大而硬、水肿加剧。少数可突然发生，病情急剧恶化。

（2）高血压脑病　由于脑血管痉挛，导致缺血、缺氧、血管渗透性增高而发生脑水肿。近年来也有人认为是脑血管扩张所致。常发生在疾病早期，血压突然上升之后，血压往往在（150～160）/（100～110）mmHg以上。患者会主诉剧烈头痛、呕吐、复视或一过性失明，严重者突然出现惊厥、昏迷。

（3）急性肾功能不全　常发生于疾病初期，出现尿少、尿闭等症状，引起暂时性氮质血症、电解质紊乱和代谢性酸中毒，一般持续3～5d，不

超过10d。

急性链球菌感染后肾小球肾炎需要与哪些疾病相鉴别？

答：（1）IgA肾病　IgA肾病临床可表现为上呼吸道感染同时或短期内（1～2d）出现蛋白尿、镜下血尿、水肿和高血压，血清补体多不下降，免疫病理学检查显示以肾小球系膜区IgA沉积为主。该患者在感染后出现蛋白尿、血尿、高血压，血清补体C3低下，故不考虑IgA肾病。

（2）急进性肾炎　患者为少年男性，发病较为急骤，此次发病主要表现为咳嗽、咳痰，肉眼血尿，明显镜下血尿、蛋白尿、低蛋白血症、双下肢轻度水肿、高血压等，不排除"急进性肾炎"可能，特别是不能排除Ⅰ型新月体肾炎，肾活检或动态病程观察可助两者鉴别。

（3）慢性肾炎急性发作　患者常在感染后1周内发病，且常伴有慢性肾炎的征象如贫血、持续高血压及肾损害、病程迁延等，B超示肾脏皮髓分界不清楚，回声增强，严重者可见双肾缩小。

（4）其他原因所致血尿、蛋白尿　运动、发热性疾病及体位均可引起血尿和蛋白尿。但多为一过性，无水肿、高血压及肾损害等，反复尿液检查有助于诊断。

在评价抗"O"时应注意什么？

答：在评价抗"O"时应注意以下几点。
①其阳性结果仅提示之前有过链球菌感染。
②前驱感染早期，如经过有效的抗菌治疗常影响其滴度。
③某些致肾炎菌株可能不产生溶血素，故抗"O"可为阴性。
④高脂血症影响检测结果。

临床诊断困难而需考虑行肾活检明确诊断时，肾活检指征是什么？

答：通常急性链球菌感染后肾小球肾炎不需要肾活检，除非肾脏损害非常严重或病程超过预期时间才考虑肾活检。当临床诊断困难，存在下列情况时需要行肾活检：①持续性蛋白尿；②反复肉眼血尿；③肾功能损害。

急性链球菌感染后肾小球肾炎的治疗措施有哪些？

答：本病多可自愈。治疗原则以支持、对症为主，主要针对疾病高峰期出现的合并症予以处理。

（1）休息　肉眼血尿、水肿及高血压症状显著者应完全卧床休息，一般以2～3周为宜。

（2）饮食　原则上给予低盐饮食并限制水的摄入，可摄入高糖饮食以满足热量需要。

（3）清除感染　应积极治疗尚存的前驱感染。应避免应用对肾脏有损害的抗生素。

（4）利尿　轻者适当限液量及休息即可，水肿明显、经控制入量仍少尿者需用利尿药。

（5）降压　中重度高血压经休息和限盐利尿无效者需应用抗高血压药。目前多主张选用血管扩张药或钙通道阻滞药。

（6）其他　并发急性心力衰竭者给予抗心力衰竭治疗；并发急性肾衰竭，内科保守治疗无效者可以考虑透析替代治疗；若尿蛋白及显微镜下血尿消除较慢或有持续倾向时，应积极寻找体内潜在感染病灶，如扁桃体炎等，并设法去除。

● 影响本病预后的因素有哪些？

答：影响本病预后的因素有以下几项。

① 流行发病组预后好于散发病例。

② 少年儿童患者预后好。

③ 临床上呈严重而持续的高血压、肾病综合征、肾功能损害者，预后差。

④ 病理方面呈广泛大新月体，电镜下呈不典型驼峰者预后差。

⑤ 前驱感染严重性与预后无关；补体下降程度、抗"O"滴度情况与预后均无关。

主任医师总结 ·······

① 急性链球菌感染后肾小球肾炎是临床上常见的泌尿系统疾病，典型者临床表现为血尿、高血压、水肿、氮质血症、补体C3一过性降低、抗"O"明显增高、血沉增快，而补体多在6～8周恢复正常。

② 本病为自限性疾病，预后佳。

③ 目前其治疗主要为对症治疗，纠正其异常病理生理改变，防治急性期并发症。

④ 对同时伴有肾病表现且肉眼血尿持续不退者应注意与膜增生性肾小球肾炎等相鉴别，而后者常常为补体持续降低、血尿不缓解，如鉴别困难需做肾活检。

反复咳嗽、咯血伴血尿2个月
——抗肾小球基底膜病

✿【实习医师汇报病历】

患者男性，56岁，因"反复咳嗽、咯血伴血尿2个月"入院。缘于2个月前无明显诱因出现咳嗽、咯血，咯血量少，伴见肉眼血尿，无发热、寒战，无尿频、尿急、尿痛，就诊当地医院。查胸部CT：双肺多发结节样、小斑片密度增高影。尿常规示尿蛋白（+++），尿隐血试验（+++）。生化：尿素20.7mmol/L，肌酐346μmol/L，尿酸455μmol/L，胆固醇6.27mmol/L，三酰甘油2.38mmol/L，总蛋白45g/L，白蛋白25g/L。抗核抗体谱阴性（抗SSB、抗Sm、抗U1RNP、抗SSA、抗Jo-1、抗Scl-70、抗着丝点抗体、抗核小体抗体、抗组蛋白抗体、抗核糖体P蛋白抗体）；抗心磷脂抗体、抗双链DNA抗体阴性、ANCA检查均阴性。B超提示肾囊肿，并行肾活检病理学检查提示：①新月体肾炎（抗肾小球基底膜抗体型），伴局灶节段性肾小球硬化；②轻度肾小管萎缩及间质纤维化。行甲泼尼龙1.0g静滴3天，后改醋酸泼尼松70mg口服，为进一步治疗就诊本院门诊，拟"急进性肾炎"收住入院。发病以来精神、饮食、睡眠尚可，大便正常，小便减少，每日量400～600ml。既往史、个人史及家族史无特殊。

体格检查：血压158/98mmHg，神志清楚，面色苍白，双肺均可闻及干湿啰音，右肺明显。双下肺听诊呼吸音减弱，叩诊呈浊音。腹部体检无异常。双下肢重度凹陷性水肿。病理征阴性。

辅助检查：尿常规示尿蛋白（+++）、尿葡萄糖阳性（+）、尿隐血试验（+++）。血常规：白细胞计数$5.99×10^9$/L，单核细胞百分比4.5%，红细胞计数$2.38×10^{12}$/L，血红蛋白浓度71.0g/L，血小板计数$83×10^9$/L。血生化：尿素33.9mmol/L，肌酐571μmol/L，尿酸583μmol/L，总蛋白44g/L，白蛋白27g/L。凝血象无异常。C反应蛋白40.6mg/L。抗肾小球基底膜抗体（抗GBM抗体）：阳性（23U/ml）。胸部CT可见：肺窗像示两肺见多发斑片状密度增高影，边缘模糊，右侧较重（图1-3）。

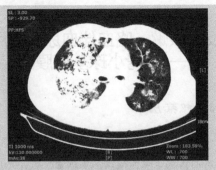

图1-3 抗肾小球基底膜病胸部CT

入院诊断：急进性肾炎（Ⅰ型）CKD5期、肾性高血压、肾性贫血。

治疗：给予血浆置换治疗，隔日1次，每次置换血浆2～4L，直到血清抗GBM抗体转阴，共置换8次。醋酸泼尼松70mg，1次/日治疗，呋塞米利尿消肿；开同改善蛋白代谢；非洛地平降压等对症处理。

主任医师常问实习医师的问题

● 目前考虑诊断为什么？

答：目前考虑诊断为抗肾小球基底膜病。

● 什么是抗肾小球基底膜病？

答：抗肾小球基底膜（glomerular basement membrane，GBM）病是指循环中的抗肾小球基底膜抗体在脏器中沉积所引起的一组自身免疫性疾病。其特点是外周血中可以检测到抗GBM抗体和肾活检肾小球基底膜上见到抗GBM抗体呈线样沉积。可同时累及肺脏，即肺出血-肾炎综合征（Goodpasture综合征）。

● 诊断抗肾小球基底膜病的条件有哪些？

答：①患者血清或肾洗脱液中抗肾小球基底膜抗体阳性；②有肾小球肾炎的表现；③肺出血，伴有肺出血的患者诊断为Goodpasture综合征。

● 抗肾小球基底膜病的临床表现有哪些？

答：（1）一般表现 为乏力、疲劳、消瘦等非特异性症状，50%以上发病前有上呼吸道感染或流感样症状及其他感染表现。

（2）肾脏受累 肾脏是最主要受累器官，多数为急进性肾炎综合征，患者较早出现少尿和无尿，肾功能进行性减退，数月或数周内可达到尿毒症水平。有少数患者肾脏仅有轻度改变，只出现肺出血，而肾功能正常，尿常规检查有镜下血尿。

（3）肺脏受累 约2/3患者伴肺出血，肺出血几乎总是先于或伴随肾炎出现，多发于青年男性，肺出血多数为肺泡出血，表现为咳嗽、痰中带血丝或大咯血，严重者可以发生窒息而危及生命。

● **抗肾小球基底膜病的实验室检查有何特点？**

答：抗GBM抗体是诊断抗GBM病的必要条件之一，实验室检查多数患者有小细胞低色素性贫血，其贫血程度往往与肾损害不平行。外周血白细胞可轻度升高。血尿、蛋白尿常见，但肾病综合征的蛋白尿不常见。尿沉渣镜检也常可见红细胞、白细胞尿和管型尿。肾功能受损程度多不等。

❈ 【住院医师或主治医师补充病历】

患者为中年男性，以急性肾炎综合征、Goodpasture综合征为临床表现。肾活检病理学检查提示新月体肾炎（抗GBM抗体型）。经过血浆置换治疗后肺部CT的影像学改变明显好转，复查胸部CT平扫+三维重建（图1-4）：① 双肺多发斑片状影明显吸收；② 双侧胸腔积液，较前明显减少。但血肌酐仍大于603μmol/L。

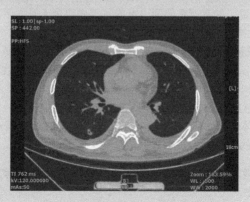

图1-4 胸部CT平扫+三维重建

主任医师常问住院医师、进修医师和主治医师的问题

● **抗肾小球基底膜病的病因有哪些？**

答：抗肾小球基底膜病的病因主要与免疫遗传因素和环境因素有关，如在白种人中抗肾小球基底膜病的发病与 *HLA-DR2* 强相关，并局限于 *DRB1-1501*、*DQB1-0602* 等位基因。研究还发现此病的发病与沥青、汽油等吸入性毒物和流感病毒的感染有关。

● **抗肾小球基底膜病的病理改变是怎样的？**

答：肾脏的病理改变通常为新月体肾炎，新月体程度基本相似，提示新月体几乎是在短时间内同时发生。少数患者可以表现为正常轻度局灶性增殖改变或肾小球基本正常。免疫荧光检查可以发现有线条状IgG沿肾小球基底膜沉积。肺脏的病理改变主要是肺泡出血，出现含铁血黄素的巨噬细胞、纤维蛋白的沉积及肺泡细胞增生。

● **抗肾小球基底膜病的治疗方法有哪些？**

答：本病预后凶险，如无及时治疗，患者多进展至终末期肾衰竭，很少有自发缓解的可能。目前认为在疾病早期（如出现少尿之前，或肾功能下降到依赖透析之前）应用强化血浆置换并联合应用糖皮质激素及细胞毒药物可有一定疗效。

① 泼尼松：1mg/（kg·d），最大到80mg/d，第二周剂量减半，随后的6周逐渐减量，如有严重的肺出血或每天血肌酐上升大于1mg/dl时可以采用甲泼尼龙冲击治疗，即甲泼尼龙0.5～1g/d，共3天。

② 环磷酰胺：2mg/(kg·d)，治疗3个月，如GFR＜10ml/(min·1.73m^2)，则用量减至1mg/（kg·d），此治疗必须注意血中白细胞数＞4.0×10^9/L、血小板计数＞100×10^9/L的情况下才能使用。

③ 血浆置换：通常每日或隔日一次，每次置换血浆2～4L，直到血清抗GBM抗体转阴，病情好转，一般需置换6～10次。若透析后30天肾功能仍不能恢复，应停止血浆置换治疗。

● **抗肾小球基底膜病若ANCA阳性是否可以诊断合并ANCA相关性血管炎？**

答：约1/3的患者血清抗GBM抗体和ANCA同时阳性（双阳性）。多为

pANCA/MPO-ANCA阳性，也可以为cANCA/PR3-ANCA阳性。临床上双抗体阳性者可以出现肾脏以外的脏器受累，类似ANCA相关性血管炎。

● **判断抗肾小球基底膜病预后不良的指标有哪些？**

答：① 起病时少尿；② 起病时血肌酐＞530μmol/L；③ 肾活检新月体面积大，数量多。

主任医师总结

（1）抗肾小球基底膜病是抗肾小球基底膜（GBM）抗体（血及肾）阳性的一类疾病的专称。抗肾小球基底膜病的诊断条件：① 血清和（或）肾脏洗液和（或）肾（肺）活检免疫荧光检查显示肾小球基底膜（肺泡毛细血管基底膜）抗GBM抗体阳性；肾组织在免疫荧光下可见IgG沿肾小球毛细血管祥呈线状沉积，伴C3沉积；② 肾小球肾炎表现；③ 伴或不伴肺出血。

（2）本病一旦确诊，应尽早强化血浆置换或免疫吸附，以有效清除血中致病抗体，缓解病情。进行强化血浆置换或免疫吸附治疗的同时，需配合应用糖皮质激素及细胞毒药物，以抑制免疫、减少抗体生成。上述治疗常能迅速控制大咯血，如果治疗及时（血肌酐小于530μmol/L，出现少尿前），肾功能也常能有不同程度好转。

（3）治疗无效的抗肾小球基底膜病尿毒症患者可长期透析维持生命，也可在循环抗体GBM抗体消失及病情静止1年后做肾移植。

查房笔记

恶心、呕吐、水肿二十余天
——肝硬化性肾损害

❀【实习医师汇报病历】

患者，女性，36岁，因"恶心、呕吐、水肿二十余天"入院。缘于二十余天前无明显诱因出现恶心、呕吐，呕吐物为胃内容物，未见咖啡色液体，无鲜血，伴有尿量明显减少，腹胀，颜面部及双下肢均可见明显水肿。随后出现全身皮肤黄染，曾在当地医院治疗5天（具体治疗不详），疗效不佳，病情逐渐加重，遂来本院就诊。患者发病来精神差，进食少，尿量明显减少，大便正常。既往史：患者有乙型肝炎病史5年，乙肝大三阳，未行特殊治疗。

入院时体格检查：体温38.6℃，中度营养不良，体形消瘦，神志清楚，全身皮肤及巩膜重度黄染，颈部、上胸背部、两肩及上肢均可见蜘蛛痣，肝掌。心肺未见异常发现。腹部膨隆，肝脏在右锁骨中线肋缘下3cm处可触及、触诊表面光滑、质地偏硬、有轻度压痛，脾在左锁骨中线肋下1cm触及，中等硬度，无压痛。Murphy征阳性。移动性浊音阳性。双下肢中度凹陷性水肿。

入院后检查B超示：① 肝硬化失代偿；② 胆囊炎；③ 脾脏肿大；④ 腹水。血常规：白细胞18×10^9/L，血红蛋白85g/L，血小板79×10^9/L。尿常规：pH 6.0，Pro（++），隐血试验（+++）。生化检查示：谷草转氨酶（AST）141U/L，谷丙转氨酶（ALT）199U/L，总胆红素（TBIL）561.6μmol/L，直接胆红素（DBIL）140μmol/L，白蛋白（ALB）30g/L，球蛋白（GLB）38g/L，尿素氮（BUN）10.5mmol/L，肌酐（Cr）225.5μmol/L，二氧化碳结合力（CO_2CP）21mmol/L。乙肝五项：HBsAg、HBeAg、HBcAb均为阳性。补体C3 0.78g/L，补体C4 0.13g/L；免疫球蛋白A 5.52g/L，免疫球蛋白G 11.7g/L，免疫球蛋白M 2.95g/L。ANCA阴性。

入院诊断：① 肝硬化；② 肝硬化性肾损害；③ 慢性肾功能不全（失代偿期）；④ 胆囊炎。

入院后给予绝对卧床休息，低盐饮食，头孢地嗪抗感染，多烯磷脂酰胆碱（易善复）、熊去氧胆酸（优思弗）保肝降酶退黄，还原型谷胱甘肽抗氧化保肝，促肝细胞生长素促进肝细胞再生等治疗。

主任医师常问实习医师的问题

● 目前考虑的诊断是什么？

答：目前诊断考虑为肝硬化性肾损害。

● 诊断肝硬化性肾损害的依据是什么？

答：首先应明确肝硬化的诊断。临床可根据病史，明显的黄疸、蜘蛛痣、肝掌、肝脾大、肝功能检查及肝穿刺活体组织检查发现假小叶形成等典型症状可作出明确诊断。当肝硬化患者出现血尿、蛋白尿和管型尿时，甚至出现肾功能减退时应考虑肝硬化伴有肾小球损害的可能。必要时行肾活检可帮助确诊本病。

● 肝硬化比较常见的并发症有哪些？

答：肝硬化比较常见的并发症有上消化道出血、肝性脑病、细菌性感染和肝肾综合征。

✹【住院医师或主治医师补充病历】

> 患者女性，既往有肝炎病史，本次因"恶心、呕吐、水肿二十余天"入院。阳性体征有发热、黄疸、肝掌、蜘蛛痣，Murphy征阳性，腹部膨隆，移动性浊音阳性，双下肢凹陷性水肿。考虑肝硬化性肾损害、胆囊炎。已经给予相应处理。

主任医师常问住院医师、进修医师和主治医师的问题

● 肝硬化性肾损害的发病机制有哪些？

答：肝硬化性肾损害包括肝硬化性肾小球损害和肝硬化性肾小管酸中毒。

（1）肝硬化性肾小球损害可能的机制

① 与免疫复合物有关：在肾小球沉积物有显著的IgA沉积，抗原可能来自消化道的细菌、病毒或食物成分。由于病变肝脏不能清除来自肠道的外源性抗原，再由于侧支循环形成等，使这些抗原物质未经肝脏处理

直接进入血液循环而激发抗体的产生。不少肝硬化患者血清中长期携带HBsAg，乙型肝炎抗原所形成的免疫复合物也可导致肾小球损伤，严重者可引起肾小球硬化。

② 肾血流动力学的改变：肝硬化时总血浆容量增加，但由于它的分布集中于门脉和内脏的血管床，使有效血浆容量减低，肾脏血浆流量减少，可引起肾小球滤过率降低，导致肾功能不全。

（2）肝硬化性肾小管酸中毒机制

① 免疫性损伤肾小管。患者（慢性活动性肝炎、原发性胆汁性肝硬化、隐源性肝硬化）的肾活检中可显示远曲小管和间质组织被致敏的单核细胞或自身抗体所损害，考虑免疫性损害肾小管，影响肾小管的酸化功能而发生的肾小管性酸中毒。肝硬化性肾小管主要在远端肾小管，可能与以上机制有关。

② 原发性胆汁性肝硬化发生肾小管性酸中毒的另一个发病机制可能与铜代谢紊乱有关。铜主要通过胆汁排泄，当疾病进展引起胆道阻塞，铜不能从肝排泄，则主要依靠血浆铜蓝蛋白的产生，但肝病中铜蓝蛋白合成速率降低，因此发生全身性铜潴留、铜毒性损害肾小管。

● 肝硬化性肾损害患者的肝脏及肾脏病理各有什么特点？

答：（1）肝硬化的病理改变　为肝脏明显缩小，硬度增加，重量减轻，肝表面呈弥漫性细结节。组织学改变，正常肝小叶结构消失，被假小叶替代，假小叶内的肝细胞可呈现不同程度的变性、坏死和再生。汇管区因结缔组织增生而显著增宽，其中可见程度不等的炎性细胞浸润，并见多数呈小胆管样结构（假胆管）。电镜观察证明，这些假胆管实际上是由新生的肝细胞构成，可能是肝细胞再生的一种表现。

（2）肝硬化肾损害肾脏的病理特点

① 系膜基质增宽，并可插入GBM与内皮细胞间呈双轨征，产生类似GBM增厚样变化。

② 系膜区有弥漫性以IgA为主的沉积，伴IgG和（或）IgM和（或）C3沉积。

③ 在肾小球系膜区和（或）毛细血管壁有电子致密物沉积。

④ 基底膜和某些沉积物中可见圆形疏松区。

⑤ 肾小球硬化。

部分肝硬化患者可表现为膜增生性肾小球肾炎、毛细血管内增生性肾炎，少数还可表现膜性肾病、新月体肾炎等。

● 肝硬化性肾损害的临床表现有哪些？

答：肝硬化继发肾损害时患者可发生肝硬化性肾小球肾炎和肾小管酸中毒，早期患者往往无明显临床症状仅有少量蛋白尿，肝硬化继发IgA肾病患者肾功能恶化较缓慢，呈良性过程。部分患者有系膜细胞、内皮细胞和（或）上皮细胞增殖，伴有系膜区及内皮下免疫复合物沉积，这些患者常有蛋白尿及血尿，也可出现水肿、高血压及肾功能减退。

肝硬化继发肾小管酸中毒的临床表现与非肝病者相似。绝大多数为不完全性远端肾小管酸中毒，少数患者有多尿、多饮、夜尿、尿浓缩不良及低血钾肌无力等表现，患者多有严重肝病症状和体征，同时也有持续性碱性尿、高钙尿、低枸橼酸尿，可合并尿路结石及继发性甲状旁腺功能亢进症等，肝病性肾小管酸中毒时除肾脏排泌H^+的能力减低外还常伴有明显的低钾血症。此外由于肾脏排泄氨的能力降低，故可诱发或加重肝性脑病。

● 肝硬化性肾损害治疗上有哪些措施？

答：（1）肝硬化患者的治疗　注意休息，晚期应以卧床休息为主，给予营养丰富的饮食。各种保肝药物及针对腹水进行治疗，对门脉高压症做脾肾静脉吻合术等，脾大、有脾功能亢进者可做脾切除术。

（2）肝硬化伴有肾小球损害的治疗　本病无特殊治疗。由于本病由病毒性肝炎、肝硬化、HBsAg携带者转化而来，主要是针对肝病本身的治疗。应注意保护肝脏，避免有害刺激，防止肝功能进一步损害。肾炎的治疗可参照原发性肾小球肾炎的治疗，但肝功能损害时忌用激素和细胞毒药物。

（3）肝硬化伴有肾小管酸中毒的治疗　治疗目的是纠正酸中毒，阻止肾钙沉着症和肾衰竭的发生，如有酸中毒可给予枸橼酸钠合剂，并及时纠正钾、钙等电解质紊乱。如为不完全性肾小管酸中毒时，无低血钾及代谢性酸中毒的临床表现者可不治疗。但这些患者使用利尿药或静脉滴注葡萄糖过程中易诱发低钾血症，治疗中应引起注意。具体治疗参见"肾小管酸中毒"章节。

主任医师总结 ···

① 肝硬化继发肾损害时患者可发生肝硬化性肾小球损害和肾小管酸中毒。

② 肝硬化性肾小球损害，患者可表现为尿检异常（如蛋白尿、血

尿）、高血压和肾功能不全等，少数患者无临床表现。

③ 肝硬化继发肾小管酸中毒的临床表现与非肝病者相似。绝大多数为不完全性远端肾小管酸中毒，临床上肝硬化引起的肾小管酸中毒并非少见，由于肝病症状明显，忽视了肾小管酸中毒的表现，因而多数病例被漏诊。

④ 本病一般不需要特殊治疗，主要是针对肝病本身的治疗，防止肝功能进一步损害；少数肾功能急剧恶化或呈肾病综合征者，避免过度利尿和大量放腹水，慎用肾毒性药物，纠正电解质紊乱；在改善肝功能的基础上，适当扩容利尿；适量放腹水或腹水过滤浓缩回输，可降低腹内压，有利于改善肾脏血液循环；透析指征同慢性肾功能不全。

查房笔记

第二章　急性肾功能衰竭

双下肢水肿，少尿半月——急进性肾小球肾炎

❀【实习医师汇报病历】

患者，男性，57岁，因"双下肢水肿、少尿半个月"入院。缘于半个月前，患者劳动后出现双下肢水肿，伴有腰酸，自觉小便量减少，无咳嗽、咳痰，无胸闷、气喘，无恶心、呕吐，无腹胀、腹泻。自行服用草药治疗后症状未见好转，尿量较前进一步减少，伴恶心、呕吐，腹部膨大，遂就诊于当地医院。查生化：尿常规示尿蛋白（+++），尿隐血（+++）。尿素氮33.1mmol/L，肌酐1447.5μmol/L，尿酸502μmol/L，白蛋白17g/L。予临时血透、抗炎等处理后病情无明显好转，遂转入本院进一步治疗。以"急进性肾炎"收住入院。现患者少尿，腹胀，恶心欲呕，腰酸，纳差，睡眠差，大便量少。否认糖尿病，冠心病病史。否认肝炎、结核等传染病病史。家族中无传染病及遗传病病史。

体格检查：体温36.9℃，血压146/91mmHg。神志清楚，两肺呼吸音稍低，未闻及干湿啰音。心率96次/min，律不齐，心音强弱不一，各瓣膜听诊区未闻及病理性杂音。腹部稍膨隆，无压痛，肝、脾肋下未触及，移动性浊音（+），肾脏未触及，双肾区无明显叩击痛。双下肢中度凹陷性水肿。

辅助检查：尿常规示尿蛋白（++++），尿葡萄糖弱阳性（±），尿隐血试验（+++）。尿相差检查：尿红细胞畸形率64%，尿红细胞计数11～14个/HP。血常规：红细胞计数$2.88×10^{12}$/L，白细胞计数$10.84×10^9$/L，血红蛋白浓度79.0g/L。生化：尿素24.1mmol/L，低密度脂蛋白胆固醇3.16mmol/L，葡萄糖6.7mmol/L，尿酸450μmol/L，白蛋白24g/L，胆固醇6.47mmol/L，三酰甘油2.47mmol/L，钠131mmol/L，肌酐1320μmol/L，磷1.49mmol/L，二氧化碳20.6mmol/L。免疫球蛋白G 27.1g/L。抗

"O" 637.0U/ml。超敏C反应蛋白114.0mg/L。ANCA阴性。全段甲状旁腺素（iPTH）45.7pg/ml。凝血四项：D-二聚体0.63mg/L。抗核抗体弱阳性。血沉110.0mm/h。腹部B超检查提示：脂肪肝，胆、胰、脾未见明显异常。泌尿B超检查提示：双肾皮质回声增强，膀胱未充盈，双侧输尿管未见扩张。心电图检查提示：异位心律，心房颤动。胸部CT平扫：① 双侧胸腔积液；② 腹腔少量积液。

初步诊断：急进性肾炎，急性肾功能衰竭。

治疗：规律血液透析，甲泼尼龙10mg/（kg·d）冲击用3天，2个疗程后患者餐后血糖偏高，予加用瑞格列奈片（诺和龙）控制血糖；中段尿培养提示检出大肠杆菌，调整甲泼尼龙剂量并根据药敏试验选用阿莫西林克拉维酸钾片抗感染治疗。结合肾穿刺病理肾间质及肾小管病变严重，激素冲击治疗效果不佳，可在感染控制后予泼尼龙1mg/（kg·d）（8周后逐渐减量）+环磷酰胺1.0g/月，6个月静滴。

⁉ 主任医师常问实习医师的问题

● 该病例的特点有哪些？

答：老年男性，病史短，临床表现为血尿、蛋白尿、高血压、水肿、肾功能异常，病程呈进行性发展，出现少尿型急性肾衰竭。

● 对目前的诊断有何意见？

答：患者以急进性肾炎综合征、肾功能急剧恶化并出现少尿性急性肾功能衰竭，可考虑初步诊断为急进性肾小球肾炎。但重症急性肾小球肾炎亦可出现急性肾衰竭，个别情况亦可出现新月体，表现类似急进性肾小球肾炎，但较为少见且多见于老年患者，需行肾穿活检明确诊断。

● 该病分为哪几型？

答：急进性肾小球肾炎一般分为三型。Ⅰ型又称抗肾小球基底膜型肾小球肾炎，由于抗肾小球基底膜抗体与肾小球基底膜抗原相结合激活补体而致病。Ⅱ型又称免疫复合物型，因肾小球内循环免疫复合物的沉积或原位免疫复合物形成，激活补体而致病。Ⅲ型为寡免疫复合物型，50%～80%该型患者为肾微血管炎。另可再根据抗GBM抗体和ANCA结果将新月体肾炎分为五型，但多数学者认为五型分类的临床实用性不强。

● **对本病有诊断、鉴别诊断意义的检查有哪些？**

答：血清抗链球菌溶血素"O"、血常规、免疫球蛋白、补体抗中性粒细胞胞浆抗体（ANCA）、抗基底膜抗体、肾活检病理学检查等。

● **使用环磷酰胺后应注意哪些问题？**

答：环磷酰胺的不良反应有感染、肝功能损害、骨髓抑制、消化道症状、性腺抑制、出血性膀胱炎和致癌作用。因此应用环磷酰胺应注意检测血白细胞计数和肝功能。

❀ 【住院医师或主治医师补充病历】

> 患者老年男性，短期内出现少尿、肾功能恶化，ANCA阴性。肾穿刺病理学检查示：① 弥漫增生硬化性肾小球肾炎（肾小球总数19个，病变明显19个，病变轻微0个，发育不全/伴硬化0个；球性硬化11个，节段硬化6个；包曼囊内病变新月体13个，细胞性1个，纤维细胞性2个，纤维性10个）；② 重度肾小管萎缩及间质纤维化，中度慢性肾间质炎，动脉硬化2分。治疗上除了甲泼尼龙冲击治疗+环磷酰胺强化治疗外，向患者及家属交代血浆置换疗法的利弊，患者及家属考虑后拒绝。

🅟 **主任医师常问住院医师、进修医师和主治医师的问题**

● **ANCA检测的意义有哪些？**

答：ANCA即抗中性粒细胞胞浆抗体，是一种以中性粒细胞和单核细胞胞浆成分为靶抗原的自身抗体，目前已成为部分原发性小血管炎的特异性血清学诊断工具。依据间接免疫荧光的着染部位不同分为中性粒细胞胞浆型（c-ANCA）和核周型（p-ANCA）两种，分别对应主要的靶抗原为蛋白酶3（PR3）和髓过氧化物酶（MPO）。c-ANCA诊断韦格纳肉芽肿（WG）特异性为90%；p-ANCA则主要与显微镜下型多血管炎（MPA）、坏死性新月体型肾小球肾炎（NCGN）、变应性肉芽肿性血管炎（CSS）相关，还可见于其他疾病，如结节性多动脉炎，抗肾小球基底膜肾病、WG、系统性红斑狼疮（SLE）、类风湿关节炎（RA）、药物诱导的狼疮、Felty综合征等。抗体滴度与疾病活动性相关，可用于早期诊断、疗效判断、复发估计的指标，对临床治疗有重要的参考价值。

● 如何正确认识抗肾小球基底膜抗体？

答：肾小球基底膜主要由三类成分组成即胶原（包括Ⅳ、Ⅴ、Ⅵ型胶原）、糖蛋白以及蛋白聚糖。研究证实Ⅳ型胶原α3链的NC1区即为引起抗GBM病的靶抗原。该抗原不仅存在于肾小球基底膜，还存在于肺、晶状体、耳蜗等部位。监测血清抗GBM抗体的滴度变化有助于观察患者对治疗的反应，通过治疗后临床症状随着抗体水平的下降而好转。

● 急进性肾小球肾炎还需与哪些疾病相鉴别？

答：凡急性肾炎综合征伴肾功能急剧恶化，无论是否已达到少尿性急性肾衰竭，均应考虑本病并及时予肾活检。

（1）急性肾小管坏死　常有明确的肾缺血（如休克、脱水）或使用肾毒性药物（如肾毒性抗生素）等诱因，临床上以肾小管损害为主，一般无急性肾炎综合征的表现，与本病不符，可排除。

（2）急性过敏性间质性肾炎　常有明确的用药史及药物过敏反应，血、尿嗜酸粒细胞增加等，本患者无过敏反应，可排除。

（3）梗阻性肾病　患者常突发或急骤出现无尿，但无急性肾炎综合征的临床表现，超声和尿路造影可助鉴别。

（4）继发性急进性肾炎　肺出血-肾炎综合征、狼疮肾炎、过敏性紫癜性肾炎等均可引起新月体型肾小球肾炎，但有系统受累的临床表现和实验室特异检查，与患者不符，可排除。

（5）其他原发性肾小球病　有的病理改变并无新月体形成，但病变较重和（或）持续，临床上可呈现急进性肾炎综合征，如重症毛细血管内增生性肾小球肾炎或重症系膜毛细血管性肾小球肾炎等。临床上鉴别常较为困难，常需肾活检病理协助诊断。

● 急进性肾小球肾炎的各型病理特点如何？

答：病理类型为新月体型肾小球肾炎，光镜下通常以广泛（50%以上）的肾小球囊腔内有大新月体形成（占据肾小球囊腔50%以上）为主要特征，病变早期为细胞新月体，后期为纤维新月体。Ⅰ型：IgG和C3呈光滑线条状沿肾小球毛细血管壁分布。Ⅱ型：IgG和C3呈颗粒状或团块样沉积于系膜区及毛细血管壁。Ⅲ型：肾小球内无或仅有少量免疫沉积物。电镜下可见Ⅱ型电子致密物在系膜区和内皮下沉积，Ⅰ型及Ⅲ型无电子致密物沉积。

● 如何治疗急进性肾炎？

答：本病发展过程快，病情迅速恶化，因此应及时诊断并给予正确的治疗。治疗方案首先是迅速控制急性免疫炎症反应，随后针对免疫病变特点采取长期维持治疗和其他相关治疗。

首先对症、支持治疗并进行血液透析，病情稍好转后进行肾活检。根据病理分型，Ⅰ型可给予血浆置换治疗，通常每日或隔日1次，每次置换血浆2～4L，直到血清抗GBM抗体或免疫复合物转阴、病情好转，一般需置换10次左右。该法需配合糖皮质激素［口服泼尼松1mg/（kg·d），2～3个月后渐减］及细胞毒药物［环磷酰胺2～3mg/（kg·d）口服，累积量不超过6～8g］，以防止机体大量丢失免疫球蛋白后造成反跳性合成增加。Ⅱ型及Ⅲ型可给予甲泼尼龙冲击联合环磷酰胺治疗。甲泼尼龙0.5～1.0g溶于5%葡萄糖溶液中静脉滴注，每日或隔日1次，3次为1个疗程。必要时间隔3～5天可行下1个疗程，一般不超过3个疗程。甲泼尼龙冲击疗法也需辅以泼尼松及环磷酰胺常规口服治疗，方法同前。

急进性肾炎的活动期病变虽可得到控制，却无法阻止病变向慢性化发展（肾小球硬化、肾小管萎缩、间质纤维化）。对于已呈慢性病变的患者，应停止对免疫性炎症的抑制治疗，应注意降低肾小球滤过压，尽可能保护残余肾功能。同时在血肌酐大于503μmol/L时尽早施行血液透析。

● 急进性肾炎三种病理类型在临床、病理与预后方面的区别如何？

答：三种病理类型在临床、病理与预后方面的区别见表2-1。

表2-1　三种病理类型急进性肾炎的区别

类型	临床表现	病理表现	自身抗体	治疗方案	预后
Ⅰ	急进性肾炎综合征，部分患者有肺出血	IgG/C3沿GBM呈线条样沉积。多数肾小球新月体形成且新月体类型较为一致、常伴GBM及包曼囊断裂	抗GBM抗体阳性；部分ANCA阳性	首选血浆置换；MP冲击疗法；糖皮质激素联合细胞毒药物	预后差，多依赖肾脏替代疗法

类型	临床表现	病理表现	自身抗体	治疗方案	预后
Ⅱ	急进性肾炎综合征，可有基础肾脏病的表现	免疫球蛋白和补体成分呈颗粒样或团块样沿肾小球毛细血管袢和系膜区沉积，肾小球细胞浸润明显。除新月体形成外，多有基础肾小球疾病的特点	可有抗核抗体和类风湿因子等	MP冲击疗法；糖皮质激素联合细胞毒药物	疗效尚可，及时治疗可脱离透析
Ⅲ	急进性肾炎综合征，多有全身多脏器受累的表现	无明显免疫球蛋白沉积。可有肾小球的袢坏死，新月体多新旧不等	多ANCA阳性	MP冲击疗法；糖皮质激素联合细胞毒药物	疗效较好，及时治疗可脱离透析

影响患者预后的主要因素有哪些？

答：影响患者预后的主要因素有以下几项。

① 免疫病理类型：Ⅲ型较好，Ⅰ型差，Ⅱ型居中。

② 强化治疗是否及时：临床无少尿、血肌酐＜530μmol/L，病理尚未显示广泛不可逆病变（纤维性新月体、肾小球硬化或间质纤维化）时即开始治疗者预后好，否则预后差。

③ 老年患者预后相对较差。

主任医师总结

① 急进性肾小球肾炎若能得到及时明确的诊断和早期强化治疗，预后可得到显著改善。早期强化治疗可使部分患者得到缓解，避免或脱离透析，不少患者肾功能得以完全恢复。若诊断不及时，早期未接受强化治疗，患者多于数周至半年内进展至不可逆性肾衰竭，故早期诊断及强化治疗是关键。

② 本病缓解后的长期转归以逐渐转为慢性病变并发展为慢性肾衰竭较常见，故应特别注意采取措施保护残余肾功能，延缓疾病进展和慢性肾衰竭的发生。部分患者可长期维持缓解。

③ 本病仅少数患者可复发，部分复发患者强化治疗仍然有效，无效者则有赖于长期维持性透析治疗。

查房笔记

剖宫产后无尿15天——急性肾皮质坏死

❀【实习医师汇报病历】

患者，女性，34岁，因"剖宫产后无尿15天"入院。缘于15天前（双胎剖宫产术后2天）出现腰酸、腰痛、无尿，每天尿量少于100ml，尿色为血性，就诊于当地医院。查尿常规示尿白细胞（++），尿蛋白（++），尿隐血试验（++）。血常规示白细胞15.6×10^9/L，中性粒细胞77.6%，血红蛋白67g/L。生化示总蛋白47g/L，白蛋白17g/L，尿素23mmol/L，血肌酐743μmol/L。胸部X线片示肺部感染，B超示双肾、双输尿管未见明显异常。予抗感染、利尿、血透5次等处理后，仍无尿，2天前转诊本院，急查血常规示白细胞14.2×10^9/L，中性粒细胞86.6%，血红蛋白50g/L。生化检查示白蛋白29g/L，尿素23mmol/L，血肌酐873μmol/L，拟"急性肾功能衰竭"收住门诊ICU，予血液透析治疗1次，超滤2500ml，目前24h尿量约80ml，为肉眼血尿，今为求进一步诊治，转本科治疗。患者发病以来，精神、食欲、睡眠欠佳，少尿，大便2～3次/晚，偏稀，夜尿约2次/晚，体重无明显异常。既往平素身体一般，否认高血压、糖尿病，否认肝炎、结核等传染病病史，无外伤史，7年前及17天前行剖宫产，对"头孢菌素、青霉素"过敏，无食物过敏史，预防接种史不详。

入院查体：发育正常，贫血面容，神志清楚，两肺呼吸音清，双肺未闻及干湿啰音。心前区无隆起，心尖搏动位于左锁骨中线第五肋间外1.5cm处，未触及震颤，叩诊心相对浊音界向左扩大，心率102次/min，律齐，无杂音，腹部平软，全腹无压痛及反跳痛，肝、脾肋下未触及，移动性浊音阴性，肝区及双肾区无明显叩击痛，下腹部见一约12cm长的手术瘢痕，愈合好。双下肢轻度水肿。神经系统生理反射存在，病理反射未引出。

辅助检查：血常规示白细胞计数17.42×10^9/L，粒细胞百分比90.6%，血小板计数86.0×10^9/L，血红蛋白浓度57.0g/L，红细胞计数1.7×10^{12}/L。血生化：白蛋白31g/L，丙氨酸转氨酶34U/L，碱性磷酸酶111U/L，钙1.84mmol/L，谷草转氨酶38U/L，胆碱酯酶3134U/L，胆固醇6.17mmol/L，肌酸磷酸激酶58U/L，CK-MB 32U/L，氯化物99mmol/L，谷氨酰转肽酶26U/L，肌酐971μmol/L，直接胆红素4.2μmol/L，葡萄糖6.3mmol/L，α-羟丁酸脱氢酶960U/L，乳酸脱氢酶1118U/L，磷1.70mmol/L，钾4.5mmol/L，钠134mmol/L，尿素24.2mmol/L，尿酸751μmol/L，三酰甘油5.53mmol/L，总蛋白54g/L，总胆红素11.3μmol/L。抗双链DNA抗体、抗核抗体、ENA抗体谱阴性。尿常规：尿隐血（+++），尿蛋白（+++），尿比重1.010。尿相差检查：RBC布满，畸形率50%。凝血四项：活化部分凝血活酶时间28.70s，D-二聚体1.25mg/L，纤维蛋白原2.4g/L，凝血酶原时间15.60s，PT-INR 1.48s，凝血酶时间13.4s。免疫球蛋白A、G、M正常，补体C3、C4正常。C反应蛋白30.4mg/L，Coomb's试验阴性，网织红细胞计数5.15%。

入院诊断：急性肾功能衰竭，急性肾皮质坏死？

治疗：给予间歇性血液透析、还原型谷胱甘肽静滴、前列地尔（凯时）静推、抗感染、补充白蛋白、营养支持等处理。

❓ 主任医师常问实习医师的问题

● 肾脏的解剖结构如何？

答：肾脏解剖结构分为肾皮质和肾髓质。

（1）肾皮质　位于表层，占肾脏的外1/3，肾皮质的厚度为1.0cm，皮质内富含血管和皮质肾单位，其中除有肾小球、肾小囊外，还有部分远端肾小管和皮质集合管，皮质间质含量较少，约占13%。

（2）肾髓质　主要由肾小管组成，在形态上由8～18个肾锥体组成，呈圆锥状，尖端朝向肾窦，形成肾乳头，底部朝向外侧，与皮质相连，根据其结构特点，髓质可分为内带和外带。皮质和髓质并非截然分开，皮质中有许多条髓质放射状插入皮质，称皮质髓放线；髓放线之间的肾皮质称皮质迷路。部分肾皮质伸入肾锥体之间称为肾柱。

● 临床上常用的肾小球滤过功能检查项目有哪些？

答：内生肌酐清除率；血清肌酐、血尿素氮；血清β_2-微球蛋白或α-微球蛋白；血清胱氨酸蛋白酶抑制药C测定；同位素GFR测定。

● 妊娠时肾脏解剖和生理改变有哪些？

答：正常妊娠时肾脏的解剖和生理功能会发生改变，肾脏增大，长度可增加1cm，体积增加30%；集合系统扩张乃至发生生理性肾盂积水，超声可见肾盂可以增宽3～4cm。产后1周恢复至妊娠前，泌尿集合系统扩张恢复较慢，产后12～16周恢复正常。妊娠时全身血管扩张，总的外周动脉阻力下降40%，妊娠中期时血压较非妊娠期降低10mmHg，妊娠后恢复正常。心排血量增加，妊娠中末期达到高峰可增加40%，持续到妊娠结束。血浆容量增加40%～50%，最高增加80%，妊娠晚期稍下降到60%，产后3个月恢复到妊娠前水平。肾血流量增加，肾小球滤过率增加，血肌酐的正常范围下降到（40.67±11.49）μmol/L［（0.46±0.13）mg/dl］，尿素氮（BUN）正常范围为（8.7±1.5）mg/dl。GFR在孕9周较非孕增加30%～50%，维持到妊娠结束。妊娠期肾脏尿排出白蛋白增加，增加不超过每天20～30mg。妊娠晚期24h尿蛋白排出量可增加到200～250mg，或大于30mg/mmol。妊娠期间肾脏维持水钠平衡及浓缩与稀释功能不变，妊娠早期及晚期尿量与妊娠前一样，妊娠中期增加25%。血钠降低至5mmol/L，产后2个月恢复。妊娠期可潴留钠500～1000mmol，平均体重增加12.5kg。35%～83%的健康女性在妊娠期间出现轻度水肿。血浆渗透压降低10mOsm/L，抗利尿激素分泌的渗透压阈值下降，口渴的阈值从290mOsm/L降到280mOsm/L。钾代谢没有改变，尿钙排出增加。血气表现为代偿性呼吸性碱中毒，血pH一般为7.44，二氧化碳分压下降10mmHg，血浆HCO_3^-降低到18～20mmol/L，排酸能力不降低。尿酸盐合成不变、清除增加，早期血尿酸正常水平降低至2.5～4mg/dl，到妊娠晚期正常。近端肾小管重吸收能力下降，可出现糖尿、氨基酸尿。

● 产后急性肾功能衰竭的常见病因有哪些？

答：大量失血、妊娠急性脂肪肝、产后溶血尿毒综合征、妊娠高血压综合征（妊高征）、急性肾皮质坏死等。

◈【住院医师或主治医师补充病历】

患者为青年女性，既往无慢性肾脏病病史，妊娠16周及28周时查尿常规正常，产后2天无尿，以急性肾功能衰竭伴肉眼血尿为临床表现，无口腔溃疡、光过敏等病史。家族中无类似病史。泌尿系统彩超检查提示：左、右肾大小分别为12.1cm×5.43cm×5.29cm、11.8cm×5.18cm×5.16cm，双肾实质回声增强，实质与集合系统分界欠清楚，集合系统光点未见分离，双肾血流阻力稍增高（结合临床），膀胱未充盈，双侧输尿管未见扩张。肾穿刺术后病理：弥漫性肾小球毛细血管内微血栓形成导致大部分肾小球急性梗死，符合肾皮质坏死。

主任医师常问住院医师、进修医师和主治医师的问题

该患者的诊断是否有不同意见？如何鉴别诊断？

答：患者产后短时间内肾功能异常，无产后大出血等血容量不足或心血管衰竭病史，既往无慢性肾脏病病史，妊娠16周及28周时查尿常规正常，彩超未提示肾积水、输尿管扩张等泌尿系梗阻超声显像，基本可排除肾前性急性肾功能衰竭和肾后性急性肾功能衰竭。患者经产妇，多胎生产，肉眼血尿，肾活检病理提示肾小球急性梗死考虑急性皮质坏死，诊断急性肾皮质坏死明确。

应与以下疾病进行鉴别诊断。

（1）急性肾小管坏死 是最常见的急性肾功能衰竭原因，双胎妊娠大出血也可引起。但急性肾小管坏死的血尿一般不明显，另外少尿时间一般不超过2周；患者少尿病史已近2周，且伴有明显血尿，急性肾小管坏死基本可排除。

（2）肾血管血栓引起的急性肾功能衰竭 肾动脉血栓导致的肾梗死可出现急性肾衰竭（ARF），伴有剧烈腰痛及血尿，表现为肾皮质楔形病变。而静脉血栓病侧肾脏可见肾脏肿大，病变主要集中在外髓，一般无尿症状不明显。妊娠期妇女体内常呈现高凝状态，易形成血栓，患者无剧烈腰痛，彩超双肾大小基本正常，肾血管彩超未见明显血栓，基本可以排除。

（3）抗磷脂抗体综合征（APS） 是以复发性动脉或静脉血栓形成、习惯性流产、血小板减少为主要表现。抗磷脂抗体综合征可以并发血栓性微血管病，引起肾脏损害，表现有蛋白尿、血尿、肾功能异常、高血压。患者青年女性，病理提示弥漫性肾小球毛细血管内微血栓，临床有血小板减少，应该排除抗磷脂抗体综合征，可进一步行抗磷脂抗体如抗心磷脂抗体、anti-β_2GP I、狼疮抗凝物检查予以排除。

（4）产后溶血尿毒综合征（Hus） 产后出现多项酶谱升高；血小板进行性下降；微血管病性溶血性贫血即贫血、网织红细胞升高、LDH明显升高、Coomb's试验阴性；短时间内即出现急性肾功能衰竭及相应的各项血及尿的检验指标异常；B超检查可见双肾体积轻度增大等，出现上述各项异常指标时要考虑产后溶血尿毒综合征的存在，但病程近2周尿量未有恢

复，仍少尿，应考虑产后溶血尿毒综合征引起的肾皮质坏死可能。

● **常见的急性肾皮质坏死的病因有哪些？**

答：妊娠并发症（如胎盘早剥、前置胎盘、子宫出血、产褥期脓毒症、羊水栓塞、宫内死亡、先兆子痫），细菌性脓毒症，溶血尿毒综合征，移植肾超急排斥，烧伤，胰腺炎，蛇咬和中毒（如磷、砷）。

● **急性肾皮质坏死的临床表现有哪些？**

答：发热、腰痛、血尿（可为肉眼血尿）、血中白细胞增多及少尿，继之为无尿、肾功能衰竭。尿呈高渗性（比重高），尿钠及尿钾浓度增高为其特点，尿中含有较多蛋白、白细胞、红细胞管型及肾小管上皮细胞管型。

● **肾皮质坏死的常用诊断检查方法有哪些？**

答：肾皮质坏死的诊断检查方法有肾活检病理学检查、肾血管造影和CT增强扫描、肾脏磁共振成像检查、腹部X线平片检查等。

① 肾活检病理学检查见肾血管局灶节段性血栓或片状融合，大部分肾小球坏死。肾活检是肾皮质坏死诊断的金标准。

② 肾血管造影和CT增强扫描在诊断急性肾皮质坏死中具有特异性，但对比剂可能加重肾损害，这一点限制了其应用。

③ 肾血管造影表现为远端小动脉中断和肾皮质灌注不良。

④ CT增强扫描的特点为肾皮质部位增强缺省，被膜下边缘带状皮质增强，髓质增强和集合系统无对比剂排泄。

⑤ 有报道磁共振成像扫描可用于肾皮质坏死的早期诊断，并可分辨肾皮质坏死程度。

⑥ 腹部平片可见皮质区肾钙化提示肾皮质坏死，但至少在病后 1～2 个月才能见到。

● **肾皮质坏死的病理学如何分类？**

答：肾皮质坏死共5种病理类型。

① 局灶病变：病变很局限，仅仅累及肾小球，或病变直径不超过0.5mm。

② 较小病变：病变直径超过0.5mm，但小于3mm，受累部位所有结构均遭破坏，包括叶间动脉、入球小动脉，在肾小血管和肾小球内可见微

血栓形成。

③ 片状病变：病变范围较大，累及2/3肾皮质，近曲小管坏死，而远曲小管不受累。

④ 块状病变：肾脏血管内广泛血栓形成，病变几乎累及整个肾皮质。

⑤ 混合病变：整个肾脏的肾小球和肾小管广泛坏死，肾脏大血管未见明显病变，但肾脏小血管内血栓形成或充血。

● 急性肾皮质坏死的治疗原则是什么？

答：处理原发病，尽早开始透析治疗，并维持血流动力学稳定。

主任医师总结

① 急性肾皮质坏死是一种少见的引起急性肾功能衰竭的类型，据统计占急性肾功能衰竭的2%。

② 确诊急性肾皮质坏死有赖于肾活检，但肾活检不能了解急性肾皮质坏死的程度和范围，对预后判断有限。

③ 治疗方法基本同急性肾功能衰竭。

④ 急性肾皮质坏死预后主要由皮质坏死的程度、范围以及基础疾病种类、严重程度决定。早年急性肾皮质坏死病死率很高，随着透析技术发展，病死率有所下降，但预后仍较急性肾小管坏死（ATN）差。存活者GFR恢复正常的仅占15% ～ 20%。

查房笔记

头痛、咽痛、发热3天，呕吐1天
——急性肾损伤

❀【实习医师汇报病历】

　　患者男性，52岁，农民。因"头痛、咽痛、发热3天，呕吐1天"入院。入院前3天因受凉后出现头痛、咽喉部疼痛、发热，体温达39℃。在家自服感冒药（具体药名不详）后症状无缓解。入院前2天出现腹痛、腹泻，腹泻呈黄色水样大便（10次/日），每次量约100ml。入院前1天出现恶心、呕吐胃内容物5次，量为100ml左右，无呕血。食纳锐减，无厌油，自服止泻药（具体不详）无效，遂来本院就医。患者既往无肝炎、结核等传染病病史，无肾炎病史。

　　体格检查：体温35.8℃，脉搏94次/min，呼吸20次/min，血压86/58mmHg。重度脱水貌，神志清楚，合作。皮肤、巩膜无黄染，无出血点及瘀斑，四肢皮肤湿冷。口咽部充血红肿，无脓性分泌物。心、肺未见异常。腹部平软，剑突下及中上腹压痛，无反跳痛。肝、脾未扪及肿大，无压痛及叩击痛。双肾区无叩击痛。肠鸣音活跃，双下肢无明显水肿。入院辅助检查：血常规示白细胞26.3×10^9/L，中性粒细胞73%，血小板32×10^9/L。粪常规：白细胞2～5个/HP，红细胞0～15个/HP，隐血（+++）。肾功能检查：尿素氮17.58mmol/L，肌酐302μmol/L。电解质检查：Na^+ 132.9mmol/L，Cl^- 87.7mmol/L，CO_2CP 17.4mmol/L，Ca^{2+} 1.99mmol/L，P^{3+} 2.22mmol/L。肝功能：白蛋白（ALB）34.2g/L，谷丙转氨酶（ALT）111U/L，谷草转氨酶（AST）234U/L。

　　入院第2天患者呕吐、腹泻停止，但尿量急剧减少，每日量约170ml，伴有肉眼血尿，腰痛，腹胀，呼吸急促。新增突出体征：口腔黏膜出血，双眼球结膜充血，颜面部及颈胸部皮肤潮红似"酒醉貌"。胸腰部及双下肢皮肤散在针尖大小出血点。胸第9肋以下叩诊呈浊音，腹部膨隆。右下腹局限性压痛，反跳痛，腹水征（+）。双肾区叩击痛，双下肢水肿。复查肾功能：尿素氮28.13mmol/L，肌酐559.6μmol/L，CO_2CP 15.7mmol/L。尿常规：蛋白（+++），隐血（+++）。

　　入院诊断：流行性出血热，急性肾损伤。

治疗：使用利巴韦林抗病毒治疗，维持体液平衡，给予无肝素血液透析治疗，纠正水、电解质、酸碱平衡紊乱。

❓ 主任医师常问实习医师的问题

● 该患者的病史有哪些特点？

答：该患者主要表现有急性起病，发热伴全身中毒症状，腹痛、腹泻、呕吐，脱水表现，出血征，肉眼血尿、尿少，肝肾功能损害等。

● 目前考虑什么诊断？

答：流行性出血热并急性肾损伤。流行性出血热是由汉坦病毒引起的自然疫源性传染病，因其具有发热、出血、肾损害三大主要特征，又称肾综合征出血热。该病易感人群多见于男性青壮年，农民，具有流行性，以发热、低血压、出血、肾脏损害为特征，表现为全身小血管的广泛性损害，该患者有发热，血压偏低，双眼球结膜充血，颜面部及颈胸部皮肤潮红，口腔黏膜出血，胸腰部及双下肢皮肤散在针尖大小出血点，血肌酐进行性升高，尿量明显减少，出现大量蛋白尿及肉眼血尿。故考虑为流行性出血热所致急性肾损伤。

● 还需要做哪些检查来证实诊断？

答：出凝血时间、双肾B超、病原学检查等，其中流行性出血热IgM抗体及滴度检测是常用的确诊指标。

● 检查还没有出来之前需要给予哪些相应的治疗？

答：补充血容量，减少毒素引起的广泛血管外渗出，纠正水、电解质平衡紊乱，抗感染及保护肝肾功能等。

⚙ 【住院医师或主治医师补充病历】

患者为中年男性，以头痛、咽痛、发热、少尿为主要临床表现，入院后尿量急剧减少，每日量约170ml，伴有肉眼血尿及大量蛋白尿，腰痛，腹胀，呼吸急促。突出体征有口腔黏膜出血，双眼球结膜充血，颜面部及颈胸部皮肤潮红似"酒醉貌"，胸腰部及双下肢皮肤散在针尖大小出血点。流行性出血热抗体检测IgM抗体阳性，滴度升高。从以上临床表现和检验可以明确诊断为流行性出血热肾损伤。

 主任医师常问住院医师、进修医师和主治医师的问题

● **关于急性肾损伤（AKI），急性肾损伤网络专家组（AKIN）与RIFLE分期的比较如何？**

答：关于AKI，急性肾损伤网络专家组（AKIN）与RIFLE分期的比较见表2-2。

表2-2 RIFLE（2004）和AKIN（2005）的分期比较

RIFLE分期	AKIN分期	血肌酐	尿量
危险 （**R**isk）	1期	增至基线值的1.5～2.0倍（RIFLE和AKIN分期）或增加≥26.5μmol/L（AKIN分期）	＜0.5ml/（kg·h）超过6h
损伤 （**I**njury）	2期	增至基线值的（2.0～3.0倍）	＜0.5ml/（kg·h）超过12h
衰竭 （**F**ailure）	3期	增至基线值的3倍以上或绝对值≥354μmol/L且急性增高≥44μmol/L	＜0.3ml/（kg·h）超过24h或无尿12h
肾功能丧失 （**L**oss）		持续肾衰竭超过4周	
终末期肾病 （**E**SRD）		持续肾衰竭超过3个月	

● **2012年KDIGO指南中AKI的定义和分期如何？**

答：符合以下情况之一者即可被诊断为AKI。

① 48h内血肌酐（Scr）升高超过26.5μmol/L（0.3mg/dl）。

② Scr升高超过基线1.5倍时可确认或推测7天内发生。

③ 尿量＜0.5ml/（kg·h），且持续6h以上。

KDIGO-AKI分期（2012年）见表2-3。

表2-3 KDIGO-AKI分期（2012年）

分期	血清肌酐	尿量
1	升高达基础值的1.5～1.9倍；或 升高值≥26.5μmol/L（0.3mg/dl）	＜0.5ml/（kg·h），持续6～12h
2	升高达基础值的2.0～2.9倍	＜0.5ml/（kg·h），持续≥12h
3	升高达基础值的3.0倍 血肌酐升高至≥353.6μmol/L（4.0mg/dl） 开始肾脏替代治疗 ＜18岁的患者，估算肾小球滤过率（eGFR）下降至＜35ml/（min·1.73m²）	＜0.3ml/（kg·h），持续≥24h 或者无尿≥12h

急性肾损伤的病因有哪些？

答：急性肾损伤的病因可分为以下三大类。

（1）肾前性急性肾衰竭。

① 急性血容量不足

a.消化道失液，如呕吐、腹泻；

b.各种原因引起的大出血；

c.皮肤大量失液，见于中暑及大量出汗未及时补充血容量；

d.第三间隙失液，如大面积烧伤、腹膜炎、坏死性胰腺炎，大量液体进入第三间隙，引起严重血容量不足，导致肾衰竭；

e.过度利尿可引起失水失盐。

② 心血管疾病：由于心排血量严重不足，肾灌注不足。见于：a.充血性心力衰竭；b.急性心肌梗死，尤其合并心源性休克或严重心律失常，更易合并急性肾衰竭；c.心脏压塞，此时体循环淤血严重影响心排血量；d.肾动脉栓塞或血栓形成；e.大面积肺梗死；f.严重心律失常。

③ 末梢血管扩张或感染中毒：此时有效循环血量重新分布，见于血压降低过快过猛或感染中毒性休克。

④ 肾血管阻力增加：见于大手术后及麻醉时；肝肾综合征；前列腺素抑制药引起前列腺素分泌减少。

（2）肾性急性肾衰竭　系指原发病就在肾脏本身，分四大类：急性肾小管坏死、急性肾小球肾炎及肾小球疾病、急性间质性肾炎、肾脏的血管病变。

① 急性肾小管坏死：见于缺血性损害如各种休克、有效血容量下降、心排血量下降等。

急性肾毒性物质：a.抗生素；b.对比剂，包括各种含碘对比剂；c.重金属盐类，如汞、铅、铀、铆、金、铂、铬、砷、磷等；d.工业毒物，如氰化物、甲醇、酚、苯、氯仿、四氯化碳、甘油、杀虫剂、除草剂等；e.生物毒，如蛇毒、蜂毒、斑蝥毒、鱼胆毒等；f.其他，如环孢素、大剂量静滴甘露醇等；g.内源性毒物，如血红蛋白、肌红蛋白等。

② 肾小球疾病：如肾小球肾炎、肾病综合征、急进性肾炎、肺出血-肾炎综合征等。

③ 急性间质性肾炎：是一组引起肾间质损害的疾病，病因非常复杂。常见的如肾脏感染性疾病、药物过敏、X线长时间照射及各种药物中毒引起肾间质损害。

④ 肾血管性疾病：如肾动脉栓塞和血栓形成、肾静脉血栓形成等。

（3）肾后性急性肾衰竭　是指肾水平面以下尿路梗阻或排尿功能障碍。

① 输尿管结石：双侧输尿管结石或一侧结石，对侧反射性痉挛。

② 尿道梗阻：见于结石、狭窄、后尿道瓣膜。

③ 膀胱颈梗阻。

④ 前列腺增生症和前列腺癌。

⑤ 膀胱肿瘤或膀胱内有较大的积血块等。

⑥ 妇科疾病：盆腔肿瘤压迫输尿管膀胱尿道等。

⑦ 神经源性膀胱：是糖尿病常见的合并症，严重低血钾及神经节阻滞药等都可引起排尿障碍，进而引起急性肾衰竭。

● **急性肾损伤有无相对特异的检测指标？**

答：除了尿量、血肌酐等常规指标外，最近的研究方向主要为一些较为特异的近端小管损伤标记物。

① *N*-乙酰-*β*-D-氨基葡萄糖苷酶（NAG）：NAG主要分布于前列腺和肾近曲小管溶酶体中，当肾小管上皮受损时，尿中NAG升高，另在有蛋白尿的肾小球疾病，小管上皮因摄取大量蛋白，也可导致溶酶体活化损伤，尿中NAG升高，从而间接反映小球功能。

② 肾损伤分子1（Kim-1）：Kim主要表达于损伤的近端肾小管上皮细胞顶端，近年来研究者发现，在各类肾损伤中Kim-1均有高表达现象，尿中Kim-1可作为一种无创、迅速、灵敏、特异和准确的早期检测肾损伤的

方法。

③ 中性粒细胞明胶酶相关脂质运载蛋白（NGAL）：病理状态下，NGAL大量表达于肾小管上皮细胞。越来越多研究表明，NGAL不仅可作为急性肾小管损伤的早期生物学标志，也能在一定程度上预测慢性肾脏病的进展。

如何鉴别急性肾损伤与慢性肾衰竭？

答：可从以下几方面鉴别急性肾损伤与慢性肾衰竭。

（1）病史　慢性肾衰竭患者有慢性肾脏病史，或者有较长时期夜尿明显增多史，而急性肾损伤则无以上病史。

（2）肾脏体积　超声提示肾脏增大有利于急性肾损伤的诊断，双侧肾脏缩小或肾实质变薄支持慢性肾衰竭的诊断。

（3）指甲肌酐　指甲肌酐值一般可反映3个月前的肾功能水平，指甲肌酐值升高提示慢性肾衰竭的诊断，但急性肾损伤的指甲肌酐一般在正常范围内。

（4）肾活检　是鉴别急慢性肾衰竭的金标准。

值得一提的是，贫血不能作为排除急性肾损伤的依据。

血液净化在急性肾损伤治疗中的地位如何？

答：血液净化是治疗AKI的重要手段。其适应证包括容量负荷过重、高钾血症、代谢性酸中毒、严重的尿毒症表现（如尿毒症脑病和尿毒症性心包炎）、清除药物和毒物、清除炎症介质以减轻全身炎症状态等。血液净化方式包括连续性肾脏替代治疗、间歇性血液净化治疗和腹膜透析，其中连续性肾脏替代治疗因其稳定的血流动力学和对炎症递质清除的特点，成为AKI的主要血液净化治疗手段之一。

如何预防急性肾损伤？

答：急性肾损伤的预防分为三个环节。

（1）一级预防，即在急性肾损伤的高危人群中采取预防措施。

（2）出现急性肾损伤后的早期诊断和支持治疗。

（3）急性肾损伤的病因治疗。

主任医师总结 ....

AKI常常是综合因素联合致病，有时临床上难以区分肾前、肾性及肾后性因素。如败血症患者，若数种抗生素联合用药，可以引起肾小管坏死伴药物过敏性间质性肾炎，二者共同导致急性肾损伤。糖尿病肾病患者，应用血管紧张素转化酶抑制药，若同时使用血管对比剂，可在糖尿病肾病基础上引起肾前性及肾小管性急性肾损伤。心力衰竭或肝硬化患者应用利尿药和非甾体抗炎药，可引起肾前性伴间质性的急性肾损伤等。

AKI的诊断应包括三个过程：① 鉴别急性肾损伤还是慢性肾衰竭，不要忽视慢性肾脏病基础上的急性肾损伤；② 分析病因；③ 如属肾实质性急性肾损伤则需寻找其确切病因。

AKI的治疗一方面是积极控制原发病，如控制感染、止血、补充有效血容量、避免接触肾毒性药物等，从而避免进一步加重损伤，另一方面则是给予肾脏替代治疗。然而，关于AKI的肾脏替代治疗一直存在以下争论：选择何时开始肾脏替代治疗？选择何种透析治疗方式？开始透析治疗前是否需要先尝试其他治疗手段，如大剂量利尿药的使用？如何把握透析剂量？终止透析的标准有哪些？总体而言，AKI行血液净化治疗应遵循早期、个体化原则，对于血流动力学不稳定状态下的危重症患者，应首选连续性血液净化治疗。

AKI的病情往往比较复杂，应注意相关科室医师的密切协作。不仅要关注AKI患者的短期病死率，还要最大限度地恢复其肾功能，尽可能阻止其向慢性病变进展，从而避免发展为慢性肾衰竭。

查房笔记

呕血、黑粪伴尿量减少3个月——肝肾综合征

【实习医师汇报病历】

患者男性，52岁，体重62kg。因"呕血、黑粪伴尿量减少3个月"入院。入院前3个月出现大量腹水，尿量减少，每日尿量<1000ml，开始应用呋塞米60mg/次，2次/天。近一周每日尿量<500ml，血肌酐达296μmol/L。既往有乙型肝炎后肝硬化病史十余年。

体格检查：血压108/78mmHg，神志清楚，慢性肝病病容，肝掌，蜘蛛痣，皮肤黏膜重度黄染，腹部膨隆，移动性浊音阳性，双下肢中度水肿。

辅助检查：肝功能检查谷丙转氨酶250U/L，谷草转氨酶200U/L，白蛋白27g/L，尿素氮11.3mmol/L，总胆红素74.043μmol/L（4.33mg/dl）；肾功能检查血肌酐296μmol/L。尿常规示尿比重1.030，尿蛋白（+），尿隐血试验（+）。

诊断：终末期肝硬化失代偿期，肝肾综合征。

入院后给予保肝、补充白蛋白及利尿等治疗，准备择期行原位肝移植术。

主任医师常问实习医师的问题

● 目前考虑什么诊断？

答：考虑肝肾综合征。

● 肝肾综合征的发病机制有哪些？

答：肝肾综合征（HRS）发病机制仍未完全阐明，大多数人接受的是Schfier等提出的外周动脉血管扩张学说，该学说认为，肝功能障碍导致多种扩血管物质如前列腺素、一氧化氮、胰高血糖素、心房利钠肽、内毒素和降钙素基因相关肽等不能被肝脏灭活，或门静脉高压时经门体分流进入体循环，引起肾外全身动脉（尤其是内脏动脉）扩张，导致有效循环血量不足、外周动脉压下降，通过压力感受器和容量感受器激活肾素-血管紧

张素-醛固酮系统和交感神经系统，引起肾血管收缩，肾灌注减少，最终导致肾小球滤过率下降。

肝肾综合征的临床特点有哪些？

答：（1）首先存在严重的肝脏疾病，有明显的肝脏疾病的症状、体征且肝功能异常，半数以上患者同时并发腹水、肝昏迷、上消化道静脉曲张破裂出血和黄疸加重。

（2）既往没有肾脏病史，迅速出现急性肾功能衰竭的临床表现，如少尿、氮质血症。

（3）常常发生在使用强效利尿药大量利尿或大量放腹水或上消化道大出血后。

（4）多数患者的血压中度下降，并有低血钠和低钾血症，严重无尿或少尿亦可出现高钾血症，甚至因高血钾而致心脏骤停。

（5）辅助检查无蛋白尿或仅有轻度蛋白尿，颗粒管型不多，尿液显著浓缩，尿渗透压/血浆渗透压＞1.5，尿比重＞1.020，血肌酐轻度升高，尿肌酐/血肌酐＞20。

肝肾综合征的诊断标准是什么？

答：肝肾综合征诊断标准如下。

① 慢性或急性肝病伴进行性肝功能衰竭和门静脉高压。

② 肾小球滤过率减低，血清肌酐水平＞133μmol/L或24h肌酐清除率＜40ml/min。

③ 无休克、进行性细菌感染，当前或最近无使用肾毒性药物的证据。无胃肠道丢失（反复呕吐或剧烈腹泻）或肾性体液丢失。

④ 在停用利尿药和以等渗盐水扩容后肾功能无持续性改善（血清肌酐下降至132.6μmol/L以下，或肌酐清除率升至40ml/min以上）。

⑤ 尿蛋白＜500mg/d和无尿路阻塞或肾实质病变的超声检查证据。

【住院医师或主治医师补充病历】

　　该患者既往乙型肝炎后肝硬化十余年，无高血压、糖尿病，无肾脏病病史，近期没有应用肾毒性药物或扩血管药物治疗病史，入院后经停利尿药至少2天并经白蛋白扩容后血清肌酐值没有改善，复查血生化：尿素氮17mmol/L，血肌酐580μmol/L，血钾5.6mmol/L，血压105/60mmHg。

 主任医师常问住院医师、进修医师和主治医师的问题

● 肝肾综合征需与哪些疾病相鉴别？

答：肝肾综合征的诊断是一种排他性诊断，需要与以下疾病相鉴别。

（1）肾前性氮质血症 常有诱因，如心力衰竭和各种原因引起的血浆容量降低等。由于肾血容量灌注不足，可表现为少尿、尿浓缩、比重较高，但尿素氮增高一般较轻，强心药或扩容治疗有明显疗效。肝肾综合征者多有肝病的临床表现和特点，对扩容治疗效果不显著。

（2）急性肾小管坏死 急性肾小管坏死时，尿比重低，固定于1.010～1.015，尿钠浓度高，一般为40～60mmol/L，尿溶菌酶试验阳性，尿常规检查有明显的蛋白及管型等。肝肾综合征者，少尿伴有尿比重高，而尿钠反低，有助于二者的鉴别。

（3）肝病合并慢性肾炎 慢性肾炎既往有水肿、高血压等病史，氮质血症病程长，尿常规有蛋白、管型及红细胞，尿比重低而固定，尿钠显著增高。这些特点与肝肾综合征有明显差别。

● 肝肾综合征可分为几个类型？

答：HRS分为两型。

① Ⅰ型HRS：特征为快速进行性肾功能损害（2周内血肌酐较基线升高1倍以上且大于226μmol/L）。

② Ⅱ型HRS：特征为稳定或非进行性肾功能损害。

● 肝肾综合征有哪些治疗措施？

答：（1）缩血管药物在HRS中的作用 Ⅰ型HRS用特利加压素（1mg/4～6h，静脉推注）并联合静脉滴注白蛋白。Ⅱ型HRS用特利加压素+白蛋白，60%～70%的Ⅱ型HRS患者有效，但尚无足够数据评价该治疗对临床转归的影响。

（2）经颈静脉肝内门体静脉分流术（TIPS） TIPS可以改善部分Ⅰ型HRS患者的肾功能，消除腹水，但对于严重心肺功能不全和肝性脑病、血清胆红素＞85.5μmol/L（5mg/dl）、Child-Pugh评分＞12的 Ⅰ 型 HRS 患者效果甚微。TIPS 治疗对 Ⅱ 型 HRS 患者的腹水和血清肌酐具有较好的改善作用。

（3）替代治疗　肝移植是 Ⅰ 型和 Ⅱ 型 HRS 最好的治疗方法，在肝移植之前应对 HRS 进行治疗，以改善肝移植术后的转归。对血管收缩药应答的 HRS 患者，可仅予肝移植治疗；对血管收缩药无应答且需肾脏支持治疗的 HRS 患者，一般亦可仅予肝移植治疗，因为大多数患者的肾功能在肝移植后可完全恢复。需长期肾脏支持治疗（＞12周）的患者，应考虑肝肾联合移植。

● 如何预防肝肾综合征？

答：肝病患者一旦并发 HRS，病情非常严重。病死率高。因此应早期预防 HRS 的发生。

（1）预防细菌感染　肝硬化腹水患者尤其是静脉曲张出血者易发生细菌感染，预防性使用抗生素可以提高生存率。

（2）避免过度使用利尿药和大量放腹水　一般肝硬化腹水的治疗为限钠饮食和使用利尿药。但应避免过度利尿和（或）大量放腹水导致有效循环血容量急剧降低，GFR 明显降低，从而诱发 ARF。对顽固性腹水的患者行连续治疗性腹腔穿刺术应注意补充白蛋白，如一次抽腹水＞4～5L，应考虑每抽取1L腹水输注白蛋白6～8g。

（3）预防及治疗重度酒精性肝炎　己酮可可碱可以预防酒精性肝炎患者 HRS 的发生，减少并发症，提高生存率，可使 HRS 的发生率由35%降为8%。

主任医师总结

① 肝肾综合征是发生于晚期肝硬化腹水或肝衰竭患者的潜在可逆性的功能性肾衰竭，也可发生于急性肝衰竭和酒精性肝炎患者。其特征是内脏动脉血管扩张，外周血管阻力降低和全身动脉血压降低，肾素-血管紧张素-醛固酮系统和交感神经系统过度激活，肾血管强烈收缩，肾血流量和肾小球滤过率显著降低，肾功能严重受损。其具体发病机制非常复杂，至今没有完全阐明。近年来较为流行的发病机制学说有动脉扩张学说、肝硬化性心肌病以及二次打击学说等。

② 根据新的 HRS 诊断标准，不再使用肌酐清除率，因为它比简便、常规的血清肌酐检查复杂，并未提高对肝硬化患者肾功能评价的敏感性。

肾功能障碍且有感染存在时，只要患者不是处于休克状态，也可以诊断HRS。这意味着不必等到感染控制后才开始针对HRS进行治疗。

③ 过去对HRS的内科治疗包括给予等渗盐水、葡萄糖、右旋糖酐-40、全血、血浆、白蛋白扩容，同时应用血管活性药物（多巴胺、山莨菪碱）及丹参等治疗，但并没有取得肯定的疗效。近年来，缩血管药物代替多巴胺等成为HRS临床内科治疗的研究热点。研究显示此类药物主要通过收缩已显著扩张的内脏动脉血管床，改善血液动力循环，增加外周动脉阻力，抑制内源性血管收缩系统，从而增加肾血流量和肾小球滤过率。

④ 该患者既往无肾病病史，2周内血清肌酐浓度（580μmol/L）大于2倍基线值（＞226μmol/L）；可以诊断为Ⅰ型HRS。治疗上予肝移植、血管收缩药（通常同时使用白蛋白）及经颈内静脉肝内门体静脉分流术（TIPS）治疗有效。但人工肝治疗肝肾综合征的大规模临床研究资料尚缺乏。

⑤ 缩血管药物是HRS患者肝移植前的过渡治疗，可改善肝移植后的疾病预后。研究提示，只接受特利加压素（可利新）治疗而不行肝移植的HRS患者（包括Ⅰ型和Ⅱ型HRS）均有高达100%的病死率，这表明内科药物治疗也仅仅是一种姑息治疗。因此，在应用缩血管药物治疗前，要评估患者是否符合肝移植的标准。该患者HRS诊断明确，出现少尿、氮质血症、高血钾、低血压，预后极差，病死率极高。

查房笔记

肾移植术后6个月，发热5h
——急性肾小管坏死

⊛【住院医师汇报病历】

　　患者男性，49岁，因"肾移植术后6个月，发热5h"入院，缘于6个月前因"尿毒症"于本院行尸肾移植手术，术后抗炎、抗排斥对症治疗，恢复顺利，肌酐正常后出院。5h前发现体温升高，最高达39℃，伴咳嗽、咳痰，无胸闷、胸痛，无恶心、呕吐，无腹痛、腹泻，无尿频、尿急、尿痛，无明显尿量减少。血常规：白细胞计数$13.1×10^9$/L，中性粒细胞百分比83.0%，淋巴细胞百分比10.7%，单核细胞百分比3.8%；血红蛋白142g/L。血沉90mm/h。生化：肌酐107μmol/L，尿素氮7.7mmol/L。胸部CT提示：两肺纹理增粗、模糊，呈磨玻璃样改变，气管、支气管腔清晰通畅，两肺门、纵隔未见肿大淋巴结，心影、大血管、胸壁均未见异常。体格检查未见明显异常。入院后留取咽拭子、血及痰行细菌培养后，予拉氧头孢+阿奇霉素+更昔洛韦抗感染治疗1周，体温持续高热，予以物理降温、小剂量激素等处理，并停用免疫抑制药，病情未见好转。入院第7天咽拭子培养提示"表皮葡萄球菌"，根据药敏试验，及时调整抗菌药物为左氧氟沙星+克林霉素，但病情仍未见好转并呈进一步加重趋势。入院后第21天行经鼻纤维支气管镜肺灌洗检查，取肺灌洗液培养出"金黄色葡萄球菌"，对之前使用的抗菌药物耐药，对万古霉素敏感。考虑患者为肾移植术后6个月，肾功能：肌酐107μmol/L，内生肌酐清除率66ml/（min·1.73m²），使用万古霉素初始剂量为900mg，此后每12h给予500mg。用药后第3天患者体温有所下降，但血压升高，尿量明显减少，24h尿量约400ml，急查生化提示血肌酐401μmol/L、尿素25.2mmol/L、尿酸885μmol/L。

　　辅助检查：移植彩色多普勒提示：移植肾形态饱满，实质稍增强；移植肾血供丰富，动脉阻力指数增高。移植肾活检提示：肾小球9个，轻微病变7个，硬化0个；肾小球双轨未见；远曲小管轻度萎缩，近曲小管混浊肿胀变性，甚至坏死，管型易见，未见皮质纤维化；小动脉内皮肿胀；肾间质可见淋巴细胞、浆细胞及嗜酸粒细胞，炎症细胞浸润＜25%，累及肾小管和血管周围。

诊断：① 双侧肺炎；② 急性肾小管坏死（ATN）；③ 肾移植术后。

治疗：行血液透析维持患者水、电解质平衡，利奈唑胺抗感染，替米沙坦（80mg，qd）+非洛地平缓释片（5mg，qd）控制血压，以及对症支持治疗（详见下述）。

主任医师常问实习医师的问题

● 该患者的诊断是否有不同意见？

答：患者为肾移植术后6个月，在使用万古霉素治疗前检测肾功能基本正常，使用万古霉素治疗3天后尿量急剧减少，肌酐升高，经移植肾活检证实为急性肾小管变性、坏死，故急性肾小管坏死诊断明确。

因患者感染，停用免疫抑制药达15天，移植肾急性排斥反应可能性大，也可致急性肾衰竭。临床上给予大剂量激素冲击治疗以及大剂量呋塞米利尿治疗可助鉴别诊断。肾活检病理学检查是二者鉴别诊断的金标准。

● 什么是急性肾小管坏死？

答：急性肾小管坏死（ATN）是肾实质性急性肾衰竭的常见类型，是由肾缺血、缺氧或肾中毒诱发的肾小管细胞的急性损伤，导致肾功能急骤进行性减退而出现的临床综合征。主要以肾小球滤过率突然下降、含氮物质堆积和水电解质紊乱为特征。

● 急性肾小管坏死病因有哪些？

答：（1）肾组织缺血和（或）缺氧 引起肾前性氮质血症的各种病因未能及时去除，进而导致肾组织持续低灌注。

① 有效循环血量下降：可见于细胞外液容量下降、心源性休克及低血压性休克。

② 肾脏大血管疾病导致肾脏灌注不良，通常为肾动脉病变所致。

（2）肾毒素的中毒性损伤

① 外源性肾毒素：微生物毒素或其代谢产物；药物；特殊职业相关毒素。

② 内源性肾毒素：肌红蛋白；血红蛋白；尿酸、钙、磷或其他体内

代谢物结晶在肾小管沉积。

⚙ 【住院医师或主治医师补充病历】

　　患者中年男性，接受肾移植术后6个月发生肺部感染，在治疗肺部感染过程中，使用万古霉素3天后发现尿量明显减少，血肌酐升高（由107μmol/L升至401μmol/L），分析万古霉素肾毒性可能为导致肾功能恶化的原因。此外在抗感染治疗过程中停用了抗排斥药物，故肾功能恶化原因不能排除为移植肾发生急性排斥所致。故安排患者行移植肾活检，病理结果提示肾小球轻微病变，近曲小管混浊肿胀变性，甚至坏死。至此，确诊为万古霉素所致急性肾小管坏死。

❓ 主任医师常问住院医师、进修医师和主治医师的问题

● 肾前性氮质血症和急性肾小管坏死尿液检查的区别有哪些？

　　答：二者尿液检查的区别见表2-4。

表2-4　肾前性氮质血症与急性肾小管坏死的区别

项目	肾前性氮质血症	急性肾小管坏死
尿常规	正常	尿蛋白（+）～（++），沉渣可见肾小管上皮细胞、上皮细胞管型、颗粒管型及少许红白细胞等
尿比重	＞1.020	＜1.010
尿渗透压/（mOsm/kg）	＞500	＜350
尿钠/（mmol/L）	＜20	＞40
血尿素氮/血肌酐	＞20	＜20
肾衰指数（尿钠浓度×血肌酐/尿肌酐）	＜1	＞2
尿低分子量蛋白	水平低	增高

● 急性肾小管坏死应与哪些疾病进行鉴别诊断？

　　答：（1）与肾前性少尿鉴别　补液试验可鉴别，且肾前性少尿使血浆

尿素氮/肌酐不成比例增加，可达20∶1。

（2）与肾后性尿路梗阻鉴别　有导致尿路梗阻的原发病，如结石、肿瘤、前列腺增生症病史。超声影像和X线检查可帮助鉴别诊断。

（3）与肾性急性肾衰竭鉴别　肾性急性肾衰竭可见于急进性肾小球肾炎、狼疮肾炎、肾病综合征等，病史、临床表现和肾活检病理可助鉴别。

● 急性肾小管坏死的临床过程如何分期？

答：ATN的临床过程对应于其病理生理过程，可分为起始期、持续期和恢复期。

（1）起始期　可能处于急性肾衰竭RIFLE分级的高危阶段或损伤阶段，按AKI的分级尚处于Ⅰ级。表现为尿素氮升高、尿量减少及尿比重增高，血清肌酐水平仅有轻微变化。

（2）持续期　即以往典型的急性肾小管坏死，按RIFLE分级已处于损伤阶段或衰竭阶段，按AKI的分级将处于Ⅱ～Ⅲ级。一般为1～2周，出现少尿甚至无尿、氮质血症、血肌酐升高、GFR下降，逐渐出现水、电解质平衡紊乱及各种并发症，包括早期消化系统改变。严重者常见高血压、心力衰竭和心律失常甚至意识淡漠、嗜睡或意识障碍。30%～60%的ATN并无少尿，每日尿量可在500ml以上，甚至每日尿量保持在1000～2500ml，称为非少尿型ATN。

（3）恢复期　患者肾组织的修复和再生达到肾功能恢复阶段，以往称为多尿期。多数患者无明显不适，仅少数患者诉体质虚弱、乏力等。

● 哪些重要的实验室检查指标可以提示急性肾小管坏死？

答：（1）血液检查

① 血清肌酐是评价肾功能的重要指标，血清肌酐平均每日增加等于或超过44.2μmol/L有诊断意义。

② 每日血尿素氮上升大于或等于3.6mmol/L。

（2）尿液检查　当肾血流开始出现灌注不足时，可表现为尿钠浓度和滤过钠排泄分数降低，尿渗透压和尿肌酐/血肌酐比例增加。发生急性肾小管坏死后，表现为尿钠浓度和滤过钠排泄分数增加，尿渗透压和尿肌酐/血清肌酐比值下降。尿沉渣检查会有特征性表现，可见肾小管上皮细胞、上皮细胞管型和颗粒管型。

（3）肾活检组织病理学检查　是诊断急性肾小管坏死的金标准。

● **急性肾小管坏死的治疗要点有哪些？**

答：急性肾小管坏死的治疗主要包括非透析治疗和透析治疗。其中非透析治疗主要强调在发现ATN后早期给予支持治疗和营养治疗，其目的在于维持机体的水、电解质和酸碱平衡，保证重要脏器尤其是肾脏的血流灌注，减轻氮质血症，防治并发症，促进肾功能尽快恢复。

● **急性肾小管坏死非透析治疗的方法包括哪些？**

答：（1）支持治疗

① 积极控制原发病因，去除加重急性肾小管坏死的可逆因素，如积极控制感染，有效容量不足、用药不当等。

② 维持机体的水、电解质和酸碱平衡：注意观察患者的体重、血压和心肺症状与体征变化，严格计算患者24h液体出入量，补液时"量出为入"。纠正高血钾可用10%葡萄糖酸钙20ml静脉注射+5%碳酸氢钠200ml静滴+25%葡萄糖200ml加胰岛素20U静滴+降钾树脂，必要时进行血液透析。纠正代谢性酸中毒：当血浆实际碳酸氢根（HCO_3^-）低于15mmol/L或动脉血pH＜7.20时应静脉补充碳酸氢钠。

（2）营养治疗

① 保证能量需要，对不同程度的急性肾功能衰竭患者，适度补充葡萄糖、脂肪或者氨基酸，以保证每日每千克体重至少25～30kcal的热量。

② 早期应严格控制蛋白质入量0.6g/（kg·d），随着病情加重，应加强营养支持，蛋白质入量可增加至1.0～1.5g/（kg·d）。

③ 控制脂肪占总热量的30%～40%，有助于增加能量供给。

④ 葡萄糖一般为3～5g/（kg·d）。

⑤ 补充微量营养素和维生素。

（3）药物治疗

① 多巴胺：多巴胺剂量为每分钟0.5～2.0μg/kg，具有选择性扩张肾血管、增加肾血流灌注、提高肾小球滤过率、抑制肾小管对钠的重吸收，从而促进水和钠的排泄等作用。

② 呋塞米：呋塞米既是袢利尿药，又是血管扩张药，它可抑制髓袢升支髓质部对水、钠的重吸收，并抑制肾小管髓袢升支厚壁段重吸收氯。用法为20～80mg/d，静脉注射，最大剂量为120mg/d，应争取在缺血的早期使用，能使患者尽早从少尿状态转变到非少尿状态，但也有学者认为利尿药可能加重病情，延误治疗和影响预后。

③ 生长因子：生长因子具有促进肾小管上皮细胞再生修复作用，可用于预防和治疗急性肾小管坏死。

● **急性肾小管坏死透析治疗应注意的问题有哪些？**

答：ATN开始透析的标准为利尿药难以控制的水超负荷、药物治疗难以控制的高血钾、严重代谢性酸中毒、出现尿毒症严重并发症。

血液净化的方法基本有两种，即连续性或间断性血液净化（表2-5）。在具体净化方法的选择上要个体化：对于单纯ATN而并无并发症的患者，可以进行间断的血液透析/滤过；如果是严重且伴有其他系统受累的ATN患者，或是发生在高危患者（如糖尿病、慢性疾病、老年患者或术后/产后），应慎重选择肾脏替代方法。

表2-5 两种血液净化方法的特点比较

方法	优点	缺点
连续性肾脏替代	更具有生理过程	单位时间内效率低
	累计清除率高	治疗时间长
	血流动力学耐受性好	出血危险性高
	缓慢的超滤	循环内凝血危险性高
	清除炎症递质	留置导管的风险
		导致低体温、低磷血症
间断性肾脏替代	应用普遍	血流动力学耐受性差
	单位时间内效率高	超滤受限
	活动受限少	较少有生理性过程
	可用各种透析机	内环境波动性大

主任医师总结

① 本病例肾移植术后6个月，肺部感染，在抗感染治疗过程中停用了免疫抑制药15天，急性排斥反应的发生率虽比较低，但不能排除。应仔细分析鉴别是急性排斥反应，还是药物肾毒性引起的急性肾衰竭，肾活检病理学检查可以明确诊断。

② 万古霉素属于多肽类抗生素，是引起中毒性急性肾小管坏死的常见外源性毒素，如血肌酐值相同的青年男性与瘦弱或老年人比较，肌酐清

除率是不一致的。肌酐清除率可以较好地反映肾小球滤过功能，肾移植患者应通过肌酐清除率判断移植肾的功能状态，评估调整用药方案。

③万古霉素所致肾损害为对近端肾小管功能损害，重者可出现非少尿型或少尿型急性肾衰竭，光镜下可见广泛肾小管上皮细胞变性、坏死，以近端肾小管最为严重，重者累及所有肾单位。出现急性肾衰竭，应尽早给予血液净化替代治疗，注意防止透析低血压，预防潜在肾脏低灌注的发生，以免加重肾缺血性损伤。

查房笔记

持续性肉眼血尿14天——IgA肾病肉眼血尿相关急性肾损伤

✿【实习医师汇报病历】

患者男性，18岁，学生，因"持续性肉眼血尿14天"入院。缘于14天前"感冒"后出现肉眼血尿，呈棕色，无血块，伴尿泡沫增多，无口腔溃疡、皮疹、光过敏、关节疼痛，无腰痛、尿频、尿急、尿痛等不适，就诊于本院门诊。查尿相差+镜检：红细胞布满视野，红细胞畸形率79%，白细胞计数6～8个/HP。尿常规：蛋白（+++），隐血（+++）。血生化：BUN 8.3mmol/L，Cr 148μmol/L，UA 444μmol/L。血常规：WBC 9.54×10⁹/L，NE 61.6%，Hb 148g/L，PLT 181×10⁹/L。考虑"血尿待查、肾功能异常"，予"血尿胶囊、肾炎舒片、肾衰宁"治疗，症状无明显好转，仍有肉眼血尿及泡沫尿。2014年3月17日拟"急性肾炎综合征"收入院。自发病以来精神、饮食、睡眠、大便正常，无夜尿增多。既往史、个人史及家族史无特殊。既往无肉眼血尿发作史。

体格检查：体温36.6℃、脉搏98次/min、呼吸19次/min，血压130/73mmHg。发育正常，营养良好，颜面部无水肿，咽无充血。心肺腹未见明显异常，双下肢无水肿。

辅助检查：尿常规示尿比重1.017，尿蛋白（++），尿隐血（+++）。尿相差+镜检：红细胞77～80个/HP，畸形率76%。24h尿蛋白定量：4.55g/24h。尿微量白蛋白/肌酐比值：208.15mg/mmol。中段尿培养：阴性。血常规：白细胞11.61×10⁹/L，血红蛋白143g/L，血小板201×10⁹/L。血生化：Cr 166μmol/L，ALB 36g/L，ALT 12U/L，TC 5.29mmol/L，LDL-C 4.16mmol/L。凝血功能：纤维蛋白原3.3g/L，D-二聚体0.65mg/L，PT、APTT、PT-INR正常。CRP：7.04mg/L。乙肝两对半：阴性。补体C3 1.05g/L，补体C4 0.302g/L。IgG 7.57g/L，IgA 2.22g/L，IgM 0.788g/L。血蛋白电泳：白蛋白56.2%，α₁球蛋白5.8%，α₂球蛋白14.5%，β₁球蛋白5.5%，β₂球蛋白6.5%，γ球蛋白11.5%。ANCA、抗核抗体谱、抗心磷脂抗体均阴性。心电图：窦性心律不齐。泌尿系彩超：左右肾形态规则，大小分别约为9.71cm×4.39cm×4.20cm，10.8cm×3.52cm×3.91cm，皮质回声正常，与集合系统分界清，集合系统未见分离。膀胱未见明显异常，双侧输尿管未见扩张，双肾血流未见明显异常。胸部CT平扫：未见明显异常。

入院诊断：急性肾炎综合征。

治疗：血尿安胶囊1.05g/次，每日3次口服；肾衰宁片1.29g/次，每日3次口服；还原性谷胱甘肽1.8g，每日1次静滴；前列地尔注射液10μg，每日1次静推治疗。

❓ 主任医师常问实习医师的问题

● 该患者病史有哪些特点？

答：①青年，男性，起病急，病程短；

②持续性肉眼血尿，尿红细胞畸形率大于75%；

③临床上表现为急性肾炎综合征（血尿、蛋白尿、肾功能异常）；

④既往无肉眼血尿病史，无肾脏病史，无贫血、低钙血症、高磷血症，肾脏B超无缩小。

● 目前该患者应考虑什么诊断？

答：目前考虑诊断为IgA肾病、急性肾损伤。

✦ 【住院医师或主治医师补充病历】

患者青年男性，以持续性肉眼血尿为临床表现，尿液检验提示蛋白尿、肾小球源性血尿，无口腔溃疡、光过敏、关节疼痛，无皮疹、紫癜等。家族中无类似病史。行肾穿刺术，肾脏病理（图2-1）提示：IgA

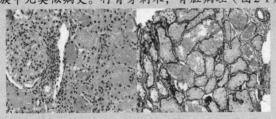

（HE×200） （PASM×200）

图2-1 肾活检病理学检查

上皮细胞颗粒及空泡样变性，较多的肾小管管腔内可见红细胞管型，上皮细胞刷状缘脱落及细胞扁平

肾病（2005年HS Lee分级Ⅱ级；2009年牛津分型M1，S1，E1，T0；动脉硬化1分），弥漫轻度系膜增生性肾小球肾炎伴局灶节段毛细血管内增生，局灶节段肾小球硬化。

 主任医师常问住院医师、进修医师和主治医师的问题

● **目前该患者诊断什么？**

答：该患者肾脏病理提示肾小球系膜区以IgA免疫复合物为主的颗粒沉积，同时伴有系膜细胞及系膜基质增生，局灶节段毛细血管内增生，较多肾小管管腔可见红细胞管型，上皮细胞刷状缘脱落、细胞扁平，肾小管上皮细胞颗粒及空泡样变性，肾小管无萎缩，间质无纤维化。临床表现为肉眼血尿、蛋白尿、肾功能异常；ANCA、抗核抗体谱、抗心磷脂抗体均阴性。符合IgA肾病肉眼血尿相关急性肾损伤诊断。

● **该患者IgA肾病伴急性肾损伤，有哪些可能原因？**

答：（1）新月体型IgA肾病　该型起病症状较明显，肉眼血尿持续时间较长或镜下血尿较重（＞50万/ml）；可合并高血压，血肌酐升高；部分患者抗中性粒细胞胞浆抗体（ANCA）可能阳性；肾脏病理常伴肾小球毛细血管袢坏死，新月体＞15%，肾小球小动脉可呈纤维素样变性或坏死，Fibrin染色阳性。根据该患者病理结果可排除。

（2）肉眼血尿相关急性肾损伤　IgA肾病肉眼血尿相关AKI一般是非少尿型，伴有非肾病综合征的蛋白尿，一般无高血压、水肿；尿检可见大量变形红细胞，伴红细胞管型、颗粒管型等；肾脏病理主要的组织学特征是红细胞管型阻塞肾小管。该患者符合该病。

（3）急性间质性肾炎　常有明确服药史；发热、皮疹、关节痛等变态反应；其发生与药物剂量无直接相关；肾脏表现为：急性肾损伤、蛋白尿、血尿及白细胞尿、尿嗜酸粒细胞增多。肾脏病理学检查是诊断急性间质性肾炎的金标准，主要病理特点：肾间质有淋巴细胞、单核细胞及嗜酸粒细胞等炎性细胞浸润。患者无过敏反应，肾脏病理学结果不支持。

● **IgA肾病肉眼血尿相关急性肾损伤的发生机制有哪些？**

答：IgA肾病肉眼血尿相关急性肾损伤的发生机制如下。

（1）红细胞管型阻塞肾小管造成的机械损伤。

（2）红细胞溶解后分解形成的血红蛋白、亚铁血红素、游离铁以及红细胞释放的其他分子，通过氧化应激或其他途径，引起肾小管上皮细胞的直接毒性作用。

（3）血红蛋白的血红素部分使局部一氧化氮（NO）生成减少，NO相关血管舒张作用降低，促进肾内血管收缩和缺血，引起肾小管上皮细胞缺血缺氧性病变等。

● IgA肾病肉眼血尿相关急性肾损伤的临床及病理特点有哪些？

答：主要有以下临床特点。

（1）绝大部分肉眼血尿相关的急性肾损伤（AKI）都是非少尿型，伴有非肾病综合征的蛋白尿，无高血压或轻度高血压，无水肿。

（2）尿检可见大量变性红细胞，伴红细胞管型、颗粒管型等。

（3）AKI的严重性和肉眼血尿的持续时间相平行，AKI的严重程度可以是轻度肾功能异常，也可以是重度AKI需要透析治疗。

主要的病理特点：红细胞管型阻塞肾小管可伴急性肾小管坏死是主要的组织学特征。

● IgA肾病肉眼血尿相关急性肾损伤治疗措施有哪些？

答：治疗措施如下。

（1）水化。

（2）碳酸氢钠碱化尿液。

（3）尽可能减少肉眼血尿的持续时间，AKI的严重性和肉眼血尿的持续时间相平行，任何治疗措施能够缩短血尿持续时间可能是有益的。短期静脉激素治疗可减少血尿持续时间，促进肾功能恢复。

● IgA肾病肉眼血尿相关急性肾损伤的预后不良因素有哪些？

答：目前认为下列因素与预后不良密切相关

（1）肉眼血尿持续时间>10天。

（2）年龄>50岁。

（3）基础eGFR低。

（4）既往无肉眼血尿病史。

（5）严重肾小管坏死。

主任医师总结

① IgA肾病伴肉眼血尿可导致AKI的发生，病理改变以红细胞管型堵塞肾小管以及肾小管损伤为主要特征，大部分是可逆的，肾功能大多数在短时间内恢复，但有一部分患者因严重的急性肾损伤需短期肾脏替代治疗。

② 持续性肉眼血尿的患者应密切观察其肉眼血尿及肾功能变化情况，对于出现肾功能变化者应及时进行肾穿刺活检，以明确病因，进行有针对性的治疗。

③ 影响肉眼血尿相关AKI肾功能恢复的危险因素有：肉眼血尿持续时间、年龄、基础eGFR、既往无肉眼血尿病史，以及肾小管坏死程度。肉眼血尿相关急性肾损伤的远期肾功能预后研究较少，有学者报道约25%患者肾功能未完全恢复。

④ 肉眼血尿相关AKI不仅见于IgA肾病中，还见于紫癜性肾炎、寡免疫复合物性肾小球肾炎等多种肾小球疾病以及抗凝药物相关肉眼血尿。

⑤ 治疗上尽可能减少肉眼血尿的持续时间，有文献报道短期静脉激素治疗可以减少血尿持续时间，促进肾功能恢复。

查房笔记

5公里重装训练后意识不清、高热5h——劳力性热射病

⚛ 【实习医师汇报病历】

　　患者青年战士，完成5公里重装训练后突发意识不清，无呕吐、大汗，无四肢抽搐、呼吸困难，急送军队医务室，测体温42℃，给予物理降温、激素后转诊于某市医院，测血压 90/60mmHg，予生理盐水、白蛋白扩容、降温等进一步处理后转诊本院，途中患者神志转烦躁，出现局部肌肉痉挛，持续约数分钟停止。送至本院急诊科后，神志转清楚，自觉恶心，测体温38.2℃，头、胸部CT检查未见异常，为进一步治疗，拟"热射病"收住急诊病房。患者目前精神状态差，体力差，食欲一般，睡眠可，体重无明显变化，大便正常，排尿正常。既往史：否认肝炎、结核、疟疾等传染病病史，否认高血压、心脏病病史，否认糖尿病、脑血管疾病、精神疾病病史，否认手术史，否认外伤史，否认输血史，否认药物、食物过敏史，预防接种史不详。个人史：生于江苏省，久居于本地，无疫区、疫情、疫水居住史，无牧区、矿山、高氟区、低碘区居住史，无化学性物质、放射物、毒物接触史，无毒品接触史，无吸烟史，偶饮酒。婚育史：未婚未育。家族史：父母健在，均体健，1个姐姐健在，体健，家族中无传染病及遗传病病史。

　　体格检查：体温38.5℃，脉搏114次/min，呼吸20次/min，血压121/87mmHg。

　　一般情况：发育正常，营养良好，急性病容，表情自然，自主体位，神志清楚，查体合作。全身皮肤黏膜正常，无黄染，无皮疹、皮下出血、皮下结节、瘢痕，毛发分布均匀，皮下无水肿，无肝掌、蜘蛛痣。全身浅表淋巴结无肿大及压痛，头部正常，无畸形，眼睑无水肿、下垂及闭合不全，结膜正常，眼球正常，巩膜无黄染，双侧瞳孔等大等圆，直径约为3mm，对光反应正常，外耳道通畅，无异常分泌物，乳突无压痛，无听力粗试障碍，嗅觉正常。口唇无发绀，口腔黏膜无异常，舌苔正常，伸舌无震颤、偏斜，齿龈正常，咽部黏膜正常，扁桃体无肿大，颈软，无抵抗，颈动脉搏动正常，颈静脉正常，气管居中，肝颈静脉回流征阴性，甲状腺正常，无压痛、震颤、血管杂音。胸廓正常

无畸形，胸骨无叩击痛。呼吸运动正常，肋间隙正常，语颤正常。叩诊呈清音，呼吸规整，双肺呼吸音清，未闻及干湿啰音及胸膜摩擦音，心前区无隆起，心尖搏动正常，心浊音界正常，心率114次/min，律齐，各瓣膜听诊区未闻及杂音，无心包摩擦音，腹平坦，无腹壁静脉曲张，腹部柔软，无压痛、反跳痛，腹部无包块。肝脏未触及，脾脏未触及，Murphy征阴性，肾脏无叩击痛，无移动性浊音。肠鸣音弱，2次/min。肛门生殖器未查。脊柱正常生理弯曲，四肢活动自如，无畸形、下肢静脉曲张、杵状指（趾），关节正常，双下肢无水肿。四肢肌力、肌张力未见异常，双侧肱二、三头肌腱反射正常，双侧膝、跟腱反射正常，双侧Babinski征阴性。

辅助检查：血常规示白细胞计数10.34×10⁹/L↑，粒细胞百分比77.74%↑，粒细胞计数8.03×10⁹/L↑，血红蛋白浓度150.0g/L，血小板计数99×10⁹/L↓。生化示肌酐150μmol/L↑，葡萄糖6.4mmol/L↑，丙氨酸转氨酶59U/L↑，谷氨酰转肽酶127U/L↑，谷草转氨酶84U/L↑，肌酸磷酸激酶531U/L↑，乳酸脱氢酶352U/L↑，钾3.5mmol/L↓，氯化物110mmol/L↑，二氧化碳18.0mmol/L↓。血淀粉酶177U/L↑；肌钙蛋白定量0.37μg/L；C反应蛋白＜3.5mg/L。头颅CT平扫+三维重建：颅脑未见明显异常。胸部CT平扫+三维重建示：未见明显异常。

入院诊断：①劳力性热射病；②急性肝损伤；③急性肾损伤；④横纹肌溶解。

入院后处置措施：给予大量补液、抗炎、稳定细胞膜、保肝降酶、营养心肌等综合治疗。

【住院医师或主治医师补充病历】

次日查房，患者神志清楚，无恶心、呕吐，无大汗、四肢抽搐，未诉特殊不适，查体：神志清楚，血压114/56mmHg，脉搏66次/min，体温37℃，双肺呼吸音清，未闻及干湿啰音，腹平坦，全腹无压痛、反跳痛，肠鸣音正常存在，四肢肌力肌张力正常，病理征未引出。辅助检查结果回报：血常规示白细胞计数8.88×10⁹/L，粒细胞百分比88.24%↑，粒细胞计数7.84×10⁹/L↑，淋巴细胞计数0.6×10⁹/L↓，血红蛋白浓度134.0g/L，血小板计数82×10⁹/L↓。血生化：肌酐128μmol/L↑，尿素9.3mmol/L↑，丙氨酸转氨酶62U/L↑，谷草转氨酶69U/L↑，乳酸脱氢酶263U/L↑，丙氨酸转氨酶62U/L↑，谷草转氨酶69U/L↑，总胆红素27.1μmol/L↑，直接胆红素7.8μmol/L↑，肌酸磷酸激酶484U/L↑，淀粉酶148U/L↑，肌红蛋白111μg/L↑，降钙素原0.86μg/L↑。余化验结果未见明显异常；床边心电图：窦性心动过缓伴不齐。入院一周后复查，血常规示白细胞计数$6.09×10^9$/L，粒细胞百分比60.2%，血红蛋白浓度153.0g/L，血小板计数$104×10^9$/L。生化示丙氨酸转氨酶168U/L↑，谷氨酰转肽酶112U/L↑，总胆红素32.5μmol/L↑，肌酸磷酸激酶1725U/L↑，CK-MB 32U/L↑，谷草转氨酶101U/L↑，肌红蛋白115μg/L↑。

❓ 主任医师常问住院医师、进修医师和主治医师的问题

● 劳力性热射病需要与哪些疾病相鉴别？

答：患者有中暑的诱因，根据病情，需与以下疾病鉴别。

（1）热痉挛　剧烈活动后，大量出汗和饮用低张液体后出现头痛、头晕和肢体、腹壁肌群痛性痉挛，肢体活动受限，有时腹痛与急腹症表现相似，数分钟缓解，无明显体温升高，无神志障碍。热痉挛也可为热射病早期表现。

（2）热衰竭　多见于老年人、儿童和慢性病患者。严重热应激时，体液和体钠丢失过多引起循环容量不足所致。表现多汗、疲乏、无力、头晕、头痛、恶心、呕吐和肌肉痉挛，心率明显增快、直立性低血压或晕厥。中心体温升高不超过40℃，无神志障碍。血细胞比容增高、高钠血症、轻度氮质血症和肝功能异常（肝转氨酶可升高至数千单位）。

（3）热射病　高热（CBT≥40℃）伴神志障碍。早期受损器官依次为脑、肝、肾和心脏。根据患者发病时状态和发病机制将热射病分为劳力和非劳力两种类型。前者是内源性产热过多，后者是体温调节功能障碍散热减少。①劳力性热射病：多发生在青壮年人群，从事剧烈运动或体力劳动后数小时发病，约50%患者大量出汗，心率160～180次/min，脉压增大，可发生横纹肌溶解、急性肾衰竭、肝衰竭、DIC或MODS，病死率高。②非劳力性热射病：多见于居住在拥挤和通风不良的城市老年体衰居民。84%～100%患者无汗，皮肤干热和发红，直肠温度最高可达46.5℃。病初表现行为异常或痫性发作，继而出现谵妄、昏迷和瞳孔对称缩小，严重者出现低血压、休克、心律失常及心力衰竭、肺水肿和脑水肿，常在发病24h左右死亡。

劳力性热射病的病理机制是什么？

答：劳力性热射病多在高温、湿度大和无风天气进行重体力劳动或剧烈体育运动时发病，主要是由于内源性产热过多引起，患者多为平素健康的年轻人，可因体温过高出现肝、心、肾、肺及中枢神经系统及骨骼肌细胞广泛坏死，合并多器官功能衰竭（MOF），预后凶险，病死率较高。其死亡原因早期（24h内）主要为循环衰竭与猝死，24h后主要为急性肝、肾功能衰竭和呼吸衰竭。机体遭受热损伤打击及持续全身炎症反应失控是导致热射病并发MOF的根本原因。高热对机体细胞膜及细胞内结构的直接作用，可引起全身各脏器细胞出现不可逆的损伤和衰竭甚至坏死，高温持续时间越长，各脏器受损的程度越严重，最终导致MOF。

劳力性热射病的诊断标准是什么？

答：暴露于高温、高湿环境，进行高强度运动，并出现以下临床表现。

① 严重中枢神经系统功能障碍表现（如昏迷、抽搐、精神错乱）。

② 核心温度高于40℃。

③ 皮肤温度升高和（或）持续出汗。

④ 肝转氨酶明显升高。

⑤ 血小板明显下降，并很快出现DIC。

⑥ 肌无力、肌痛、茶色尿。

⑦ 肌酸磷酸激酶（CK）高于5倍正常值。

劳力性热射病的治疗原则是什么？

答：劳力性热射病主要是对症处理，如物理降温，冬眠合剂降温和镇静治疗，同时大量补液，纠正酸中毒、电解质紊乱；保护重要脏器功能；抗感染、抗休克；防治并发症、对症处理等综合及支持治疗。

若具备以下1条可以考虑行连续性血液净化治疗（CBP）治疗，如有2条或2条以上者应立即行CBP治疗：①一般物理降温方法无效且体温持续高于40℃大于2h；②血钾＞6.5mmol/L；③ CK＞5000U/L，或上升速度超过1倍/12h；④少尿、无尿，或难以控制的容量超负荷；⑤ 血肌酐每日递增值＞44.2μmol/L；⑥难以纠正的电解质和酸碱平衡紊乱；⑦血流动力学不稳定；⑧严重感染、脓毒血症；⑨合并多脏器损伤或出现多器官功能不全综合征（MODS）。

主任医师总结

重症热射病早期快速降低体温是关键。传统的乙醇擦浴、冰水擦浴、冰帽或冰毯物理降温难以早期快速降低体温，而低温血液透析（滤过）是理想的降温措施。CVVH作为一种连续性肾脏替代疗法，逐渐在临床推广并用于治疗各种ICU急危重症，可有效降低患者体温。其主要通过大量置换液与人体血液进行交换，从而降低机体体温，尤其是脑部温度。在治疗过程中除增加置换液量和速度外，还可通过调节置换液的温度，更有效地降低中心体温，减轻高热对机体的损伤，防止或减少并发症的发生。传统物理降温的基础上采用CVVH治疗，患者体温均基本维持正常，这为各脏器尤其是中枢神经系统功能恢复奠定了坚实基础。

此外，全身炎症反应在热射病的病理生理学过程中可能是一个值得重视的因素，白介素（IL-1、IL-6）、肿瘤坏死因子等炎症因子可能参与了重症热射病的进展，与MOF密切相关。CVVH可通过滤过和吸附作用，对炎症介质加以清除，这对重症热射病的治疗具有重要作用。CVVH还可清除代谢产物包括CPK、肌红蛋白和胆红素等，防止因横纹肌溶解促进AKI的发展。此外，对于恢复重要脏器的血液供应、改善凝血功能、纠正DIC等也起重要作用。

查房笔记

第三章 慢性肾功能衰竭

反复水肿4年余，再发7天——慢性肾功能衰竭

❀【实习医师汇报病历】

　　患者女性，28岁，因"反复水肿4年余，再发7天"入院。缘于4年前无明显诱因出现颜面及双下肢水肿，怀疑慢性乙型肝炎进展所致，故就诊于当地医院，查肝功能正常，根据医师建议予尿常规检查，尿蛋白（+++），红细胞（+++），血肌酐115μmol/L。2007年4月4日起在当地医院予"标准激素疗程［泼尼松1mg/（kg·d）］"，2007年4月6日行肾脏穿刺活检术提示：① 中重度局灶节段性肾小球硬化；② 中度肾小管间质病变；③ 肾小管部分萎缩。经对症和激素治疗，水肿消退、病情好转后出院。出院后常规复查肾功能、肝功能、电解质等，血肌酐缓慢上升，至2010年10月30日血肌酐最高达464μmol/L，尿蛋白均为（+++）。7天前因再发颜面及四肢水肿，于当地医院查血肌酐1100μmol/L，血常规提示中度小细胞低色素性贫血，尿蛋白（++），就诊于本院，门诊拟"慢性肾功能不全，尿毒症期"收住院。患者自发病以来精神、饮食、睡眠尚可，小便夜间次数增多（4～5次/晚），大便未见明显异常。既往4年前发现血压升高，最高为140/93mmHg，平素服用氯沙坦降压治疗，目前血压控制尚可。11年前发现"乙肝小三阳"，未予特别治疗。有青霉素过敏史，否认外伤及手术史，预防接种史不详。

　　体格检查：神志清楚，颜面水肿，球结膜轻度水肿，咽部充血，扁桃体无肿大。全身皮肤、黏膜无黄染。心、肺未发现异常。腹部膨隆，无压痛，肝、脾肋下未触及，移动性浊音阴性，肾脏未触及，双肾区无明显叩痛，肠鸣音无异常。双下肢无水肿。

　　辅助检查：白细胞计数5.2×10^9/L，单核细胞百分比2.3%，红细胞平均血红蛋白浓度（MCHC）305.0g/L，红细胞分布宽度19.4%，红细胞计数2.48×10^{12}/L，血红蛋白浓度61.0g/L，血小板计数235×10^{12}/L。生

化：白蛋白31g/L，二氧化碳结合力19.0mmol/L，钙1.70mmol/L，谷氨酰转肽酶57U/L，肌酐1278μmol/L，钾6.1mmol/L，尿素28.5mmol/L；全段甲状旁腺素691.0pg/ml；铁蛋白116ng/ml；ANCA四项阴性（－）；凝血四项、粪常规未见异常；总铁结合力240.0μg/dl；脑利钠肽（BNP）144pg/ml；C反应蛋白＜3.3mg/L；补体C3 0.61g/L。乙肝两对半检查示：乙肝e抗体阳性（＋）；乙肝表面抗原阳性（＋）；乙肝表面前S1抗原阳性（＋）；乙肝核心抗体阳性（＋）。乙肝病毒DNA＜1000U/ml；丙肝抗体定量0.08S/CO❶；梅毒血清试验（TRUST法）阴性（－）；抗艾滋病抗体（－）。

入院诊断：① 硬化性肾小球肾炎，慢性肾脏病5期；中度肾性贫血；肾性高血压；②慢性病毒性肝炎（乙型）。

治疗：给予规律血液透析，调节水、电解质酸碱平衡；给予重组人红细胞生成素、铁剂纠正贫血；营养心肌，非洛地平缓释片（5mg，qd）+替米沙坦（80mg，qd）控制血压，活性维生素D_3（0.5μg，1次/晚）纠正继发性甲状旁腺功能亢进症。

❓ 主任医师常问实习医师的问题

● 如何纠正该患者酸中毒，需要静脉补碱吗？

答：治疗代谢性酸中毒的前提是改善肾功能。对于轻度酸中毒（二氧化碳结合力20～17mmol/L）可通过纠正水、电解质紊乱而得到改善，中度酸中毒（二氧化碳结合力16～13 mmol/L），可口服碳酸氢钠1～2g，每日3次，重度酸中毒（二氧化碳结合力低于13 mmol/L），及时静脉补碱，使二氧化碳结合力升至17 mmol/L。应注意避免在静脉补碱过程中出现低钙抽搐。

● 慢性肾脏病（CKD）的临床分期及治疗原则是什么？

答：美国K-DOQI对慢性肾脏病（CKD）提出了新的分期，见表3-1。

---

❶ S/CO系指样本值/标准值，是ELISA/EIA检测中常用的结果显示方法，毕竟大部分医院都用国产试剂，未应用进口试剂予以定量检测，故只能如实引用。PHBV DNA目前两套模式通用，以E+04 copies/ml常见，部分大医院用×10^5IU/ml（如为进口试剂的话）。

表3-1　慢性肾脏病的临床分期

分期与特征		GFR水平/[ml/(min·1.73m²)]	防治目标与措施
1期	肾损害伴GFR正常或升高	≥90	CKD诊治；缓解症状，延缓CKD进展
2期	肾损害伴GFR轻度降低	60～89	评估、延缓CKD进展，降低心血管疾病（CVD）患病危险
3期 3A 3B	GFR中度降低	30～59 45～59 30～44	减慢CKD进展；评估、治疗并发症
4期	GFR重度降低	15～29	综合治疗；透析前准备
5期	肾衰竭（ESRD）	<15	出现尿毒症症状，需及时替代治疗

● 影响慢性肾衰竭渐进性发展的因素有哪些？

答：高血压、蛋白尿、高蛋白饮食、尿毒症毒素、高脂血症、慢性缺氧、间质纤维化引起的肾小球后缺血及贫血、营养不良等是影响慢性肾衰竭进展的重要因素。

● 慢性肾衰竭病情急性恶化的危险因素有哪些？

答：慢性肾衰竭急性恶化的危险因素有原发病的复发或加重，血容量不足，肾脏局部血供急剧减少，组织创伤或大出血，严重感染，肾毒性药物的使用，未能控制的严重高血压，泌尿道梗阻等。

● 慢性肾功能衰竭的常见临床表现有哪些？

答：（1）水、电解质和酸、碱平衡失调

① 钠、水平衡失调，慢性肾衰竭时常有钠、水潴留，而发生水肿、高血压以及心力衰竭。

② 高钾血症。

③ 酸中毒。

④ 低血钙、高血磷。

⑤ 高镁血症。

（2）各系统症状

① 心血管及呼吸系统：高血压、心力衰竭、心包炎、酸中毒导致深长呼吸。

② 血液系统：贫血、出血倾向。

③ 神经、肌肉系统症状：疲乏、失眠、注意力不集中，晚期出现性格改变，记忆力减退并可有神经-肌肉兴奋性增加等。

④ 胃肠道症状：食欲缺乏，晚期多有恶心、呕吐等症状。

⑤ 皮肤瘙痒。

⑥ 矿物质和骨代谢异常。

⑦ 内分泌失调。

⑧ 易并发各种感染。

⑨ 代谢失调：低体温及脂代谢异常。

● **肾性骨营养不良的骨组织学如何分型？**

答：该骨组织学的分类是基于四环素标记的骨活检得到的静态和动力学参数。

① 高转化性骨病（甲状旁腺功能亢进性骨病）：表现为骨转化增加，骨小梁周围出现大量的纤维化，伴成骨细胞和破骨细胞活性增加。

② 低转化性骨病：骨转运和重塑降低伴随破骨细胞数量减少及活性降低，组织学形态表现为骨软化或骨再生不良。

③ 混合型骨病：特征是甲状旁腺功能亢进性骨病和骨矿化障碍并存。

❀ 【 住院医师或主治医师补充病历 】

　　患者青年女性，4年前即发现颜面及双下肢水肿，曾于当地医院住院，行肾脏穿刺活检术提示：① 中重度局灶节段性肾小球硬化；② 中度肾小管间质病变；③ 肾小管部分萎缩。并行"标准激素疗程［泼尼松 1mg/（kg·d）］"，水肿消退后出院。出院后定期常规复查肾功能、肝功能、电解质等，血肌酐缓慢上升。此次入院查：肌酐 1278μmol/L，钾 6.1mmol/L，尿素 28.5mmol/L；全段甲状旁腺素 691.0pg/ml；血红蛋白浓度 61.0g/L，慢性肾脏病进展至终末期。

主任医师常问住院医师、进修医师和主治医师的问题

● **该患者的诊断是否有不同意见？如何鉴别诊断？**

答：该患者慢性肾脏病病史明确，曾行肾穿刺病理学检查，诊断明确。可能的鉴别诊断如下。

（1）急性肾衰竭　一般来说，急性肾衰竭多急性起病，有急性的病因，如血容量不足、急性药物中毒、严重感染、多脏器功能衰竭等；血液高磷、低钙不明显，双肾B超检查双肾大小正常。但一些急性肾衰竭临床表现不典型，根据临床常规检查进行鉴别诊断有一定困难，此时进行指甲肌酐测定有较大的鉴别意义，必要时可行肾穿刺活检，但一定要把握明确的适应证。

（2）消化道疾病　患者如出现恶心、呕吐、腹泻或上消化道出血，易误诊为消化道疾病，可通过检查血肌酐或双肾ECT等明确诊断。

（3）贫血性疾病　临床上出现贫血、出血等情况误诊为血液系统疾病，通过肾功能检查可明确诊断。

（4）原发性高血压　慢性肾衰竭临床多出现继发性高血压，易与原发性高血压相混淆，应进行肾功能检查。如果原发性高血压患者已出现肾衰竭，两者鉴别有时甚为困难，但详细的病史和家族史可为鉴别诊断提供线索。

● **慢性肾衰竭患者用药剂量有何特殊之处？**

答：肾衰竭时，由于进入人体内的药物不能顺利地由肾脏清除，肾衰患者如果使用主要由肾排泄的药物，若仍应用常规剂量，则可在血和组织中蓄积达到中毒水平，而发生中毒症状。用药时，必须根据药物的代谢和排泄途径、肾功能的情况及透析对清除药物的能力，来调节药物应用剂量或间隔时间。通常药物的首次剂量可用正常人的一次量，称为负荷量。但以后的剂量就要减少，可分别通过延长用药间隔时间或者减少每次用药剂量（维持量）来达到目的，维持量=正常人一次剂量×正常人用该药的时间间隔÷患者用该药的时间间隔。如果是透析患者，有些药物在透析后应予适当补充，一般在每个透析日补充1个维持量。

● **肾性贫血的原因有哪些？**

答：肾性贫血的原因有以下几项。

① 促红细胞生成素相对缺乏。

② 红细胞寿命缩短。

③ 尿毒症毒素及红细胞生成抑制因子的存在。

④ 叶酸和维生素B_{12}缺乏。

⑤ 铁缺乏。

⑥ 甲状旁腺功能亢进症。

⑦ 铝中毒。

⑧ 失血。

⑨ 与透析相关的溶血等。

如何治疗继发性甲状旁腺功能亢进症（SHPT）？

答：当CKD患者GFR＜60ml/（min·1.73m^2）时，低钙血症和（或）1,25-二羟维生素D_3的缺乏会导致甲状旁腺的继发性增生，PTH水平随之升高。继发性甲状旁腺功能亢进症（SHPT）的治疗目的是：抑制甲状旁腺激素的合成、分泌，抑制甲状旁腺腺体增生。

（1）降低血磷、调整血钙在目标值范围　美国NKF、KDIGO在关于慢性肾脏病骨代谢及其疾病的临床实践指南中建议应用维生素D之前，CKD 3～5期患者应将血钙、血磷水平维持在正常范围内；CKD 5期或行透析治疗的患者应尽可能将血钙水平维持在（2.10～2.37mmol/L），血磷水平控制在0.81～1.45mmol/L。

（2）应用活性维生素D　国内一般使用口服制剂。每日小剂量（0.25～0.5μg）适用于轻中度继发性甲状旁腺功能亢进症，大剂量间歇冲击疗法适用于中重度继发性甲状旁腺功能亢进症。选择性维生素D受体激动剂可用于高钙血症或维生素D中毒者。

（3）钙敏感受体促进剂　临床研究证实西那卡塞（Calcimimetics）可降低循环中iPTH水平，降低钙磷乘积水平，但需关注其对血钙的影响。

（4）甲状旁腺次全切除术/甲状旁腺全切术加自体移植　适用于经药物治疗仍不能控制的有严重进展症状的纤维性骨炎或甲状旁腺功能亢进症（iPTH＞800pg/ml）或用药过程中出现顽固性高钙血症和（或）高磷血症者。

（5）纠正酸中毒　建议血清CO_2CP应维持在22mmol/L。

ACEI/ARB类药物的肾脏保护作用机制有哪些？

答：ACEI/ARB通过血流动力学效应及非血流动力学效应发挥肾脏保

护作用。

（1）血流动力学效应 ACEI/ARB通过降低系统血压，扩张肾小球入球、出球小动脉（且出球大于入球）改善肾小球内高囊内压、高灌注、高滤过，延缓肾损害进展。

（2）非血流动力学效应 改善肾小球滤过膜选择通透性，保护足细胞，减少肾小球内细胞外基质蓄积等。

● **如何进行慢性肾衰竭的中医药治疗？**

答：在西医治疗的基础上，辨证论治地加用中药，能延缓肾衰竭的进展。主症为脾肾气虚者，可用参苓白术散合右归丸加减；肝肾阴虚者，可用六味地黄丸合二至丸加减；气阴两虚者，可用参芪地黄汤加减；脾肾阳虚者，可用真武汤加减；阴阳俱虚者，可用肾气丸加减。兼证有湿浊者，在治本方中加化湿泄浊药；有瘀血者，加活血化瘀药。上述所有方剂均需加入大黄（后下），9～12g，随患者的个体差异进行剂量调节。临床上常用的中成药有尿毒清、肾衰宁等。

主任医师总结

慢性肾衰竭是慢性肾脏病的最终转归，是严重危害人民健康和生命的常见病。在我国普通人群慢性肾脏病患病率为10%～13%，慢性肾衰竭5年生存率为70%～85%，10年生存率为35%～55%，且慢性肾衰竭的治疗费用十分昂贵。因此防止和延缓慢性肾衰竭的发展、降低终末期肾脏病的发病率是防治的主要任务。及时诊断和治疗慢性肾衰竭的基本疾病，是慢性肾衰竭治疗中的关键。对于进入终末期肾脏病的患者则应防止和减少尿毒症的急慢性并发症，尽可能提高患者的生活质量。

查房笔记

发现血肌酐升高8年，胸闷、气喘、恶心、呕吐3周——自体动静脉内瘘

【实习医师汇报病历】

患者男性，49岁，因"发现血肌酐升高8年，胸闷、气喘、恶心、呕吐3周"入院。患者缘于8年前无明显诱因出现疲乏，遂于本院体检，测血压140/90mmHg，查血生化示：尿素12.1mmol/L，肌酐181μmol/L，尿酸557μmol/L。尿常规：尿蛋白（±）。平素有泡沫尿，就诊本院门诊，诊断为"慢性肾功能不全、高血压病"，予海昆肾喜护肾，络活喜、科素亚控制血压等治疗，症状好转后出院。长期于本院门诊随访，长期口服科素亚、络活喜降压，肾衰宁护肾等治疗，血肌酐波动于172～400μmol/L。期间自行停药，未行相关治疗。入院前3周因"劳累"后出现胸闷、气喘，伴恶心、呕吐明显，遂就诊本院门诊。

体格检查：血压153/97mmHg，神志清楚，慢性病容，双肺呼吸音清，未闻及干湿啰音及胸膜摩擦音，心律齐，各瓣膜听诊区未闻及杂音，腹平坦，无腹壁静脉曲张，腹部柔软，无压痛、反跳痛，腹部无包块。肝、脾脏未触及，无移动性浊音。双下肢轻度水肿。

辅助检查：尿常规示尿蛋白(++)，尿隐血（+）。血常规：红细胞计数3.51×10^{12}/L，血红蛋白测定100.0g/L，血细胞比容33.5%。血生化：尿素氮38.8mmol/L，肌酐（比色法）765.9μmol/L，尿酸451.1μmol/L，胆固醇5.76mmol/L，三酰甘油1.91mmol/L，钾5.54mmol/L，钠134.8mmol/L，磷1.59mmol/L。全段甲状旁腺素857pg/ml。

主任医师常问实习医师的问题

● 此患者的主要诊断是什么？

答：慢性肾功能衰竭（G5A3）、肾性贫血、继发性甲状旁腺功能亢进症。

● 此患者下一步需要进行何检查检验？

答：患者已经多年肌酐升高，慢性进展，现在已经是CKD5期，继续完善凝血机制检查、胸部CT、血管彩超、心电图及心功能检查，为透析替代治疗做好准备。

❂【住院医师或主治医师补充病历】

　　患者入院后经测量24h尿量500ml，夜间睡眠欠佳，经常憋醒，端坐呼吸，查BNP 3500pg/ml。血压控制不佳，（180～220）/（90～120）mmHg，心率100～130次/min。食欲差，恶心呕吐严重。

● 此患者目前最迫切的治疗措施是什么？

答：因患者尿少，下肢水肿，端坐呼吸，血压控制不良，BNP偏高，同时恶心呕吐，说明患者有急性左心衰竭的表现，还伴有严重胃肠道症状，建议建立临时通路，先行血液净化治疗，纠正心力衰竭。情况稳定后，建立长期透析通路。

主任医师常问住院医师、进修医师和主治医师的问题

● 理想的血液透析血管通路需要具备哪些特点？

答：建立和维护良好的血液净化的血管通路，是保证血液净化顺利进行和充分透析的首要条件。因此，血管通路也是长期维持性血液透析患者的"生命线"。理想的血管通路需要具备的特点：① 泵控血流量达到200ml/min以上；② 容易重复建立体外血液循环并保证血流量充分；③ 透析结束时血流量可以较快速且安全地逐渐降为零；④ 对患者循环系统的负担轻；⑤ 不易发生栓塞、感染、出血等并发症；⑥ 能长期使用，不需要经常手术干预。

● 什么是自体动静脉内瘘成形术？

答：自体动静脉内瘘成形术是通过外科手术，吻合患者的外周动脉和浅表静脉，使得动脉血液流至浅表静脉，达到血液透析所需的血流量要求，并便于血管穿刺，从而建立血液透析体外循环。通俗地说就是"动脉表浅化"。

　　该患者经股静脉临时透析导管透析治疗2周后，经彩超评估左前臂头静脉直径约2.5mm，同侧桡动脉直径约2mm，予行左前臂端侧吻合的自体动静脉内瘘成行术，过程顺利，术后可闻及震颤。嘱患者术后第2天开始握拳锻炼，术后6～8周来院复查内瘘成熟情况。

● **建立自体动静脉内瘘的适应证有哪些？**

　　答：（1）慢性肾衰竭需长期行血液透析治疗的患者。

　　（2）糖尿病肾病患者少尿或者无尿，需长期单纯超滤治疗的患者。

　　（3）顽固性心力衰竭，需长期单纯超滤治疗的患者。

　　（4）腹膜透析失败，需改为血液透析的患者。

　　（5）肾移植失败，需行血液透析的患者。

　　（6）慢性肾衰竭患者在GFR＜15ml/（min·1.73m^2）[糖尿病患者GFR 15～25ml/（min·1.73m^2）]，如选择血液透析作为替代治疗，应考虑实施自体动静脉内瘘成形术。

　　（7）老年患者、糖尿病、系统性红斑狼疮以及合并其他脏器功能不全的患者，更应尽早实施自体动静脉内瘘成形术。

● **建立自体动静脉内瘘的禁忌证有哪些？**

　　答：（1）绝对禁忌证

　　① 四肢近端大静脉或中心静脉存在严重狭窄、明显血栓或因邻近病变影响静脉回流。

　　② 患者前臂ALLEN试验阳性，禁止行前臂动静脉内瘘端端吻合。

　　（2）禁忌证

　　① 预期患者存活时间短于3个月。

　　② 心血管状态不稳，心力衰竭未控制或者低血压患者。

　　③ 手术部位存在感染、大面积烧伤等。

　　④ 同侧锁骨下静脉安装心脏起搏器导管。

　　⑤ 患者有明显凝血功能障碍、出血倾向。

　　⑥ 意识障碍不能配合手术者。

● **如向确定自体动静脉内瘘术手术的时机？**

　　答：根据NKF-K/DOQI指南和国内实际情况，建议出现以下情况者可行自体动静脉内瘘手术。

① 尿毒症症状明显，支持治疗难以控制。

② 根据病情进展，预计在半年内需血液透析的患者。

③ 非糖尿病患者 Scr ≥ 6mg/dl 或 Ccr < 15ml/min，不论有无症状

④ 糖尿病患者 Scr ≥ 4mg/dl 或 Ccr < 25ml/min，不论有无症状。

此患者未能提前在行血液净化治疗之前建立自体动静脉内瘘，而在心力衰竭需要及时行透析时使用临时通路，违背了"内瘘优先"的原则，从该患者就医经历可以看出随访不及时，患者医从性差，自行停止治疗和复诊，对于类似患者要加强宣教。

● 自体动静脉内瘘术术前如何评估？

答：（1）血管评估　血管条件预期选择的静脉直径≥2.5mm，且该侧肢体近心端深静脉和（或）中心静脉无明显狭窄、明显血栓或邻近组织病变；预期选择的动脉直径≥2.0mm，选择上肢部位时，应避免同侧存在心脏起搏器，选择前臂端端吻合式，患者同侧肢体的掌动脉弓应完整。特别是同侧有中心静脉置管史、静脉输液留置针使用史的，一定要注意是否有流出道狭窄或者血管硬化。

（2）部位选择　先上肢，后下肢；先非惯用侧，后惯用侧；先远心端后近心端。

（3）吻合方式　动、静脉端端吻合、端侧吻合和侧侧吻合，首选动、静脉端侧吻合。

（4）全身状态评估　对患者心脏、肺脏、肝脏等重要脏器功能和循环血液动力学状态进行充分评估，检测血常规、凝血指标评估患者的凝血功能；还有，原发病如糖尿病、系统性红斑狼疮和血管炎等都可能影响内瘘手术的成功率；传染病的检测，预防医源性传播。

● 自体动静脉内瘘术部位的选择主要有哪些？

答：选择AVF建立部位的基本原则是先远心端后近心端、先非惯用手后惯用手、先上肢后下肢。临床上用于建立自体动静脉内瘘的部位是四肢，最常用的血管是上肢腕部动静脉内瘘，如桡动脉-头静脉动静脉内瘘、尺动脉-贵要静脉动静脉内瘘以及上肢高位动静脉内瘘。

● 何时为自体动静脉内瘘术术后成熟可用的时机？

答：有功能的动静脉内瘘缺乏统一的定义，一般认为需要满足易于反复穿刺、满足充分透析的血流量要求、不需要太多的干预措施即可维持

通畅等基本的临床需求。成熟的动静脉内瘘具有"6M"原则：止血带结扎时，可显露清晰边界、直径6mm的血管；距皮肤深度少于6mm；具有60mm的直线血管；血流速度大于600ml/min。

🔵 自体动静脉内瘘术术后并发症有哪些？

答：（1）出血与渗血。

（2）血栓形成　血栓形成是引起动静脉内瘘闭塞、丧失功能的常见并发症。常见于原发病是糖尿病、系统性红斑狼疮、血管炎的患者。

（3）肿胀手综合征　很多患者动静脉内瘘术后术侧前臂远端尤其手背有轻度水肿，数日后多可自行消退。

（4）窃血综合征　表现为活动后手部麻木疼痛、肢端苍白发冷，重者手痛及有不易愈合的溃疡，甚至坏疽，多发生于桡动脉和皮下浅静脉侧侧吻合时。

（5）感染　自体动静脉内瘘术后发生感染的概率较低。

（6）充血性心力衰竭　高输出量性心力衰竭偶可见于原有心脏疾病患者，特别是有器质性心脏病者或心肌代偿功能差、老年患者更容易发生心力衰竭。

（7）动脉瘤　由于静脉内压力增高，动脉化的静脉发生局部扩张并伴有搏动，称为真性动脉瘤。

（8）内瘘成熟不良　术后8周静脉还没有充分扩张，透析泵控血流量不足，则为内瘘成熟不良或发育不全。内瘘成熟不良有患者自身的原因如糖尿病、血管硬化、低血压、血管狭窄等，也有手术内瘘吻合口狭窄等。

（9）血管非血栓性狭窄　是动静脉内瘘常见并发症之一，主要表现为内瘘血流量不足，最终可导致动静脉内瘘血栓形成和闭塞。

主任医师总结

血管通路是血液透析患者的生命线，自体动静脉内瘘是目前最理想的通路方式。选择血液透析作为肾脏替代治疗方式的患者，当预计半年内需进入血液透析治疗，或者GFR＜15ml/(min·1.73m^2)[糖尿病患者GFR15～25ml/(min·1.73m^2)]，应当建立自体动静脉内瘘。建立内瘘后，患者应定期于血管通路医生处就诊，对自体内瘘的成熟及使用情况进行复查，最大限度延长内瘘的使用时间。

自体动静脉内瘘成形术后1年，内瘘震颤消失2周——移植血管动静脉内瘘

🏵【实习医师汇报病历】

患者男性，63岁，因"自体动静脉内瘘成形术后1年，内瘘震颤消失2周"入院。患者2017年6月因肌酐升高拟行血透治疗，于当地医院行右前臂自体动静脉内瘘术，手术顺利。过渡期间使用双侧股静脉临时导管规律血透（每周1、3、5），术后2个月使用内瘘穿刺血透；半月前患者血透时发现流量不佳，并出现内瘘震颤消失。予右颈内静脉临时置管。现患者为求建立长期血透通路就诊、收入院。此次发病来，无发热、恶寒、无肢体肿胀、恶心、呕吐、腹痛、腹泻、尿血等不适。否认皮疹紫斑，否认进行性消瘦。

体格检查：体温36.7℃，脉搏66次/min，呼吸20次/min，血压160/101mmHg。发育正常，营养良好，慢性病容，贫血貌，自主体位，神志清楚，查体合作。全身皮肤黏膜无黄染，无皮疹及皮下出血，无肝掌、蜘蛛痣。全身浅表淋巴结无肿大及压痛，眼睑无水肿。呼吸运动正常，双肺呼吸音清，未闻及干湿啰音及胸膜摩擦音，心前区无隆起，心浊音界正常，心率66次/min，律齐，各瓣膜听诊区未闻及杂音。腹部平软，无压痛、反跳痛。双肾区无叩击痛，右前臂可见陈旧性自体动静脉内瘘手术瘢痕，未闻及搏动及震颤，四肢活动自如，双下肢无水肿。

入院诊断：自体动静脉内瘘闭塞，尿毒症。

诊疗方案：入院后除常规对症治疗、规律血液透析外，完善双上肢、下肢静脉造影、血常规、生化等手术条件评估，待造影结果明确后确定手术方案。

❓ 主任医师常问实习医师的问题

● 选择血液透析作为终末期肾脏病的替代治疗方法，可以选择的血管通路有哪些？

答：血管通路分为长期通路和临时通路两类，患者进入透析前若未建

立长期通路，则不得已需要建立临时通路进行过渡。临时通路指的是临时透析导管以及动、静脉直接穿刺；而长期通路则包括：自体动静脉内瘘（AVF）、移植血管动静脉内瘘（AVG）以及隧道式中心静脉导管。我国血管通路专家共识建议：长期血管通路应该首选AVF，当AVF无法建立的时候，次选应该为AVG，而隧道式中心静脉导管应作为最后的选择。

● **该患者在1年内的血液透析时间内，都使用了哪些通路？其利弊如何？**

答：该患者先后使用了临时股静脉透析导管、自体动静脉内瘘、临时颈内静脉透析导管。其中股静脉、颈内静脉透析导管均为临时过渡通路，但可因导管材质、留置时间、感染等因素引起所留置的中心静脉发生狭窄。因此在临床工作中应尽可能避免、减少中心静脉导管的留置。AVF应为血液透析通路的首选，建立后若能维护好可应用很长时间，随着透析龄的不断延长，AVF的建立和维护对患者而言具有重要意义。但因部分患者前臂浅静脉纤细，无法建立前臂AVF，此时若考虑AVG，则可很好地解决这个困难。但AVG因其易发生静脉流出道进行性狭窄、血栓形成，以及较高的感染发生率，因此需要更加严密的观察和随访，以延长其使用时间。

❋ 【住院医师或主治医师补充病历】

患者男性，双下肢反复临时置管史，右侧颈内静脉置管史，双前臂浅静脉纤细。造影示：右上肢前臂浅静脉纤细，上臂贵要静脉、腋静脉、锁骨下静脉血流通畅，可见右颈内静脉临时血透导管留置，导管尖端位于上腔静脉，无名静脉汇入上腔静脉处有约50%狭窄。左上肢前臂浅静脉纤细（图3-1），上臂贵要静脉、腋静脉、锁骨下静脉、无名

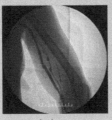 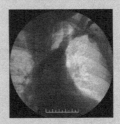

（a） （b）

图3-1 患者左上肢静脉造影示意

静脉血流通畅，上腔静脉汇入右心房处有约50%狭窄。双小腿深静脉、腘静脉血流通畅。双侧髂静脉闭塞，可见大量盆腔侧支开放。鉴于以上静脉造影结果，与患者沟通后决定行左前臂AVG。

 主任医师常问住院医师、进修医师和主治医师的问题

● **建立AVG的指征、禁忌证是什么？其穿刺时机如何？**

答：（1）AVG建立的指征

①AVF失败或浅表静脉已耗竭。

②缺乏合适的AVF手术血管，尤其是老年人和糖尿病患者。

③穿刺不当造成浅表静脉破坏。

④患者需要立即血透，避免中心静脉置管时可选择建立即穿型AVG。

⑤自体静脉过深导致的穿刺困难也可以选择建立AVG。

（2）AVG建立的禁忌证

①四肢近端大静脉或中心静脉存在严重狭窄、血栓形成或闭塞。

②严重动脉狭窄。

③患者预期存活时间短于3个月。

④心血管状态不稳，心力衰竭未获控制，低血压患者。

⑤手术部位存在感染，脓毒血症。

⑥同侧锁骨下静脉安装心脏起搏器导管。

（3）穿刺时机　通常在AVG术后2～3周、局部水肿消退后，并可触及血管走行时才能进行穿刺。如病情允许，推荐3～6周后再开始穿刺。对于即穿型AVG，如病情需要，可在术后数小时至数天进行穿刺。

● **AVG建立前如何评估血管？**

答：AVG建立前的血管评估主要包括三个方面。

①与血管径路相关的病史和体检：既往中心静脉置管史，包括经外周静脉的中心静脉置管（PICC）；起搏器置入史，外周动静脉置管史，严重的心力衰竭病史，糖尿病病史，凝血功能异常或抗凝治疗病史，伴发疾病史（如恶性肿瘤、冠心病、心瓣膜病等），既往肢体、颈部、胸部手术或外伤史，既往血管通路史等。

②对目标动脉和静脉的影像学评估：除一般的视诊和触诊外，应对

手术肢体的动静脉进行血管超声的评估，测量血管内径大小，明确血流是否通畅，是否存在血管腔的狭窄及血栓。用于AVG吻合的动、静脉内径一般需大于3mm。

③ 对可能存在中心静脉狭窄者进行中心静脉的评估：对存在中心静脉导管留置3周以上病史或其他中心静脉操作史、怀疑有中心静脉狭窄者，要进行中心静脉DSA造影或中心静脉CT造影，明确有无中心静脉狭窄。如存在锁骨下静脉或无名静脉严重狭窄，不宜在同侧上肢建立AVG，如果存在上腔静脉严重狭窄，不宜在双上肢建立AVG。

该患者经双侧上肢血管造影显示，双侧上肢深静脉血流通畅，但因右颈内静脉留置临时导管，可见右无名静脉汇入上腔静脉处有约50%狭窄，上腔静脉汇入右心房处有约50%狭窄；同时彩超评估左侧肘部贵要静脉直径约4mm，肱动脉直径约3.5mm，且动脉未见明显斑块，故选择在左上肢建立肱动脉-贵要静脉间袢式AVG。

● AVG的特点和主要并发症有哪些？

答：（1）AVG的优点

① 可提供较大的血管穿刺面积。

② 容易穿刺。

③ 通路成熟时间短。

④ 有不同形状和特点的人工血管材料可供使用，易于手术医生置入和选择。

⑤ 相关并发症可通过外科或腔内血管修复。

（2）AVG的缺点

① 潜在的血栓发生率。

② 潜在感染的发生率。

③ 使用寿命较AVF短。

（3）AVG的并发症远远高于AVF，主要有如下几项。

① 狭窄、血栓形成：是AVG失败最常见的原因，血栓可行尿激酶溶栓、手术切开取栓、球囊导管取栓，狭窄则可行DSA或超声引导下的球囊扩张术、外科手术补片以及短段人工血管间置的方法来解决。

② 感染：发生率远高于AVF，除围手术期外，多与穿刺有关，可表现为局部红肿、压痛、肿块或窦道形成，金黄色葡萄球菌（金葡菌）为常见菌株。需全身静脉使用敏感抗生素，多数情况下需手术治疗。

③ 窃血综合征：即为透析通路相关性肢端缺血综合征，发生率不高，

但应及时发现、及时处理，否则会因缺血导致肢体缺血性坏死。一般在术后1～2周出现，常见于存在血管病变患者。

④ 肿胀手综合征：静脉回流障碍导致的远端肢体持续性肿胀，中心静脉狭窄首选经皮血管腔内血管成形术（PTA）或搭桥，处理无效时可考虑结扎内瘘。

⑤ 血清肿：指的是无菌性血清样液体聚集在人工血管周围，液体外周由无分泌性纤维膜包裹。多发生在术后1～3天，一般持续3～6周可自行消退。

⑥ 假性动脉瘤形成：多由穿刺出血在血管周围形成血肿，与内瘘血管相通，其瘤壁为血肿机化形成的纤维壁。直径＞5cm或有破裂风险者需要手术处理，可间置入人工血管或放置覆膜支架。

> ● **透析通路相关性肢端缺血综合征的定义、表现、临床分级及处理方法是什么？**

答：（1）定义和表现 由于AVF或AVG的建立，肢体血流的改变可能会影响肢端血供，部分患者因此出现肢端麻木发凉、肢体疼痛、活动障碍、杵状指或肢端溃疡坏疽，严重者肢端缺血坏死脱落，即为透析通路相关性肢端缺血综合征（HAIDI）。多见于合并周围血管闭塞症患者，尤其是糖尿病和老年患者。

（2）临床分级 K-DOQI推荐将HAIDI分为4级。

① Ⅰ级：手部苍白、发绀和（或）发凉，但无疼痛感觉。

② Ⅱ级：运动和（或）透析时上述症状加重伴疼痛。

③ Ⅲ级：静息痛。

④ Ⅳ级：肢端出现溃疡、坏死、坏疽。

（3）处理方法 治疗方法：症状较轻、临床分级为Ⅰ级或Ⅱ级较轻者，主要采取手部保暖、功能锻炼及改善血液循环的药物治疗等内科保守治疗。

对于缺血症状严重、临床分级为Ⅱ级较重、Ⅲ级及Ⅳ级者则需手术治疗。可采用如下方法。① 吻合口远端桡动脉结扎术(适于存在窃血现象者)。② PTA：应用于内瘘动脉存在狭窄者。③ 内瘘限流术：适用于内瘘流量过高者，包括环阻法、折叠缩窄法、MILLER法等。④ 流入动脉重塑术：包括吻合口远心端与近心端动脉旁路术(DRIL)、内瘘静脉与吻合口远心端动脉旁路术(RUDI)、内瘘静脉与吻合口近心端动脉旁路术(PAI)等术式。⑤ 结扎内瘘。

主任医师总结 ·····························

血管通路是MHD患者的"生命线"，AVG作为AVF的重要补充，在透析通路中处于重要地位。但是国内数据显示，AVG在MHD患者血管通路中所占比例远低于隧道式中心静脉导管。究其原因，一方面，通路从业人员对留置中心静脉导管的危害（可导致中心静脉狭窄、闭塞）认识不足；另一方面，建立AVG对医生有更高的手术操作技术要求，且创伤大、费用高、并发症多。

近年来，国内透析患者人数不断增加，透析龄不断延长，老年患者、糖尿病患者的比例都呈现增长趋势，这些客观条件均迫使AVG在国内的进一步使用。在决定行AVG术前，必须全面评估患者的全身情况及血管条件，有无心力衰竭等动静脉瘘禁忌证，以及低血压、高凝状态等易致人工血管血栓形成的情况，充分评估流入道（动脉）和流出道（引流静脉至右心房）是否通畅，及其直径、深度、流速的情况，尽可能避免术后急性并发症的发生。术后应定期（每3个月）至通路医生处进行复查及维护，使用时应制订穿刺计划，严格消毒，由经验丰富的护士进行穿刺，穿刺点轮流替换，切忌定点穿刺等。从各个细节确保AVG的顺利使用。

查房笔记

多饮、多食、多尿15年，泡沫尿5年，
维持性血液透析18个月，透析流量不足2周
——AVF的PTA治疗

◉ 【实习医师汇报病例】

　　患者女性，65岁，因"多饮、多食、多尿15年，泡沫尿5年，维持性血液透析18个月，透析流量不足2周"入院。15年前因多饮、多食、多尿，无尿量减少，无腹胀、腹泻，无胸闷、气促等症状，就诊当地医院，诊断为2型糖尿病，给予口服药物治疗，后血糖控制不佳，改为胰岛素治疗。5年前因小便出现泡沫，就诊当地医院，尿常规：蛋白（+++），潜血试验（−），肌酐134μmol/L，尿素氮10.2mmol/L，白蛋白32g/L，考虑2型糖尿病、糖尿病肾病，给予肾衰宁、舒乐地特、缬沙坦等药物治疗，定期复查血肌酐逐渐升高。2年前出现全身水肿，伴有胸闷，无胸痛，无咳嗽、咳痰，无尿频尿急，无尿量减少，生化：尿素氮（脲酶紫外法）32.1mmol/L，肌酐（比色法）665.9μmol/L，考虑"2糖尿病、糖尿病肾病、慢性肾衰竭"，给予行右侧颈内静脉带cuff半永久导管，行血液透析治疗，后患者症状逐渐改善，规律血液透析治疗，18月前行左前臂自体动静脉内瘘（桡动脉—头静脉），待自体瘘成熟后改为自体瘘血液透析治疗，拔除右侧颈内静脉半永久导管。2周前血液透析时流量不足180ml/min，遂就诊本科，就诊时震颤微弱，瘘体软塌，彩超：吻合口近心端桡动脉距吻合口0.5cm处有直径1.6mm、长0.5cm的狭窄，头静脉距吻合口2cm处有直径1.5mm、长度2cm的狭窄。肱动脉血流量308ml/min。门诊拟"2型糖尿病、糖尿病性肾病、慢性肾脏病5期、维持性血液透析、左前臂动静脉内瘘流量不足"收住院。本次发病以来，精神食欲一般，大便正常，少尿，体重无减轻。既往史：高血压病史20年，目前服用"氨氯地平"降压治疗，无结核等传染病病史，无食物、药物过敏史，无重大外伤手术史。

　　体格检查：血压148/90mmHg，脉搏78次/min，神志清楚，贫血貌，双肺呼吸音清，未闻及干湿啰音及胸膜摩擦音，心律齐，各瓣膜听诊区未闻及杂音，腹平坦，无腹壁静脉曲张，腹部柔软，无压痛、反跳

痛，腹部无包块。肝、脾脏未触及，无移动性浊音。双下肢轻度水肿。左前臂触及血管震颤。

辅助检查：血常规示红细胞计数3.11×10^{12}/L↓、血红蛋白测定89.0g/L↓、血细胞比容测定31.5%↓。血生化：血糖12.3mmol/L↑、尿素氮(脲酶紫外法)32.1mmol/L↑、肌酐(比色法)665.9μmol/L↑、尿酸(尿酸酶法)480μmol/L↑、胆固醇(胆固醇氧化酶法)5.76mmol/L↑、甘油三酯(GPO-PAP法)1.91mmol/L↑、钾(间接ISE法)5.53mmol/L↑、钠(间接ISE法)134.8mmol/L↓、磷(钼酸盐紫外法)1.89mmol/L↑。全段甲状旁腺素(CLIA)415pg/ml↑。尿常规：尿白细胞(++)↑、尿蛋白(+++)↑、尿隐血(−)。左上肢血管彩超：吻合口近心端桡动脉距吻合口0.5cm处有直径1.6mm、长0.5cm的狭窄，头静脉距吻合口2cm处有直径1.5mm、长度2cm的狭窄。肱动脉血流量308ml/min。入院诊断：①2型糖尿病、糖尿病性肾病、慢性肾脏病5期、肾性贫血、矿物质与骨代谢异常、高磷血症、高钾血症、血液透析、左前臂动静脉内瘘狭窄伴流量不足；②高血压病；③高尿酸血症；④高胆固醇血症。

治疗：彩超引导下经皮动静脉内瘘球囊扩张术。

❓ 主任医师常问实习医师的问题

● 该患者目前血透血管通路是什么问题？还需要做什么检查？

答：目前考虑由桡动脉和头静脉内的两处狭窄导致的AVF流量不足。完善术前常规检查，建议术前行内瘘CTA明确AVF整体情况，以备制订手术方案。

● 有哪些可能的解决方案？各有何优缺点？

答：(1)超声或DSA引导下PTA术

①优点：方便快捷地解决AVF流量不足，不浪费血管资源，术后可立即使用。

②缺点：技术难度较大，费用较高。

(2)AVF重建术

①优点：技术难度相对低，费用低。

②缺点：浪费血管资源，术后可能需要中心静脉置管过渡血透，有导致中心静脉置管相关并发症的可能，尤其是中心静脉狭窄。

● **通路PTA手术常用于哪些情况？**

答：AVF狭窄、闭塞、血栓成熟不良；AVG狭窄、闭塞、血栓；中心静脉的狭窄、闭塞、血栓。

 主任医师问住院医师、主治医师的问题

● **AVF狭窄的分型有哪些？该患者分型如何？**

答：（1）AVF狭窄分为四型。

Ⅰ型狭窄见于动静脉吻合口及距离吻合口2cm内的静脉血管。

Ⅱ型狭窄位于动静脉内瘘血管穿刺部位。

Ⅲ型指动静脉内瘘相关静脉汇入深静脉处狭窄，如头静脉汇入腋静脉，锁骨下静脉汇入无名静脉。

Ⅳ型狭窄指流入道供血动脉的狭窄。

（2）该患者为Ⅰ型＋Ⅳ型狭窄。

● **AVF狭窄处PTA手术常用入路如何选择？该患者首选什么入路？**

答：AVF手术常用入路包括瘘静脉入路、桡动脉远端入路、肱动脉或桡动脉近心端入路。选择入路应考虑：① 尽可能一个入路治疗所有病变，但不排斥复杂病变用多个入路；② 入路与病变有合适的距离，一般5cm以上，尽可能选择路径直，靠近病变处入路；③ 损伤最小化原则；④ 容易止血；⑤ 容易穿刺。

该患者首选瘘静脉入路，损伤最小，容易止血，可同时治疗两处病变。

● **DSA和超声下PTA的优缺点有哪些？**

答：（1）超声引导

① 优势：无需造影剂，无辐射损害，血管内细节和血管外结构显示好，方便引导穿刺，无血流时也能评估血管，费用低。

② 缺点：缺乏整体直观性，中心静脉无法评估，学习周期相对长。

（2）DSA引导

① 优势：可直观完整显示血管的整体情况，在中心静脉的评估上有不可替代的地位，学习周期相对短。

② 缺点：需造影剂，有辐射损害，费用昂贵，特别是血管内细节和血管外结构显示不如超声。

● AVF PTA的指征有哪些？

答：① 透析时引流血流量低于200ml/min；

② 吻合口、吻合口附近静脉、静脉流出道小于2mm，且伴有透析不充分；

③ 透析血流量200ml/min时，静脉压大于150mmHg，止血时间延长；

④ 肿胀手，超声测AVF自然流量低于500ml/min。

● PTA手术球囊直径如何选择？

答：球囊直径的选择主要是考虑扩张效果和血管破裂风险二者的平衡。在选择球囊直径时要考虑的问题：① 狭窄周围正常血管的内径；② 扩张后期望达到的内径；③ 狭窄处血管壁的厚度；④ 既往扩张时的球囊直径；⑤ 血管破裂的后果。

● PTA手术治疗终点如何确定？

答：PTA手术一般需要达到以下治疗目标。

（1）与周围正常血管内径相比，狭窄处残余狭窄率低于30%，对于AVF而言，如果所需内径为5mm，扩张后狭窄处至少3.5mm。

（2）AVF血流量大于500ml/min。

主任医师总结

（1）PTA治疗术前应充分评估完整的流入道、流出道情况，避免术中遗漏病变，同时为术中入路和球囊直径的选择提供依据。

（2）术前应与患者充分沟通可能出现的并发症，如狭窄未能解除、血管破裂、术中血栓等，以及处理预案，备用手术方案。

（3）术前完善患者的血常规，凝血检查，询问抗凝、抗血小板药物使用情况，预估手术完成时间，术中选择合理的抗凝剂量。

（4）手术过程的难点主要集中在导丝通过狭窄病变，可采用：① 鞘、导管或球囊配合导丝；② 导丝头端塑形；③ 入路选择尽可能顺血流方向；④ 选择更细的导丝等方法。术中要在彩超或DSA下仔细观察病变处细节，充分发挥其引导作用。

（5）术后再次超声评估狭窄处直径，内膜损伤情况，以及内瘘流量，指导患者注意事项，嘱3个月后随访复查。

查房笔记

指导患者注意事项，嘱3个月后随访复查。

查房笔记

血液透析用血管通路——中心静脉导管

【实习医生汇报病历】

患者男性，28岁，因"头晕、乏力2个月，加重伴恶心、呕吐2天"入院。缘于2个月前无明显诱因出现头晕、乏力，无恶心、呕吐，无发热、胸闷、心慌气短，无腹痛、腹泻，无尿频、尿急、尿痛及泡沫尿，未予重视。2天前症状加重并出现恶心、呕吐，呕吐为胃内容物，就诊于本院。门诊查血生化：肌酐1247.7μmol/L，尿素氮30.24mmol/L，尿酸418mmol/L，钾5.5 mmol/L，钙1.89mmol/L，磷2.75mmol/L，二氧化碳结合力13 mmol/L。血常规：白细胞计数$9.3×10^9$/L，中性粒细胞75.2%，血红蛋白81g/L。尿常规：尿蛋白（++），隐血试验（+）。泌尿系彩超示双肾缩小，实质回声增强。门诊以"终末期肾脏病，尿毒症"收入院。既往史无特殊。

体格检查：体温36.7℃，脉搏66次/min，呼吸20次/min，血压160/101mmHg。发育正常，营养良好，慢性病容，贫血貌，自主体位，神志清楚，查体合作。全身皮肤黏膜无黄染，无皮疹及皮下出血，无肝掌、蜘蛛痣。全身浅表淋巴结无肿大及压痛，眼睑无水肿。呼吸运动正常，双肺呼吸音清，未闻及干湿啰音及胸膜摩擦音，心前区无隆起，心浊音界正常，心率66次/min，律齐，各瓣膜听诊区未闻及杂音。腹部平软，无压痛、反跳痛。双肾区无叩击痛，四肢活动自如，双下肢无水肿。

入院诊断：终末期肾脏病，尿毒症；肾性贫血；肾性高血压；代谢性酸中毒。

诊疗方案：进一步完善检查，同时给予规律性血液透析，因患者尚未建立长期血管通路，临时血管通路采用双静脉穿刺，血流量180～200ml/min，重组人促红细胞生成素、铁剂纠正贫血、缬沙坦氨氯地平片降压等治疗。

主任医师常问实习医师的问题

血液透析用血管通路有几种？

答：根据血管通路的使用寿命，主要分为两大类，即临时性血管通路与永久性血管通路。临时性血管通路指的是能迅速建立、立即使用的血管通路。使用时间从一次透析到数月不等。目前最常采用的是中心静脉留置导管。也有部分单位采用血管直接穿刺法，包括动脉-静脉、静脉-静脉（双静脉穿刺法）直接穿刺。动脉直接穿刺对血管破坏较大，并发症多，现已很少使用。永久性血管通路是指在长期血液净化治疗时，能经受长期反复使用，并保证提供有效的体外循环血流量，主要包括：自体动静脉内瘘、移植血管动静脉内瘘、隧道式中心静脉留置导管。

● 临时性血管通路的适应证有哪些？

答：① 有透析指征的急性肾衰竭患者。
② 因药物过量或毒物中毒需要进行血液透析和血液灌流的患者。
③ 内瘘成熟前需要透析的患者。
④ 内瘘失败需要建立临时性血管通路过渡的患者。
⑤ 腹膜透析患者因腹膜炎等需暂停腹膜透析而行血液透析患者。

● 这个患者为什么选择双静脉穿刺而不是中心静脉导管？

答：国外血管通路指南、国内专家共识均推荐"预计半年内需进入血液透析治疗的患者建议将患者转诊至血管通路医师接受相关评估，首选建立自体AVF"，但该患者就诊时即出现了需要紧急透析的指征，错失了提前建立内瘘的机会。

但因为该患者一般情况较好，能够配合，束臂下肘正中静脉直径4mm，适合双静脉穿刺。双静脉穿刺因为没有血管通路的再循环以及心肺再循环，因此透析效率高，而且操作简单、安全、并发症少，护士容易掌握。另外由于肘正中静脉较粗、静脉压力低，穿刺后不易发生狭窄、闭塞，因此不影响后期同侧肢体建立动静脉内瘘。而中心静脉留置导管可引起导管相关感染、血栓及血管狭窄等多种并发症，严重影响日后长期血管通路的建立，因此该患者首选双静脉穿刺作为临时性血管通路。

● 应如何选择中心静脉导管的插管部位？

答：目前多个指南及中国血液透析用血管通路专家共识推荐的置管选择次序是右颈内静脉、左颈内静脉、右股静脉、左股静脉及锁骨下静脉。

● **中心静脉导管一般能留置多长时间？**

答：颈部静脉无隧道导管使用原则上不得超过4周，如果预计需要留置4周以上，应当采用隧道式导管；股静脉无隧道导管原则上不超过1周，长期卧床患者可以延长至2～4周。

● **中心静脉插管有哪些并发症？**

答：中心静脉置管的并发症可分为术中并发症和术后并发症。术中并发症包括出血、局部血肿、气胸、血胸、纵隔出血、空气栓塞和心律失常等，股静脉插管还可以发生腹膜后血肿、动静脉瘘及动脉瘤等并发症。一旦发生术中并发症应及时处理，否则容易危及生命。术中并发症往往与操作技术有关，努力提高操作技术，超声引导，可降低术中并发症。术后并发症主要由于导管长期留置于血管内引起，很难避免，主要包括导管功能不良、中心静脉狭窄、栓塞和导管相关性感染。

● **为什么血液透析用中心静脉导管禁止插在锁骨下静脉？**

答：因为锁骨下静脉插管引起锁骨下静脉狭窄的发生率很高，有报道，其发生率可高达30%～50%，对日后同侧肢体建立动静脉内瘘产生直接影响。因此，对日后需要制作动静脉内瘘的患者，应禁止做锁骨下静脉插管。

⚙ **【住院医师或主治医师补充病历】**

> 该患者为青年男性，根据病史、体格检查、实验室检查及影像学检查结果，诊断明确：慢性肾脏病终末期，尿毒症。目前以规律性血液透析治疗为主，按照"内瘘第一"的原则，应积极建立动静脉内瘘，但患者拟行亲属供肾肾移植手术，目前正在进行亲属配型及亲属供肾移植手术的相关法律手续，等待期预计3～6个月。那么血管通路可以选择右颈内静脉隧道式中心静脉导管。

⁉ 主任医师常问住院医师、进修医师和主治医师的问题

● **隧道式中心静脉导管的适应证和禁忌证有哪些？**

答：（1）适应证

① 永久性动静脉内瘘尚处于成熟期，而需等待4周以上，或者拟行动静脉内瘘手术，因病情需要尽快开始血透的患者。

② 心功能较差不能耐受动静脉内瘘分流的患者。

③ 半年到1年内即可行肾移植的过渡期患者。

④ 病情较重，或合并有其他系统的严重疾患，预期生命有限的患者。

⑤ 低血压而不能维持瘘管血流量者。

（2）禁忌证　隧道式中心静脉导管无绝对禁忌证，只有相对禁忌证。相对禁忌证为：① 手术置管部位的皮肤或软组织存在破损、感染、血肿、肿瘤；② 患者不能配合，不能平卧；③ 患者有严重出血倾向；④ 患者存在颈内静脉解剖变异或严重狭窄甚至缺如；⑤ 既往在预定插管的血管有血栓形成史、外伤史或血管外科手术史。

导致导管拔除的主要原因是什么？

答：导管相关性感染和导管功能不良是导致导管拔除的主要原因。

导管相关性感染包括哪几种类型？

答：导管相关性感染（catheter-related infection，CRI）有以下几种类型。

① 导管细菌定植。

② 导管出口感染。

③ 导管隧道感染。

④ 导管相关性菌血症或败血症，也即导管相关性血流感染（catheter-related bloodstream infection，CRBSI）。

⑤ 导管相关性迁移性感染，包括细菌感染性心内膜炎、化脓性关节炎、骨髓炎等。

导管相关性血流感染的临床表现有哪些？

答：导管相关性血流感染临床上多表现为血液透析开始数分钟至数十分钟，多数在透析开始后1h左右，患者出现严重畏寒、寒战、发热等全身症状，发热可高达40℃以上，这是血流感染的典型表现。少数患者可以出现延迟发热，即血透结束后低热，这与感染的细菌数量和毒力有关。

导管相关性血流感染的原因有哪些？

答：导管相关性感染的主要原因是病原微生物侵入了血液。侵入的途径主要是：① 体表的细菌寄生于导管皮肤外口周围，黏附于导管外壁，定植后沿导管周围蔓延入血导致感染；② 长期血液透析时反复断开、连接、操作人员无菌操作不严使致病菌直接进入导管腔，种植在导管内层并形成生物膜，引起感染。生物膜的形成是导管相关感染治疗困难的主要原因。

● 导管相关感染的诊断标准是什么？

答：（1）确诊　有症状的患者从导管尖端和外周血或导管内血标本培养出相同的致病微生物，并且没有其他的感染源。

（2）高度可疑　具有导管感染的症状，血培养阳性而导管尖端培养阴性，排除其他可疑感染灶。

（3）可疑　具有导管感染症状，缺乏微生物学证据，但也无其他感染灶，抗生素治疗或拔管后感染症状消失。

● 如何治疗导管相关感染？

答：导管感染或高度怀疑导管感染时可采取如下措施。

① 立即采血培养，通常导管动、静脉腔内和外周血各采血标本进行培养。

② 血常规、C反应蛋白等炎症指标检查，但有些细菌感染并不一定导致白细胞升高。

③ 立即静脉使用抗生素治疗，初始经验性使用抗生素，后根据培养结果调整抗生素。从导管使用抗生素同时采用抗生素封管。抗生素封管时，必须用抗生素加用抗凝剂封管，血液透析患者可以每次透析后使用抗生素封管液，为了保持有效抗生素浓度，不要超过48h。选择抗生素和肝素需要注意配伍禁忌，头孢菌素类抗生素最适合与肝素混合封管，一般头孢菌素类封管液浓度为10～20 mg/ml。万古霉素10～20mg/ml。如临床症状消失，可以继续保留导管，继续使用抗生素7～14d。如超过72h感染仍未得到有效控制，或停用抗生素2周内菌血症复发者，应该拔出导管。

● 导管相关感染的预防措施有哪些？

答：导管相关感染的预防措施有以下几项。

① 严格遵守无菌技术。

② 清除鼻腔葡萄球菌等的携带状态。

③ 避免导管用于非血液净化用途，例如：取血/输液等。

④ 当没有使用导管适应证时，应尽快拔管。

⑤ 抗生素溶液封管可以减少导管相关感染的发生率，但有造成耐药菌产生的危险。

⑥ 枸橼酸钠封管。

导管内血栓或纤维蛋白鞘形成的处理方法有哪些？

答：导管内血栓形成是导管功能不良的最主要原因，尿激酶溶栓是治疗导管内血栓形成的首选方法，可以使90%～95%的血栓得以溶解。具体方法为：首先尽量抽出导管内的封管溶液。用5万～25万U的尿激酶加生理盐水5ml，按导管容积分别注入导管的动、静脉腔内，如有阻力，可以利用用力回吸后导管内负压分次注入导管内，保留20～30min，抽出溶栓用的尿激酶溶液，若一次无效，可以重复进行，直至血流通畅。如上述治疗效果不佳，也可以采用尿激酶滴注法溶栓，将25万U尿激酶加入250ml生理盐水中导管内缓慢滴注，持续6h以上，多数导管可以恢复血流通畅。若重复2～3次仍无效，则应该对导管进行造影检查，根据检查所见选择进一步治疗措施。如导管被纤维蛋白鞘套包裹，主要见于较长时间留置导管的患者，其主要表现是透析时引血困难，但回血通畅，尿激酶溶栓效果差，可以采用纤维蛋白鞘剥离器清除，但这项技术要求比较高，需要专科医生在介入下完成，不具备上述条件的单位可以重新置管或通过导丝原位更换导管。

中心静脉狭窄的表现及治疗方法有哪些？

答：反复中心静脉置管及长时间留置中心静脉导管可引起中心静脉狭窄，其原因可能与导管反复刺激中心静脉内膜，导致内膜损伤以及感染等引起血管内膜增生有关。中心静脉狭窄主要表现为：

导管血流量不足、尿激酶溶栓无效，插管侧肢体进行性水肿，表浅静脉扩张以及再插管困难等。如果是上腔静脉狭窄或闭塞，则出现双上肢、颈部、头颅水肿及胸壁出现曲张静脉。

中心静脉狭窄的诊断主要依靠影像学检查，如：数字减影血管造影（DSA）、螺旋CT血管造影（CTA）及核磁共振血管成像（MRA）等检查可明确狭窄的部位和狭窄的程度。

中心静脉狭窄的治疗指征是深静脉狭窄程度≥50%，治疗方法主要有经皮血管成形术 (PTA)，或PTA联合支架治疗及开放手术。

主任医师总结 ·······························

① 血管通路被认为是维持性血液透析患者的生命线，根据"内瘘第一"的原则，自体动静脉内瘘至少在预计开始透析前6个月建立或在GFR＜15ml/（min•1.73m^2）、血清肌酐＞6mg/dl（530μmol/L）[糖尿病患者GFR＜25ml/（min•1.73m^2）、血清肌酐＞353μmol/L（4mg/dl）]，应考虑制作动静脉内瘘。但临床上往往因各种原因需要透析时尚未建立动静脉内瘘，中心静脉导管是最常用的临时性血管通路，指南均推荐首选右颈内静脉，但由于颈部静脉插管可能会引起颈内静脉、无名静脉或上腔静脉等中心静脉狭窄甚至闭塞，严重影响日后上肢自体动静脉内瘘或人工血管动静脉内瘘的建立及功能，因此有部分血管通路医生提出首选股静脉插管以减少中心静脉狭窄或闭塞的机会。

② 我们中心多年来一直以双静脉穿刺作为首选的临时血管通路，绝大多数首次透析患者采用双静脉穿刺作为临时血管通路，成功过渡到动静脉内瘘的成熟，减少了中心静脉插管例数。双静脉穿刺的方法简单：在上臂中下1/3处扎弹力绷带，用内瘘针直接穿刺肘正中静脉，模仿献血员献血时手部握皮球或橡皮圈，不断做握球运动，做动脉端引血，静脉端选择另一侧肘正中静脉或下肢大隐静脉穿刺。

③ 长期血管通路的选择顺序是：自体动静脉内瘘→人工血管动静脉内瘘→带cuff中心静脉导管。但目前因为种种原因导致开始透析时绝大多数患者没有成熟的动静脉内瘘，需要带cuff中心静脉导管过渡，导致带cuff导管广泛使用。导管相关性感染是中心静脉留置导管最常见和严重的并发症，带cuff导管的应用并未引起导管感染发生率的下降，严重威胁患者的生命。因此一旦怀疑导管感染，无论是否保留导管，均应在留取血培养后立即静脉使用抗生素治疗，并采用降阶梯治疗：起始治疗即使用足够广谱的抗生素（如碳青霉烯类），以覆盖所有可能的致病菌，待细菌培养及药物敏感试验结果出来后，再有针对性地换用窄谱抗生素，同时用抗生素封管。

查房笔记

右侧肩关节周围肿物伴胀痛1个月余——慢性肾脏病-矿物质和骨异常

⚘【实习医师汇报病历】

患者男性，37岁，因"右侧肩关节周围肿物伴胀痛1个月余"入院。患者缘于1年前无明显诱因在右侧肩关节周围出现肿物，大小约2cm×3cm，质稍硬，无触痛，无红肿，皮温不高，未予重视，之后肿物进行性增大。近1个月来自觉轻微胀痛，但受累关节活动度不明显受限。患者又无意中发现右腕关节周围软组织处也出现类似的肿物，故来本院行右肩关节及腕关节X线影像学检查：发现右肩关节近端软组织内可见一大片状骨样密度增高影，大小约8.2cm×8.8cm，呈菜花样改变（图3-2），右腕关节周围软组织可见大小约0.7cm×1.7cm菜花样骨样密度增高影（图3-3），考虑钙质沉积，两关节处骨质未见异常。为求进一步治疗，门诊拟"慢性肾脏病-矿物质和骨代谢异常"可能收住院。患者自发病以来精神、饮食、睡眠尚可，已无小便，大便未见明显异常。既往患者已维持性血液透析5年余，目前肾性高血压控制尚可，平时服用倍他乐克降压治疗，无其他特殊病史。

体格检查：体温37℃，脉搏117次/min，呼吸18次/min，血压126/90mmHg。神志清楚，皮肤淋巴结检查未见明显异常。右肩关节周围软组织区可见一8cm×8cm肿物，右腕关节周围见一1cm×1.5cm肿物，质稍硬，与周围组织边界不清楚，无触痛，无红肿，皮温不高。心肺体格检查未见明显异常。腹软，无压痛，肝、脾肋下未及，未触及包块，双下肢无水肿。

辅助检查：白细胞$12.95×10^9$/L，粒细胞百分比79.14%，红细胞计数$3.49×10^{12}$/L，血红蛋白浓度98g/L，血小板计数$393×10^9$/L。生化：肌酐1139μmol/L，白蛋白40g/L，谷氨酰转肽酶43U/L，血钙2.54mmol/L，血磷3.46mmol/L，血钾5.3mmol/L；全段甲状旁腺激素（iPTH）358.0pg/ml。行彩超(头颈部)示：双侧甲状腺后方偏低回声区，考虑甲状旁腺增生可能；双侧甲状腺未见明显异常。行胸片示：左下肺斑片影，考虑炎症。

入院诊断：慢性肾脏病-矿物质和骨异常；肾性贫血；肾性高

血压。

诊疗方案：规律血液透析；给予重组人红细胞生成素纠正贫血；琥珀酸美托洛尔缓释片（47.5mg，qd）控制血压，降低心率；口服非含钙的磷结合剂降磷治疗。

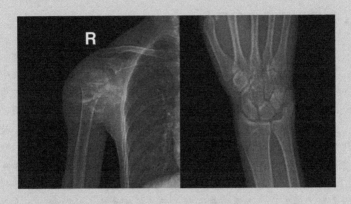

图3-2 右肩关节X线片　　图3-3 右腕关节X线片

 ## 主任医师常问实习医师的问题

什么是慢性肾脏病-矿物质和骨异常（CKD-MBD）？

答：是由于慢性肾脏病导致的矿物质及骨代谢异常综合征，临床上出现以下一项或多项表现：① 钙、磷、PTH或维生素D代谢异常；② 骨转化、矿化、骨量、骨线性生长或骨强度异常；③ 血管或其他软组织钙化。

慢性肾脏病-矿物质和骨异常的诊断依据有哪些？

答：（1）实验室生化指标的异常评估　血清钙、磷、甲状旁腺激素（PTH）、碱性磷酸酶活性（ALP）、25-羟维生素D。

（2）骨骼的异常评估　骨活检是诊断CKD-MBD的金标准，测定iPTH和ALP来评价骨病的严重程度。

（3）血管或其他软组织钙化评估　可采用侧位腹部X线片检测是否存在血管钙化，并使用超声心动图检测是否存在心脏瓣膜钙化，有条件的情况下可使用CT评估心血管钙化情况。

● 慢性肾脏病-矿物质和骨异常有哪些治疗措施？

答：（1）降低高血磷，维持正常血钙 血清磷目标值：CKD 3～5期建议维持在0.87～1.45 mmol/L，CKD 5D期建议维持在1.13～1.78 mmol/L。血清钙目标值：CKD 3～5D期血清校正钙建议维持在2.10～2.50 mmol/L。

（2）控制继发性甲旁亢 甲状旁腺素目标值：CKD 3～5期最佳的iPTH水平目前尚不清楚，CKD 5D期建议维持在正常值上限的2～9倍。但对于iPTH虽在正常范围，但波动明显的患者，仍应给予积极治疗。

（3）血管钙化的防治 防治高磷血症，防治高钙血症，防治继发性甲状旁腺功能亢进。

❀ 【住院医师或主治医师补充病历】

> 患者青年男性，已维持性血液透析5年余，但坚持每周透析2次；饮食未控制，依从性差。右肩关节及腕关节X线影像学检查示：严重的软组织钙化。建议下一步治疗保证充分透析（每周3次），控制富含磷的食物摄入。

🔖 主任医师常问住院医师、进修医师和主治医师的问题

● CKD各期矿物质和骨代谢异常相关生化指标检测的频率如何？

答：CKD各期矿物质和骨代谢异常相关生化指标检测的频率见表3-2。

表3-2 CKD各期矿物质和骨代谢异常相关生化指标检测频率

CKD分期	血清磷	血清钙	ALP	iPTH	25(OH)D
1～2期	6～12月	6～12月	6～12月	根据基线水平和CKD进展情况决定	有条件的情况下检测，根据基线水平和治疗干预措施决定

CKD分期	血清磷	血清钙	ALP	iPTH	25(OH)D
3期	6～12月	6～12月	6～12月	根据基线水平和CKD进展情况决定	根据基线水平和治疗干预措施决定
4期	3～6月	3～6月	6～12月，如iPTH升高可增加频率	6～12月	根据基线水平和治疗干预措施决定
5期	1～3月	1～3月	6～12月，如iPTH升高可增加频率	3～6月	根据基线水平和治疗干预措施决定

注：CKD—慢性肾脏病；ALP—碱性磷酸酶；iPTH—全段甲状旁腺激素；25（OH）D—25-羟维生素D;CKD 5期含CKD 5D期。

● 慢性肾脏病患者血管钙化的发病机制是什么？

答：既往血管钙化认为是钙磷代谢紊乱引起钙盐沉积于细胞和组织间的被动过程。近年研究表明，其过程与骨的矿化相似，中心环节是血管平滑肌细胞在钙化诱导因子与钙化抑制因子的共同作用下向成骨样细胞发生主动转化的过程。

（1）促进血管钙化的主要因素 高磷血症、高钙血症、继发性甲状旁腺功能亢进、活性维生素D运用不当、慢性炎症。

（2）抑制血管钙化的主要因素 骨保护素、胎球蛋白A、基质Gla蛋白、骨桥蛋白、Klotho蛋白、骨形态发生蛋白-7。

● CKD-MBD患者中高磷血症的具体治疗措施有哪些？

答：终末期肾脏病（ESRD）患者主要死亡原因是心血管疾病，而血管钙化则是ESRD患者发生心血管疾病的独立危险因素。磷是被研究的最重要的血管钙化催化剂，高磷血症使得钙化抑制因子下调，激活因子被上调。最新研究表明，血清磷水平每增加1mg/dl，其死亡风险增加18%。

（1）控制饮食，限制磷的摄入 美国K/DOQI指南推荐饮食磷控制在

800～1000 mg/d，建议选择磷吸收率低、磷/蛋白质比值低的食物，限制摄入含磷添加剂的食物。

（2）透析治疗方案 有条件患者可以增加透析频率和延长透析时间较普通血液透析（每周3次，每次透析4h）更有效地清除血磷。

（3）药物治疗 主要是磷结合剂的使用。目前使用的磷结合剂主要是含钙的磷结合剂和非含钙磷结合剂。①含钙的磷结合剂主要包括：碳酸钙、醋酸钙。CKD 3～5D期患者，如果饮食控制以及在CKD 5D期充分透析仍不能控制血磷，而血钙水平在正常范围或降低时，建议使用含钙磷结合剂，但应控制其使用剂量。含钙磷结合剂在以下情况慎用：iPTH≤150pg/ml；血钙≥2.5mmol/L。②非含钙磷结合剂主要包括：司维拉姆、碳酸镧。

● 如何确定慢性肾脏病患者骨质疏松的治疗时机与治疗方案？

答：骨质疏松是CKD的并发症之一，会导致患者出现骨骼或关节疼痛，骨折风险增加，病残率和病死率的增加，因此早期发现，积极治疗非常重要。对于是否需要考虑药物治疗，需符合以下情况之一。

（1）确诊骨质疏松者（BMD：T≤-2.5），无论是否有过骨折。

（2）骨量低下患者（BMD：-2.5＜T≤-1.0），并且存在一项以上骨质疏松危险因素，无论是否有过骨折。

（3）无BMD测定条件下，具备以下情况之一者，也需考虑药物治疗：已发生过脆性骨折、OTSA筛查为高风险、FRAX工具计算出髋部骨折概率≥3%，或任何重要部位的骨质疏松性骨折发生概率≥20%。

骨质疏松治疗包括基础治疗与药物治疗。

（1）基础治疗

① 均衡膳食。

② 合理运动。

③ 避免嗜烟、酗酒，慎用影响骨代谢药物。

④ 加强自身和环境的保护措施。

（2）药物治疗

① 双膦酸盐：对于CKD1～2期以及CKD 3期患者（如果iPTH水平在正常范围）建议按照普通人群的治疗方案，低动力性骨病是该药的禁忌证，故使用此药前应考虑骨活检或其他方法排除低动力性骨病。

② 活性维生素D及其类似物：使用该药可使PTH过度抑制，可能导致低转化型骨病的发生，故使用过程需要密切监测血钙、磷、iPTH的

水平。

③ 其他一些药物：降钙素、重组人甲状旁腺激素、雌激素类药物、雌激素受体调节剂。

主任医师总结

慢性肾脏病（CKD）已经逐渐成为全球重要的公共健康问题，近年来我国的成人CKD的患病率高达10.8%。矿物质和骨代谢紊乱（BMD）也是CKD患者常见的严重并发症之一，是导致CKD患者生活质量下降，骨外钙化的重要原因，同时增加患者心血管病病死率，因此应当早期积极预防和治疗CKD-MBD，主要通过维持正常的钙磷水平，控制继发性甲旁亢，预防和治疗血管钙化。骨活检是诊断CKD-MBD的金标准，但因骨活检操作的复杂性等多种原因国内开展得很少。总之，对于CKD患者需要定期进行MBD相关指标的检查，早期诊断和治疗是关键，减少并发症的发生，提高患者的生存率和生活质量。

查房笔记

维持性血液透析2年，畏冷、发热2周
——透析导管感染

⊛【实习医师汇报病历】

　　患者男性，44岁，以"维持性血液透析2年，畏冷、发热2周"为主诉于2015年01月15日入住某医院。患者于2003年因患"尿毒症"在某医院行"同种异体肾移植术"，手术顺利，术后恢复良好，术后给予规范免疫抑制治疗，门诊随访病情平稳。2010年始，患者血肌酐逐渐上升，门诊给予调整免疫抑制剂方案，效果不佳，2013年2月就诊本院门诊。复查血肌酐（Scr）990μmol/L，尿量明显减少，因外周血管条件差，不宜行动静脉内瘘术，遂于右颈内静脉留置皮下隧道带涤纶套导管，在外院门诊行维持性血液透析治疗，3次/周，一般情况尚可。2周前患者无明显诱因于血液透析过程中反复出现畏冷、寒战、发热，体温最高达39℃，伴恶心、乏力、纳差，无腹痛、腹泻，无咳嗽、咳痰，无胸闷、气促等，外院间断予"头孢菌素类"抗感染治疗后上述症状无明显好转。3天前就诊于某医院门诊，考虑"血液透析导管相关性感染"，予左氧氟沙星经导管静滴经验性抗感染治疗，左氧氟沙星+肝素混合液封管，上述症状无明显好转，转诊本院。门诊查血常规：白细胞13.78×10⁹/L，中性粒细胞百分比86.34%，C反应蛋白97.8mg/L，考虑感染控制效果差，住院治疗。既往无心脏病等病史，4年前曾行心脏彩超无明显异常。个人史、家族史无特殊。

　　体格检查：体温36.7℃，脉搏119次/min，呼吸20次/min，血压122/63mmHg。慢性病容，重度贫血貌，全身皮肤无瘀点瘀斑。右颈部留置导管在位无脱出，敷料干燥，管周皮肤无红肿/化脓。双肺未闻及明显干、湿啰音。心前区无隆起，心界稍大，HR119次/min，律齐，心脏各瓣膜区未闻及杂音。腹部平软，全腹无压痛、反跳痛，肝脾肋下未扪及。四肢关节无红肿，双下肢无水肿。

　　辅助检查：血常规示白细胞11.13×10⁹/L，粒细胞百分比76.34%，血红蛋白浓度59.0g/L，血小板计数97×10⁹/L；血沉70.0mm/h，降钙素原24.08ng/ml，凝血酶原时间16.2s，活化部分凝血酶原时间44.6s，B型钠尿肽193pg/ml。血液生化：白蛋白29g/L，谷丙转氨酶14U/L，谷草转氨酶21U/L，尿素氮28.26mmol/L，血肌酐1137μmol/L，尿酸485.1μmol/L，钠136mmol/L，钾5.34mmol/L，钙1.9mmol/L，血糖5.96 mmol/L。

入院诊断：透析导管相关性感染，移植肾失败。

诊疗方案：该患者门诊已经验性抗感染72h以上，畏冷、寒战等症状无好转，一般情况差，入院后降钙素原等感染指标仍明显升高，考虑感染控制效果差，综合患者病情决定予拔除右颈内皮下隧道带涤纶套导管，剪取导管末端留取培养，同时留取外周血培养，予美罗培南联合莫西沙星经验性抗感染治疗，并予输血纠正贫血，辅以补液支持、维持血液透析等治疗方案；入院后第2天患者出现"感染性休克"，血压一度低至84/58mmHg，予多巴胺持续泵入维持血压。导管末端及外周血培养回报检出"铜绿假单胞菌"，根据药敏继续上述抗感染方案。此后患者仍反复发热，监测体温波动于37～39℃。入院后第6天，改莫西沙星为万古霉素，联合美罗培南抗感染；第8天，患者体温正常，饮食、精神状态等一般情况好转，复查降钙素原19.8ng/ml，BNP1600 pg/ml。血常规：WBC 8.93×10⁹/L，N 78.64%，Hb 64.0g/L，PLT 127×10⁹/L。

 主任医师常问实习医师的问题

● **如何进行导管感染的诊断与处理？**

答：带隧道带涤纶套导管感染可分为导管细菌定植、导管出口感染、导管隧道感染、导管相关性菌血症 [即导管相关性血流感染(CRBSI)]、导管相关性迁移性感染（包括细菌感染性心内膜炎、化脓性关节炎、骨髓炎等）。导管感染是导管拔除的首要原因，导管感染挽救成功的只有25%～30%。临床怀疑为导管相关性菌血症或导管相关性血流感染可能时，立即行微生物检查，并开始通过静脉及导管途径经验性应用抗生素；不建议带隧道带涤纶套导管感染未经判断而草率拔除，以避免损失透析通路。

⚙ **【住院医师或主治医师补充病历】**

入院后第10天，患者突发急性心力衰竭，查BNP＞5000pg/ml，予强心、解痉平喘、急诊血液透析等治疗，根据第2次血培养结果，予停用美罗培南，改莫西沙星(拜复乐)抗感染治疗；于第12天患者一般情况转差，再发畏冷、发热，感胸闷、气急，右手掌小鱼际肌出现一大小约1.0cm×1.0cm大小肿物，红肿、压痛明显，查BNP 4231pg/ml。患者感染经久不愈，并出现疑似Osier结，怀疑是否有深静脉血栓或感染性心内膜炎瓣膜赘生物可能，遂检查心脏彩超。结果示：主动脉瓣右冠瓣瓣体及瓣尖均探及一强回声团，考虑"感染性心内膜炎：主动脉瓣右冠瓣赘生物形成，主动脉瓣轻度狭窄伴中度以上反流"。根据第3次血培养结果，改莫西沙星为左氧氟沙星(可乐必妥-拜耳先灵医药保健股份公司)，并联合阿米卡星抗感染治疗，此后患者体温逐渐降至正常，一般情况好转。入院后第16天患者再发畏冷、发热，胸闷、气急加重，病情进一步恶化，查BNP 4333pg/ml，血常规：WBC 13.05×10^9/L，N92.04%，Hb 45.0g/L，PLT 162×10^9/L，降钙素原22.5ng/ml。经心内科、胸心外科会诊，建议转胸心外科进一步手术治疗，患者及家属拒绝，病情危重，自动出院。

 主任医师常问住院医师、进修医师和主治医师的问题

● **该患者诊断感染性心内膜炎的线索有哪些？**

答：感染性心内膜炎通常多见于原有心脏基础疾病或做过心脏手术的患者，畏冷、寒战、高热为其最常见的症状，70%～90%的患者有进行性贫血，心脏查体可闻及杂音，典型者可出现皮肤瘀点、脾大等体征，彩超可见心脏瓣膜赘生物，临床诊断并不困难。但在我国，由于抗生素的过度应用和病原微生物的变化，特别是无基础心脏瓣膜病变的血液透析患者，早期临床表现多不典型。该患者既往无心脏基础疾病，起病初期主要表现为血液透析过程中畏寒、发热，无皮肤瘀点、瘀斑、脾大、进行性贫血等其他提示感染性心内膜炎的体征，给早期诊断带来一定的困难。虽拔除静脉留置导管并抗感染治疗后，仍反复畏冷、发热，随着病情进展而出现与肾性贫血不相符的进行性贫血、心力衰竭、Osler结等病症，最终心脏彩超确诊感染性心内膜炎。因此，对于长期留置中心静脉导管的血液透析患者，如反复畏冷、发热，应考虑感染性心内膜炎可能，及时行心脏超声检查以明确诊断。

● **导管相关感染的处理流程如何？**

答：《2014年中国血液透析用血管通路专家共识》明确指出导管相关感染的处理流程，见图3-4。

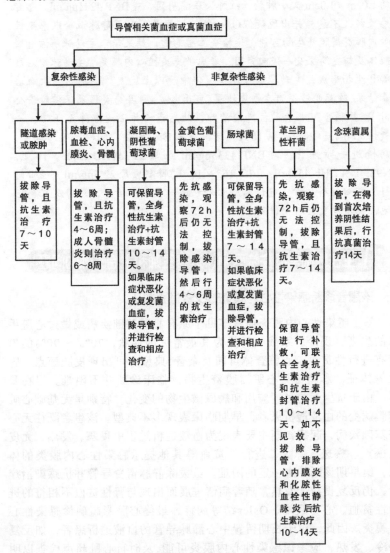

图3-4 导管相关血流感染处理流程

> 该患者在积极治疗条件下仍出现感染性心内膜炎这一严重并发症，发生这一严重并发症的原因有哪些？

答：该患者发生感染性心内膜炎的原因，分析与以下几点原因有关。

（1）基础疾病因素　尿毒症患者长期慢性贫血、营养不良、酸碱平衡紊乱等因素导致机体免疫功能低下，单核细胞和巨噬细胞功能降低，易并发各种感染。

（2）长期应用免疫抑制药　该患者为肾移植术后10年、移植肾失败患者，长期应用免疫抑制药，导致自身免疫功能低下，易并发各种严重感染。

（3）导管因素　虽然导管材质的生物相容性不断得以改进，但静脉导管对于机体仍是一种异物，纤维蛋白易于在导管表面形成纤维膜并伴有血栓形成，成为病原微生物定植的场所，且不易被清除，透析过程中随着血流全身播散导致菌血症或败血症，病程迁延，可进一步并发感染性心内膜炎等严重并发症。

（4）致病菌　铜绿假单胞菌为革兰阴性杆菌，是临床常见的非发酵菌，在自然界广泛分布，可作为正常菌群在皮肤表面分离到，还可污染医疗器械甚至消毒液，从而导致医源性感染，是医院获得性感染重要的条件致病菌，其具有易定植、易变异和多重耐药的特点。近年来已成为院内感染越来越重要的病原菌，是临床最常见的多重耐药(MDR)和全耐药(PDR)致病菌之一。该患者入院后的诊疗过程也进一步体现了该类细菌具有易变异和多重耐药的特点。

主任医师总结 ·················

血管通路是长期血液透析患者赖以生存的"生命线"，自体动静脉内瘘是长期血液透析患者的首选血管通路，但部分患者由于老年、糖尿病、长期血液透析等因素导致外周血管条件差，给自身动静脉内瘘的建立带来一定困难，长期留置皮下隧道涤纶套导管具有快速使用、减轻穿刺疼痛等优点，在我国近十余年的应用中受到了广泛的欢迎，目前已成为血液透析患者建立长期血管通路重要的补充形式。

导管在静脉长期留置也存在较多并发症，导管相关性感染是较为常见的并发症之一。国外前瞻性研究结果显示，颈内静脉或锁骨下静脉留置的导管感染率平均为3%～5%，中心静脉的感染率最高可达10%。CRBSI的血液透析患者，出现并发症和再入院比例较高，高达20%的患者出现严重并发症，如感染性心内膜炎、化脓性关节炎、骨髓炎、硬膜外脓肿和败血症等。其中以感染性心内膜炎最为严重，致病菌以金黄色葡萄球菌为常见，已成为血液透析患者临床棘手的严重并发症之一。因感染性心内膜炎的预后不良，在临床诊疗过程中应该多注意观察，早期诊断，改善患者预后。

查房笔记

第四章　自身免疫性疾病肾损害

面部红斑，双下肢水肿4个月余——狼疮肾炎

⚙ 【实习医师汇报病历】

患者女性，24岁，因"面部红斑，双下肢水肿4个月余"入院。缘于4个月前产后1个月面部红斑，无瘙痒，阳光照射后加重，并出现双下肢水肿，为凹陷性，无发热，无口腔溃疡，无关节疼痛，无尿频、尿痛，无胸闷、心悸，无腹痛、腹泻。于当地医院查尿蛋白（++），尿隐血试验（+++），予"活血通脉、复方肾炎片、醋酸泼尼松"治疗，面部红斑有所减轻，但双下肢水肿反复发作，今为进一步治疗，而转入本院，门诊拟"慢性肾炎"收入科。既往史无特殊。

体格检查：神志清楚，颜面水肿，蝶形红斑，球结膜水肿，咽部无充血，扁桃体无肿大。心肺未见异常发现。腹部膨隆，无压痛，肝、脾肋下未触及，移动性浊音阳性，双肾区无明显叩击痛，肠鸣音无异常。双下肢高度凹陷性水肿。

辅助检查：胸部X线片示心影中度增大，双侧胸腔少量积液。尿常规：尿蛋白（+++），尿隐血试验（++）。补体C3 0.35g/L，补体C4 0.084g/L。血生化：尿酸359μmol/L，尿素8.1mmol/L，肌酐105μmol/L，总蛋白54g/L，白蛋白27g/L。血常规：白细胞计数10.21×10^9/L，红细胞计数2.79×10^{12}/L，血红蛋白浓度72.0g/L，血小板计数89×10^9/L。P-ANCA阳性，C-ANCA、PR3-ANCA、MPO-ANCA阴性。梅毒血清学实验阳性，滴度阴性。

入院诊断：系统性红斑狼疮；狼疮肾炎。

治疗：给予甲泼尼龙（40mg，静滴，1次/日）免疫诱导治疗；来氟米特（10mg，1次/日），羟氯喹（100mg，2次/日）免疫抑制；呋塞米及螺内酯利尿消肿。

主任医师常问实习医师的问题

1997年美国风湿病学会系统性红斑狼疮（SLE）的诊断标准是什么？

答：美国风湿病学会1997年修订的系统性红斑狼疮的诊断标准是满足以下11项指标中的4项。① 颊部红斑；② 盘状红斑；③ 光过敏；④ 口腔溃疡；⑤ 关节炎；⑥ 浆膜炎、心内膜炎或心包炎；⑦ 肾损害；⑧ 神经系统异常；⑨ 血液学异常；⑩ 免疫学异常；抗ds-DNA抗体阳性或抗Sm抗体阳性或抗磷脂抗体阳性；⑪ 在任何时间和未用药物诱发"药物性狼疮"的情况下，抗核抗体异常。

SLE颧部红斑有哪些特点？

答：蝶形红斑是SLE的典型表现。发生率40%。表现为双侧面颊部蝶形红色皮疹，不累及鼻唇沟。多在发病时出现，暴露于紫外线后加重。约60%患者有广泛或局限性斑丘疹，多见于日晒部位。58%的患者有光过敏。

狼疮肾炎可能会有哪些肾外的临床体征？

答：狼疮肾炎可能会有脱发、浆膜炎（心包炎、胸膜炎、腹膜炎）体征、口腔溃疡、皮疹、光敏感及关节炎的肾外临床体征。

狼疮肾炎的治疗原则是什么？

答：狼疮肾炎的治疗原则主要是控制狼疮的活动，保护重要脏器的功能，减少免疫抑制治疗带来的不良反应。

如何判断系统性红斑狼疮的活动性？

答：（1）癫痫发作、精神异常、脑血管病。

（2）多关节炎、关节痛。

（3）蛋白尿、血尿、管型尿、血肌酐升高、肾活检组织的活动性病理改变。

（4）皮疹、皮肤血管炎、口腔黏膜溃疡。

（5）胸膜炎、心包炎。

（6）溶血性贫血、白细胞减少、淋巴细胞绝对值减少及血小板减少。

（7）发热（＞38℃）、疲倦、乏力等。

（8）血清补体水平下降。

（9）抗ds-DNA抗体升高。

（10）血沉（ESR）加快。

【住院医师或主治医师补充病历】

　　患者为青年女性，以面部红斑、双下肢水肿为临床表现，尿液检查提示血尿、蛋白尿。有浆膜炎表现，梅毒血清学试验假阳性、血小板低下、自身抗体检测提示抗心磷脂抗体IgG强阳性。肾活检提示狼疮肾炎Ⅳ-G（A/C）型。见图4-1。

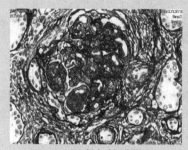
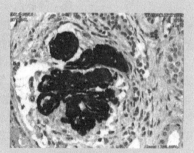

PASM×400肾小球细胞增生　　　　　　免疫组化显示C1q沉积

图4-1　狼疮肾炎

主任医师常问住院医师、进修医师和主治医师的问题

● 该患者狼疮肾炎（LN）应与哪些疾病相鉴别？

　　答：狼疮肾炎（LN）应与类风湿关节炎（RA）肾损害、紫癜性肾炎、原发性肾小球肾炎相鉴别。

　　（1）RA　肾损害的临床表现多样，与肾脏病理类型有关，尿检异常最常见。患者多表现为镜下血尿伴或不伴蛋白尿，肾功能不全较少见。血清RF阳性，并有关节活动障碍、影像学改变可资鉴别。

　　（2）紫癜性肾炎　可表现为血尿、蛋白尿及管型尿，偶见水肿、高血压及肾衰竭等表现，体格检查可见四肢对称分布的皮下出血点，关节受累时可出现关节肿胀、疼痛、压痛及功能障碍等表现，但血清免疫学指标检测阴性，可资鉴别。

（3）原发性肾小球疾病　可表现为血尿、蛋白尿、水肿、高血压等表现，狼疮肾炎单纯表现为肾脏受累时应予鉴别，原发性肾小球病检测免疫学可有补体降低，但抗核抗体、抗ds-DNA抗体、抗Sm抗体等自身抗体阴性。

● 该患者抗心磷脂抗体阳性，哪些因素可导致该抗体阳性？是否应考虑合并抗磷脂抗体综合征？

答：不考虑抗磷脂抗体综合征。

抗磷脂抗体综合征诊断应满足以下条件：满足1条临床表现指标加1条实验室指标［临床表现：静脉血栓；动脉血栓；习惯性流产；血小板减少。实验室指标：IgG/IgM aCL（中/高滴度）；IgG/IgM anti-β_2GP I；狼疮抗凝物（LA）阳性，阳性2次，时间间隔>3个月］。

研究证实，许多因素与抗心磷脂抗体（aCL）产生密切相关，常见的原因有：① 自身免疫性疾病，如系统性红斑狼疮（SLE）、类风湿关节炎（RA）及硬皮病等；② 病毒感染，如腺病毒、风疹病毒、水痘病毒、腮腺炎病毒等感染；③ 其他疾病，如支原体感染等；④ 口服某些药物，如氯丙嗪、吩噻嗪等；⑤ 少数无明显器质性疾病的正常人，特别是老年人。

● 2003年的狼疮肾炎肾脏病理学分型是什么？

答：根据2003年肾脏病理学分型标准，LN可分为6型：系膜轻微病变型LN（Ⅰ型）、系膜增生性LN（Ⅱ型）、局灶性LN（Ⅲ型）、弥漫性LN（Ⅳ型）、膜性LN（Ⅴ型）和终末期硬化性LN（Ⅵ型，>90%肾小球硬化）。其中，Ⅴ型LN可合并Ⅲ型或Ⅳ型病变，这时应作出复合性诊断，如Ⅲ+Ⅴ、Ⅳ+Ⅴ等。

Ⅲ型根据活动性（A）与慢性（C）不同，可进一步分为：① Ⅲ型（A），局灶增殖性；② Ⅲ型（A/C），局灶增殖伴硬化性；③ Ⅲ型（C），局灶硬化性。

Ⅳ型根据活动性（A）、慢性（C）、节段性（S）、球性（G），又可再分为：① Ⅳ型-S（A），弥漫节段增殖性；② Ⅳ型-G（A），弥漫球性增殖性；③ Ⅳ型-S（A/C），弥漫节段增殖硬化性；④ Ⅳ型-G（A/C），弥漫球性增殖伴硬化性；⑤ Ⅳ-S（C），弥漫节段硬化性；⑥ Ⅳ型-G（C），弥漫球性硬化性LN。

● 狼疮肾炎病理活动性病变的指标有哪些？

答：狼疮肾炎病理活动性病变的指标有以下几项。

① 肾小球节段性坏死；

② 肾小球中性粒细胞或单核细胞浸润；

③ 白金耳样改变；

④ 核碎裂、苏木素小体；

⑤ 细胞新月体；

⑥ 肾小血管病变（血管炎或纤维素样坏死）；

⑦ 间质广泛水肿及单核细胞浸润。

● 狼疮肾炎患者是否应定期复查免疫学指标？

答：狼疮肾炎患者应定期监测血清学指标包括抗ds-DNA抗体和补体水平。抗ds-DNA抗体和疾病的活动性相关，75%的增生型狼疮肾炎患者的血中可检测到抗ds-DNA抗体。补体的活性及补体下降的程度与病变的活动也相关。既往的研究显示病变活动的最特异的指标是补体C3下降，其次是总补体，然后是补体C4。患者狼疮肾炎复发时，通常表现为抗ds-DNA抗体升高，然后出现低补体血症。一些研究报告称抗R0抗体阳性可能与肾脏长期预后不良相关。

● 如何判断狼疮肾炎是否活动？

答：（1）是否有其他系统的活动性病变，如浆膜炎、关节炎、血液系统及神经系统损害等。

（2）实验室检查

① 血清学，如自身抗体是否阳性，特别是抗双链DNA抗体的阳性及滴度、补体水平是否低下。

② 血尿程度。

③ 肾活检，如肾小球炎性细胞（中性粒细胞及单核细胞）浸润，细胞性新月体数量；毛细血管袢透明样血栓、核碎裂等；肾间质炎性细胞浸润及肾间质小血管炎等。

● 如何看待育龄期女性狼疮患者的妊娠？

答：以往认为妊娠易导致狼疮肾炎复发和恶化，故多主张避免妊娠。但近年大量的临床观察发现，如系统性红斑狼疮没有活动，肾功能及血压均正常，则妊娠对母亲和胎儿均无影响，妊娠并不增加狼疮肾炎的重新活动，对长程预后影响不大。

但有以下几点值得注意。

① 患者若有肾功能降低，血压增高，则应避免妊娠。

② 应在狼疮肾炎缓解1年后妊娠，并尽力保持狼疮肾炎在妊娠期不活动。有人主张，一旦明确妊娠，即应给泼尼松每天10mg，直至产后8周，认为这样可减少复发或使复发时症状减轻并易于控制；一旦有疾病活动，应用标准激素疗程，并视具体情况加用环磷酰胺。

③ 要监测胎儿生长发育，出现胎儿宫内窘迫时，应考虑终止妊娠；母体一旦出现高血压，应予积极治疗。

④ 狼疮肾炎患者子痫发生率高，约30%，先兆子痫亦可能是狼疮肾炎复发的表现，区别主要依赖有无肾外活动的其他临床表现及有无血清补体下降。

药物性狼疮的诊断标准有哪些？如何与系统性红斑狼疮相鉴别？

答：（1）目前无特异的诊断标准，如患者过去无系统性红斑狼疮，在服某种药物的过程中出现狼疮的临床和血清表现，停药后临床症状很快缓解，血清学异常也缓慢好转则可诊断为药物性狼疮。

（2）药物性狼疮与系统性红斑狼疮相似，但有很大区别，主要表现在以下几个方面。

① 药物性狼疮不一定满足美国风湿病学会的狼疮诊断标准。

② 药物性狼疮患者有其他疾病的表现，为治疗这种疾病，正在服用某种药物，如类风湿关节炎患者服青霉胺，高血压患者服用肼屈嗪或甲基多巴。

③ 药物性狼疮患者的年龄较系统性红斑狼疮患者年龄大。

④ 在药物性狼疮患者中无女性占优势的现象。

⑤ 药物性狼疮的症状较轻，以全身症状如关节炎、胸膜炎、心包炎为主，与老年性系统性红斑狼疮相似。这些症状是可逆性的，停药后逐渐消失。

⑥ 药物性狼疮和系统性狼疮均可有ANA、LE细胞阳性，但抗DNA抗体、抗Sm抗体在药物性狼疮中少见。

哪些药物可诱发或加重系统性红斑狼疮？

答：目前已证实可诱发或加重系统性红斑狼疮药物有青霉素、肼屈嗪、普鲁卡因胺、异烟肼、氯丙嗪、甲基多巴。红斑狼疮患者，不管是在活动期还是在缓解期，都要尽量避免使用上述药物，以免使症状加重或引起复发。

● **如何治疗狼疮肾炎？**

答：狼疮肾炎应根据病理分型治疗。对于重型狼疮肾炎，疾病活动明显者，可考虑大剂量激素静脉冲击治疗，环磷酰胺冲击治疗或霉酚酸酯、普乐可复治疗；如伴免疫功能缺陷可以考虑大剂量丙种球蛋白冲击治疗或血浆置换。

（1）Ⅰ和Ⅱ型的治疗激素和免疫抑制药的使用取决于肾外狼疮的临床表现。但对于存在明显尿检异常的患者，仍主张按狼疮肾炎接受治疗。

（2）增殖性LN的治疗，一般包括初始诱导阶段和维持阶段两个阶段。

① 初始诱导治疗推荐联合应用糖皮质激素和免疫抑制药（如环磷酰胺或霉酚酸酯）。

a.环磷酰胺（CTX）治疗方案：每月静注（改良美国国立卫生研究院方案）$0.5 \sim 1g/m^2$，共6个月；或每2周小剂量静注CTX（欧洲狼疮方案）500mg/次，共3个月；或口服CTX，$1 \sim 1.5mg/(kg \cdot d)$（最高至150mg/d），共2～4个月。

b.霉酚酸酯（MMF）治疗方案：$1.5 \sim 2.0g/d$，共6个月。对于严重增生性肾小球肾炎［快速进展至肾功能不全，常有弥漫性（＞50%）肾小球新月体形成或血管袢坏死］，考虑采用足量间断CTX静脉冲击治疗；对既往曾接受CTX治疗且累积剂量接近或超过36g者，考虑使用MMF。

初始诱导治疗疗程为3～6个月，若病情稳定且达到部分缓解（PR）或完全缓解（CR），则进入维持治疗；若治疗反应差，则选择其他初始诱导治疗的替代方案。

② 维持治疗推荐将小剂量糖皮质激素（≤10mg/d）与MMF（$0.5 \sim 0.75g/d$）、硫唑嘌呤［AZA，$1.5 \sim 2.5mg/(kg \cdot d)$］或钙调神经磷酸酶抑制药（不能耐受AZA及MMF时）联合使用，也可以小剂量糖皮质激素联合雷公藤多苷片（30mg/d）或来氟米特（10mg/d）治疗。维持治疗的疗程为：在CR后，建议维持治疗至少持续1年以上，而后考虑减少免疫抑制药剂量；若维持治疗减量时出现肾功能恶化和（或）蛋白尿增多，建议将免疫抑制治疗剂量增加至初始控制LN的剂量；维持治疗12个月仍未达到CR，在考虑转变治疗前应先进行重复肾活检。

③ V型狼疮肾炎　对于蛋白尿属非肾病综合征范围且肾功能稳定的单纯V型LN患者，推荐使用肾脏保护及羟氯喹控制肾外狼疮治疗。肾脏保护治疗包括严格控制血压（＜130/80mmHg）、使用ACEI和（或）ARB减少蛋白尿、给予抗凝药和降脂治疗、预防血栓和心血管并发症。对于持续存在肾病综合征范围蛋白尿的单纯V型LN患者，建议除肾脏保护治疗外，加用适量糖皮质激素及以下任意一种免疫抑制药治疗，即MMF、AZA、CTX、钙调神经磷酸酶抑制药或雷公藤多苷片。对于经肾活检确定为V＋Ⅲ及V＋Ⅳ型的LN患者，推荐治疗方案分别同Ⅲ型和Ⅳ型LN患者。

主任医师总结

① 狼疮肾炎是系统性红斑狼疮最常见的靶器官损害，由于该病病因至今尚未明了，遗传背景、内分泌、代谢紊乱、环境（感染、药物、毒物）及机体免疫异常等因素都可能引起本病，及早治疗是关键，因其直接影响患者的预后。

② 有效地控制狼疮肾炎活动，是治疗的关键措施之一，以免出现肾功能衰竭，再者就是防止免疫抑制药继发感染。

③ 对于年轻女性，若肾活检为膜性肾病，即使免疫学指标阴性，该类患者要定期复查免疫学指标，以排除隐匿性狼疮肾炎的可能。狼疮肾炎表现为大量蛋白尿、低蛋白血症等肾病综合征患者，血脂往往不升高，该特点与原发性肾病综合征不同。

④ 对于育龄期女性，系统性红斑狼疮没有活动，肾功能及血压均正常，则妊娠对母亲和胎儿均无影响，妊娠并不增加狼疮肾炎的重新活动，对长程预后影响不大。故在狼疮肾炎缓解1年后可适时选择受孕。妊娠前3个月应停用环磷酰胺、甲氨蝶呤、硫唑嘌呤等可能影响胎儿发育的药物。

⑤ 日常生活中注意防日晒，尽量避免肼屈嗪、普鲁卡因胺、青霉素等诱发或加重系统性红斑狼疮的药物使用，有诱发或加重本病的应激情况，如外伤、手术、饥饿、精神创伤等，需调整药物剂量。有学者认为，为了预防狼疮肾炎复发，建议终身服用小剂量激素。

查房笔记

全身皮疹伴腹痛、关节痛10天，尿检异常3天——过敏性紫癜性肾炎

❀【实习医师汇报病历】

患者男性，12岁，因"全身皮疹伴腹痛、关节痛10天，尿检异常3天"入院。10天前无明显诱因出现双下肢粟粒样皮疹，暗红色，略高于皮肤，皮疹对称分布，压之不退色，皮疹逐渐延及全身，以双下肢伸侧为重，伴黑粪、腹部及双侧膝关节疼痛，为持续性隐痛，无尿量改变，无肉眼血尿，无水肿，无发热，无关节变形。于当地予抗生素治疗，效果不佳，遂就诊于某皮肤医院，诊断为过敏性紫癜，查血常规及尿常规未见明显异常，粪便隐血试验阳性，予以激素、保护胃黏膜等对症治疗，皮疹及腹痛症状好转出院。3天前患者于当地查尿常规：尿蛋白（++），尿隐血试验（+++）。为求进一步治疗，门诊拟"紫癜性肾炎"收住入院。患者发病来精神一般，饮食差，大便量少，每天1次。

既往史：既往体健，否认肝炎、结核等传染病病史，无食物、药物过敏史，无重大外伤史及手术史，按期预防接种。

体格检查：神志清楚，颜面无水肿，咽部无充血，全身皮肤可见散在暗红色皮疹，针尖大小，压之不退色。心、肺未见异常发现。腹部平软，无压痛，肝、脾肋下未触及，肾区无叩击痛，双下肢无水肿。

辅助检查：血常规示白细胞$9.56×10^9$/L，血小板$389×10^9$/L。尿常规：尿蛋白（++），尿隐血试验（+++），尿沉渣红细胞计数11.5万/ml。尿相位差镜检：多形型，畸形红细胞＞80%。生化：总蛋白53.8g/L；尿素氮3.4mmol/L，血肌酐45μmol/L。24h尿蛋白0.64g。补体正常，自身抗体、乙肝五项及丙肝抗体阴性，凝血四项未见明显异常。彩超检查示双肾结构未见异常。肾活检病理学检查示肾小球总数43个，其中病变明显20个，病变轻微23个。球性硬化1个，节段硬化2个（非特殊型2个）。包曼囊内新月体7个（细胞性3个，纤维细胞性4个）；局灶球性节段足细胞肿胀、增多、泡沫变。基底膜局灶节段粘连。毛细血管丛局灶球性节段毛细血管内增生、白金耳、坏死、粘连、闭塞。系膜局灶球性节段轻中度增生。肾小管上皮细胞浊肿1%～25%。轻度蛋白管型。肾间质纤维化。免疫病理以IgA系膜区沉积为主，结合病史考虑过敏性

紫癜性肾炎（Ⅲ级A型）。

入院诊断：过敏性紫癜，紫癜性肾炎。

治疗：给予醋酸泼尼松10mg/次，3次/天；马来酸氯苯那敏片4mg/次，3次/天抗过敏；钙尔奇D 600mg/次，1次/天补钙；复方谷氨酰胺0.67g/次，3次/天保护胃黏膜；复方芦丁2片/次，3次/天降低血管通透性等治疗。

❓ 主任医师常问实习医师的问题

● 过敏性紫癜的定义是什么？

答：过敏性紫癜是一种全身性小血管炎性疾病。组织学特征为白细胞破碎性血管炎，在血管周围常可见白细胞浸润和核碎裂，免疫荧光染色证实受累的血管壁有IgA沉积。其临床表现包括：紫癜性皮肤病变、胃肠道症状和关节症状以及肾脏损害，也可有肺、心、生殖和神经系统症状，由此常称紫癜性综合征。

● 引起过敏性紫癜性肾炎的主要病因有哪些？

答：引起过敏性紫癜性肾炎（henoch-schonlen purpura nephritis，HSPN）的病因不明，主要考虑与感染和变态反应有关。约1/3的患者发病前有感染发生，最常见是上呼吸道感染，也有衣原体和寄生虫感染。约1/4的患者发病前有药物、食物、花粉过敏及疫苗接种、昆虫叮咬的病史。儿童最常见的触发因素为病毒和细菌感染，成人主要病因为药物和毒素。

● 过敏性紫癜性肾炎的肾脏表现有哪些？

答：紫癜性肾炎多发生于皮肤紫癜后1个月内，有的或可以同时并见皮肤紫癜，可以表现为单纯血尿、蛋白尿、肾病综合征、急性肾炎综合征、慢性肾炎综合征及急进性肾炎综合征等。过敏性紫癜的肾脏表现多种多样，肾脏受累的程度与皮肤、关节及胃肠道受累的程度无关。临床分型上可分为：① 孤立性血尿型；② 孤立性蛋白尿型；③ 血尿和蛋白尿型；④ 急性肾炎型；⑤ 肾病综合征型；⑥ 急进性肾炎型；⑦ 慢性肾炎型。

● **儿童紫癜性肾炎肾活检的指征是什么？**

答：对于无禁忌证（禁忌证如孤立肾、凝血机制障碍、肾周围脓肿、多囊肾、严重不能控制的高血压等）的患儿，尤其是以尿蛋白为首发或主要表现的患儿（临床表现为肾病综合征、急性肾炎、急进性肾炎者），应尽可能早期行肾活检，根据病理分级选择治疗方案。

❀【住院医师或主治医师补充病历】

> 患者为儿童男性，根据患者典型皮疹、关节、皮肤、胃肠道症状及蛋白尿、血尿肾脏受累表现，并且肾活检以IgA沉着为主的系膜增生性病理改变，诊断过敏性紫癜性肾炎较明确。

主任医师常问住院医师、进修医师和主治医师的问题

● **过敏性紫癜性肾炎（HSPN）的诊断标准是什么？**

答：在过敏性紫癜病程6个月内，出现血尿和（或）蛋白尿。其中血尿和蛋白尿的诊断标准分别如下。

（1）血尿　肉眼血尿或镜下血尿。

（2）蛋白尿，满足以下任一项者：① 1周内3次尿常规蛋白阳性；② 24h尿蛋白定量＞150mg；③1周内3次尿微量白蛋白高于正常值。极少部分患儿在过敏性紫癜急性病程6个月后，再次出现紫癜复发，同时首次出现血尿和（或）蛋白尿者，应争取进行肾活检，如为IgA系膜区沉积为主的系膜增生性肾小球肾炎，亦应诊断为紫癜性肾炎。

● **过敏性紫癜性肾炎该如何鉴别诊断？**

答：（1）原发性小血管炎　HSPN症状不典型患者，应注意与其他原发性小血管炎进行鉴别。所有类型的坏死性血管炎都可能伴有白细胞破碎性血管炎，但HSPN在皮肤小血管及肾小球内有免疫球蛋白IgA的沉积，而韦格纳肉芽肿、显微型多动脉炎等则常没有免疫球蛋白的沉积，且ANCA阳性也高度提示这些疾病。

（2）急性肾炎　HSPN的皮疹等肾外表现不明显时，应与急性链球菌感染后肾炎相鉴别，HSPN患者的血清C3正常，而血清IgA及含IgA的免疫复合物常可升高，抗"O"抗体的滴度一般不能作为两者的鉴别点，因为约有30%的HSPN患者也有抗"O"抗体的增高，肾活检病理改变两者各具特点，急性链球菌感染后肾炎表现为毛细血管内增生性肾炎，HSPN则近似IgA肾病的病理改变，但肾小球毛细血管袢坏死及肾小球内纤维素沉积较IgA肾病为重。

（3）狼疮肾炎　SLE也可出现皮肤、关节和肾损害，需与本病鉴别。但SLE皮损多位于面部，呈蝶形红斑，其部位和形态与HSPN明显不同。肾活检免疫荧光除IgA外尚有大量其他免疫球蛋白及C1q沉积，肾小球毛细血管壁有白金耳改变，可鉴别。

（4）肺出血-肾炎综合征　少数情况下HSPN可伴有咯血，与肺出血-肾炎综合征相似。但该综合征主要累及肺、肾，无皮疹、关节痛和胃肠道症状，肾活检免疫荧光为IgG沿毛细血管壁线性沉积，可鉴别。

（5）IgA肾病　HSPN临床、病理过程与IgA肾病十分相似，目前有许多作者认为HSPN与IgA肾病是同一疾病的两种不同表现，即全身和肾脏受累。但两种疾病之间也存在明显的差别，HSPN多见于儿童，而IgA肾病则主要见于青壮年患者；HSPN的预后及其起病时的临床表现常与肾脏组织学改变密切相关，而IgA肾病的临床表现常与肾脏病理改变不尽一致；一般认为大多数HSPN是一种急性自限性疾病，而IgA肾病则为慢性进展性疾病。

● **国际上对过敏性紫癜性肾炎的病理分型如何界定？**

答：国际上将过敏性紫癜性肾炎的病理分为六级。

Ⅰ级：微小病变。

Ⅱ级：单纯性系膜增生，又分为局灶和弥漫性改变两类。

Ⅲ级：系膜增生伴有50%以下的新月体形成和（或）肾小球硬化，也分为局灶和弥漫性改变两类。

Ⅳ级：同Ⅲ级，但伴有50%～70%的新月体形成和（或）肾小球硬化。

Ⅴ级：同Ⅲ级，但有75%以上的新月体形成和（或）肾小球硬化。

Ⅵ级：膜增生性肾炎。

● **对该病的治疗有何意见？**

答：（1）患者应注意休息、保暖，补充热量及丰富的维生素以改善和提高机体免疫力；积极寻找并去除可能的过敏原，停止摄入可能为致敏原的鱼、虾、蟹及辛辣食物等。避免接触可能为过敏原的药物、衣物或花粉等；防治感染。

（2）紫癜性肾炎患儿的临床表现与肾病理损伤程度并不完全一致，后者能更准确地反映病变程度。没有条件获得病理诊断时，可根据其临床分型选择相应的治疗方案。

① 孤立性血尿或病理 Ⅰ 级：仅对过敏性紫癜进行相应治疗，镜下血尿目前未见有确切疗效的文献报道。建议至少随访3～5年。

② 孤立性蛋白尿、血尿和蛋白尿或病理 Ⅱ a 级：血管紧张素转化酶抑制药（ACEI）和（或）血管紧张素受体拮抗药（ARB）类药物有降蛋白尿的作用，可建议使用。国内也有用雷公藤多苷进行治疗的，雷公藤多苷1mg/（kg·d），分3次口服，每日剂量不超过60mg，疗程3个月，但应注意其胃肠道反应、肝功能损伤、骨髓抑制及可能的性腺损伤等不良反应。

③ 非肾病水平蛋白尿或病理 Ⅱ b、Ⅲ a 级：除ACEI和（或）ARB类药物外，国内报道用雷公藤多苷1mg/（kg·d），分3次口服，每日最大量不超过60mg，疗程3～6个月。

④ 肾病水平蛋白尿、肾病综合征或病理 Ⅲ b、Ⅳ 级：该组患儿临床症状及病理损伤均较重，现多倾向于采用激素联合免疫抑制药治疗，其中疗效最为肯定的是糖皮质激素联合环磷酰胺治疗。泼尼松1.5～2mg/（kg·d），口服4周后渐减量，同时应用环磷酰胺8～12mg/（kg·d），静脉滴注，连续应用2天、间隔2周为1个疗程，共6～8个疗程，环磷酰胺累积量＜150mg/kg。若临床症状较重、病理呈弥漫性病变或伴有新月体形成者，可选用甲泼尼龙冲击治疗，15～30mg/（kg·d）或1000mg/（1.73m²·d），每日最大量不超过1g，每天或隔天冲击，3次为1个疗程。此外有研究显示，其他免疫抑制药如硫唑嘌呤、环孢素、霉酚酸酯（MMF）等亦有明显疗效。建议，首选糖皮质激素联合环磷酰胺冲击治疗，当环磷酰胺治疗效果欠佳或患儿不能耐受环磷酰胺时，可更换其他免疫抑制药。

⑤ 急进性肾炎或病理 Ⅳ、Ⅴ 级：这类患儿临床症状严重、病情进展较快，现多采用三联至四联疗法，常用方案为：甲泼尼龙冲击治疗1～2个疗程后口服泼尼松＋环磷酰胺（或其他免疫抑制药）＋肝素＋双嘧达莫。亦有甲泼尼龙联合尿激酶冲击治疗＋口服泼尼松＋环磷酰胺＋华法林＋双嘧达莫治疗的文献报道。

● **影响过敏性紫癜性肾炎预后的主要因素有哪些？**

答：（1）年龄 儿童患者预后较好，成年起病的患者预后较差。

（2）临床表现　表现为大量蛋白尿及伴有高血压者预后较差。

（3）肾脏病理改变　有人统计过Ⅳ型以上的患者有40%可进展至慢性肾功能不全，而Ⅲ型以下的患者仅有3%可进展至慢性肾功能不全；具有上皮下及内皮下免疫复合物沉积的患者，较免疫复合物仅局限于肾小球系膜区者的预后为差。

主任医师总结

① 过敏性紫癜性肾炎起病主要与感染和变态反应有关，因此预防呼吸道感染和避免过敏因素是预防的关键之一。

② 发病多见于儿童，一般而言儿童预后良好，成人尤其是老人预后不及儿童。

③ 过敏性紫癜性肾炎的肾脏病理改变十分复杂，有时临床表现的轻重与肾脏病理改变不一致，因此肾活检病理学检查对指导临床治疗及判断预后十分重要，尤其临床上表现有大量蛋白尿、肾病综合征、高血压、肾功能不全时，更有必要进行肾脏的病理学检查。

④ 激素治疗对肾脏的损害无明显的效果，不能改变过敏性紫癜性肾炎的病程及预后，也不能预防紫癜的复发，但对表现为肾病综合征、急进性肾炎综合征的治疗有一定疗效，尤其是有冲击治疗指征时，使用时间根据肾脏病理决定。

查房笔记

咳嗽、咳痰20天，发现肌酐升高6天
——ANCA相关性血管炎肾损害

❀【实习医师汇报病历】

患者男性，59岁，因"咳嗽、咳痰20天，发现肌酐升高6天"入院。20天前受凉后出现咳嗽、咳痰，偶见痰中带血，伴乏力，低热，体温多在37～38℃，无颜面红斑、皮疹，无关节痛等，自服复方盐酸伪麻黄碱缓释胶囊（新康泰克）后，未见好转。6天前因症状未缓解就诊于当地医院，查肌酐195.3μmol/L，尿蛋白（+），尿隐血试验（+++），血红蛋白104g/L，胸部CT示双肺异常密度影，考虑炎症病变，予抗炎、保肾等处理。2天前复查血肌酐214μmol/L，考虑"急性肾功能不全，ANCA相关性血管炎肾损害？"，予"甲泼尼龙80mg＋丙种球蛋白"静滴3天，咳嗽、咳痰等较前明显缓解。

体格检查：神志清楚，全身皮肤黏膜未见皮疹、皮下出血、结节。颜面无水肿，口腔无溃疡，双肺呼吸音粗，可闻及散在湿啰音。心率82次/min，律齐。腹部膨隆，无压痛，肝、脾肋下未触及，移动性浊音阴性，肾脏未触及，双肾区无明显叩击痛，肠鸣音无异常。双下肢无水肿。

辅助检查：血常规示白细胞13.12×10^9/L，血红蛋白101g/L。尿常规：尿蛋白（+），尿隐血试验（+++）。生化：肌酐233μmol/L，尿素15.2mmol/L。ANA、抗ds-DNA阴性。ANCA4项：cANCA（−），pANCA（+），MPO-ANCA（+），PR3-ANCA（−）。

入院诊断：①ANCA相关血管炎，ANCA相关性血管炎肾损害；②肺部感染。

治疗：给予足量甲泼尼龙诱导联合环磷酰胺静脉冲击治疗，及积极抗炎、保护肾功能等治疗。

❓ 主任医师常问实习医师的问题

● 什么是ANCA相关性血管炎？

答：ANCA相关性血管炎（AASV）是指以小血管炎症性病变（尤其

伴纤维素样坏死性病变）为特征且ANCA阳性的一组疾病，主要包括肉芽肿性血管炎（GPA）（韦格纳肉芽肿）、显微镜下多动脉炎（MPA）、嗜酸粒细胞肉芽肿性血管炎。

抗中性粒细胞胞浆抗体（ANCA）的定义是什么？有哪些临床意义？

答：（1）抗中性粒细胞胞浆抗体（ANCA）是一种以中性粒细胞和单核细胞胞浆成分为靶抗原的自身抗体，分cANCA、pANCA和aANCA（不典型ANCA）三种类型。目前已成为部分原发性小血管炎的特异性血清学诊断工具。

（2）检测意义　ANCA是原发性小血管炎诊断、监测病情活动和预测复发的重要指标，特异性、敏感性均较好。cANCA/抗PR3主要用于诊断GPA，pANCA/抗MPO主要用于诊断MPA、局灶节段性坏死性肾小球肾炎和寡免疫复合物型新月体肾炎。

ANCA相关性血管炎肾损害的临床表现有哪些？

答：临床呈全身多系统受累表现。

（1）肾脏受累　活动期多表现为血尿，但多为镜下血尿，可见红细胞管型，多伴有蛋白尿，缓解期血尿可消失；肾功能受累常见，半数以上可表现为急进性肾小球肾炎；少数患者可有高血压和少尿。

（2）肾外表现　多数患者在起病前有上呼吸道感染样或药物过敏样前驱症状；随后常有不规则发热、疲乏、皮疹、关节疼痛、肌肉痛、体重下降等非特异性症状；本病常累及肾外器官有肺脏、皮肤、关节等，其中肺部病变多见，临床症状有哮喘、咳嗽、痰中带血甚至咯血，严重者因肺泡广泛出血发生呼吸衰竭而危及生命。

如何诊断ANCA相关性血管炎肾损害？

答：临床上表现为全身多系统受累时应高度怀疑本病的可能。ANCA是目前国际上通用的原发性小血管炎的特异性诊断工具。受累组织的活检是血管炎诊断的金标准：典型的少免疫沉积物性小血管炎病变，如小血管为中心的肉芽肿形成，小血管局灶节段性纤维素样坏死则可以确诊。肾组织活检是疾病严重程度、肾功能损伤情况和预后、指导治疗方案的重要检查。

⚙ 【住院医师或主治医师补充病历】

　　患者为中老年男性，以"急进性肾炎综合征"为主要临床表现，入院后予肾活检病理提示符合ANCA相关性血管炎肾损害（2010年荷兰分型新月体型）：弥漫新月体型肾小球肾炎，伴有局灶节段性肾小球硬化，中度肾小管萎缩及间质纤维化；轻度肾小管炎，动脉硬化3分。

❓ 主任医师常问住院医师、进修医师和主治医师的问题

🔴 该患者的诊断是如何得出的？有哪些鉴别诊断？

　　答：（1）该患者为中老年男性，起病急，以咳嗽、咳痰等呼吸道感染为首发症状，伴有血尿、蛋白尿，血肌酐水平短期内升高，使用激素治疗对缓解呼吸道症状效果好。临床呈急进性肾炎综合征（出现血尿、蛋白尿、迅速进展的肾功能减退），查：pANCA（＋），MPO-ANCA（＋），轻度贫血，肾脏病理学诊断为弥漫新月体型肾小球肾炎，故"ANCA相关性血管炎肾损害"诊断明确。

　　（2）应与以下疾病进行鉴别诊断。

　　① 肺出血-肾炎综合征：也称Goodpasture综合征，是由于肺泡和肾小球基底膜受损而致病，包括反复弥漫性肺出血、肾小球肾炎以及循环抗肾小球基底膜抗体（anti-GBM）三联征，临床表现为反复弥漫性肺出血、贫血以及肾出血（血尿）。肺及肾活检经免疫荧光镜检查可见抗基底膜抗体的IgG及C3沿肺泡壁以及肾小球的毛细血管壁呈连续均匀线状沉积。血液循环中检出抗基底膜抗体是诊断本病的重要依据。

　　② 狼疮肾炎：多见于20～40岁妇女，其中20%～50%呈现肾病综合征的临床表现。患者多有发热、皮疹及关节痛，尤其是面部蝶形红斑最具诊断价值。血清抗核抗体、抗双链DNA抗体及抗Sm抗体阳性，血中可找到狼疮细胞。血清蛋白电泳 α_2-球蛋白及 γ-球蛋白增高，免疫球蛋白检查主要为IgG增高。

　　③ 过敏性紫癜性肾炎：患者具备皮疹、紫癜、关节痛、腹痛及便血等过敏性紫癜性特征，又有血尿、蛋白尿、高血压及水肿等肾小球肾炎的特点。在疾病早期往往有血清IgA增高，皮损处做皮肤活检，可见到毛细血管壁有IgA沉积。肾活检多数为增殖性肾小球肾炎，免疫荧光检查多有IgA沉积，新月体形成较常见。

● ANCA相关性血管炎肾损害的主要病理特征有哪些？

答：其病理表现以寡免疫沉积性坏死性新月体肾炎为共同特征。光镜检查绝大多数患者表现为局灶节段性肾小球毛细血祥坏死和新月体形成，约有40%的患者表现新月体肾炎。部分肾活检标本显示肾小球以外的肾小动脉呈纤维素样坏死，肾间质常有不同程度、范围不一的炎症细胞浸润，通常为淋巴细胞、单核细胞和浆细胞。病变后期肾间质广泛纤维化和肾小管萎缩。免疫荧光和电镜检查一般无免疫复合物或电子致密物发现，或仅呈微量沉积。

● ANCA相关性血管炎（AAV）的主要治疗措施有什么？

答：ANCA相关性血管炎（AAV）的治疗分为诱导缓解期、维持治疗期及复发的治疗。

（1）诱导缓解期

① 糖皮质激素联合环磷酰胺（CTX）：为治疗AAV特别是伴有肾脏损害的AAV的首选方法。一般泼尼松初期治疗为1mg/（kg·d），4～6周，病情控制后，可逐步减量，治疗6个月后可减量至10mg/d，维持1.5～2.0年；环磷酰胺静脉冲击与口服相比疗效相当，但不良反应少，用药方法为0.75g/㎡（多为0.6～1.0g/㎡），每月1次，连续应用6个月，其后维持治疗为每2～3个月1次，整个疗程为1.5～2年。

② 甲泼尼龙冲击治疗：主要适用重要器官受累的重症患者，如肺出血、小血管纤维样坏死、新月体肾炎等。用法为0.5～1.0g/次，每天1次，3次为1个疗程。

③ 强化血浆置换疗法：适用于合并抗GBM抗体阳性者，发生肺出血和表现为急性肾衰竭起病依赖透析者。

④ 其他：糖皮质激素联合甲氨蝶呤（MTX）、免疫吸附治疗、TNF-α阻滞药等新型生物制剂。

（2）维持治疗期　目前常用的维持缓解治疗是小剂量糖皮质激素联合CTX（如每2～3个月1次）治疗，可维持1.5～2.0年。有报道显示MP+CTX诱导后可以硫唑嘌呤（AZA）、MTX、MMF或来氟米特及环孢素（CsA）来维持治疗，但疗效及安全性有待临床进一步验证。此外在应用激素与免疫抑制药治疗过程中，可以给予复方磺胺甲噁唑片2片，每周3次，可预防卡氏肺囊虫的感染。

（3）复发的治疗　建议在病情出现小波动时，可以适当增加糖皮质激素和免疫抑制药的剂量；而病情出现大的反复时，则需要重新开始诱导缓解治疗。

● **环磷酰胺的常见不良反应有哪些？**

答：恶心、呕吐；脱发；肝损害；骨髓抑制；性腺毒性；出血性膀胱炎和膀胱肿瘤等。

主任医师总结 ···

① ANCA相关性血管炎为多系统受损的免疫性疾病，肾脏病变主要以"急进性肾炎综合征"为临床表现，因此应主要与抗GBM抗体型、免疫复合物型的急进性肾炎相鉴别，同时排除继发于感染、系统性红斑狼疮等引起的AAV。

② 因ANCA相关性血管炎肾损害进展迅速，及时、准确的肾组织病理学检查极其重要。若肾脏病理改变处于活动期（细胞性新月体、纤维素样坏死等）应及时给予激素、环磷酰胺冲击治疗，改善患者预后。

③ 给予免疫抑制治疗疗程要足够长，防止复发，同时复查肾功能、ANCA的水平监测病情。应注意免疫抑制药引起的并发症。

查房笔记

持续低热、右上腹隐痛不适2年，间歇肉眼血尿10个月——原发性干燥综合征肾损害

❀【实习医师汇报病历】

患者女性，52岁，因"持续低热、右上腹隐痛不适2年，间歇肉眼血尿10个月"入院。缘于2年前突发高热伴双侧腮腺肿大，持续1周后高热退，遗留长期低热，腮腺肿大消失，觉上腹部闷痛不适，皮肤黄染，四肢无力，曾诊断为"肝炎"，病情反复。10个月前见肉眼血尿，尿红细胞（+++），不伴尿路刺激征，此后反复肉眼或镜下血尿。外院B超示"双肾泥沙样结石"，CT示"髓质海绵肾可能"。今为进一步治疗，而转入本院，门诊拟"髓质海绵肾"，收入科。患者发病以来，曾有两次腮腺肿大，口干喜饮，夜尿明显增多。既往否认肝炎、结核病史。

体格检查：体温37.3℃，血压105/75mmHg，皮肤无黄染，浅表淋巴结未触及，双睑缘可见暗紫色红斑，舌红少苔，腮腺无肿大，双侧第三磨牙龋齿，呈楔形缺损，心、肺未见异常，肝上界位于第5肋间，肝肋下3cm，质稍硬，边缘钝，轻压痛，脾未触及，四肢关节无畸形，双下肢无水肿。

辅助检查：尿常规示pH 8.0～9.0，白细胞（++），红细胞（+++），尿蛋白（−）。血常规：白细胞$8.4×10^9$/L，血小板$124×10^9$/L。生化：总胆红素42.3μmol/L，直接胆红素17.9μmol/L，间接胆红素24.4μmol/L，谷丙转氨酶39U/L，碱性磷酸酶287U/L，谷氨酰转肽酶576U/L，总蛋白74.1g/L，白蛋白39.4g/L，尿素氮6.2mmol/L，肌酐75μmol/L，尿酸210μmol/L，CO_2CP 24μmol/L，血糖5.1mmol/L，钾3.0mmol/L，钠140mmol/L，氯102mmol/L，钙2.28mmol/L；血免疫球蛋白IgG 14.6g/L，IgA 3.67g/L，IgM 14.3g/L，补体C3 0.98g/L，补体C4 0.26g/L；血κ链21.5g/L，λ链13.8g/L；尿κ链0.14g/L，λ链0.05g/L，尿本周蛋白（−）。血沉65mm/h，类风湿因子（RF）阳性，ANA（+），抗ds-DNA阴性。ENA谱两次检查：抗SSB（+），抗SSA（−），抗Jo-1（+），抗U_1RNP（+）。血清乙型肝炎标志物阴性，抗HAV、抗HCV阴性。血清蛋白电泳：A 0.51，α_1 0.04，α_2 0.08，β 0.11，γ 0.26。血气分析：pH 7.30，TCO_2 18.5mmol/L，

HCO_3^- 17.6mmol/L，总碱（BB）40.0mmol/L，剩余碱（BE）-7.9mmol/L。B超：肝光点增粗，肝大，双肾可见钙化灶。Schirmer试验结果为左眼 2mm/5min，右眼 1.5mm/5min。自然唾液流率测定为 0.3ml/15min。ECT示双肾功能轻度受损，GFR左肾 25.5ml/（min·1.73m²），右肾 26.4ml/（min·1.73m²）。腹部X线平片和静脉肾盂造影：双肾区尤以肾乳头部见多个斑点状致密影，肾盂、肾盏充盈好，双肾盏变大，杯口轻度变形，双侧输尿管轻度扩张。逆行肾盂造影：膀胱镜下见膀胱三角区轻度充血，有少许絮状物，双侧输尿管开口正常，双肾盂、肾盏轻度变形。

　　入院诊断：干燥综合征，髓质海绵肾。

　　治疗：应用小剂量糖皮质激素[0.5mg/（kg·d）]和环磷酰胺减轻干燥综合征引起的相关脏器的免疫性损害；并予多饮水和枸橼酸合剂口服，以减少肾结石的形成和促进小结石排出。

🅿 主任医师常问实习医师的问题

⬤ 如何总结该病历特点？

　　答：患者有以下临床表现：① 长期低热，口干，眼涩，龋齿，腮腺肿大；② 肝大，肝功能异常；③ ANA（+），RF（+），抗SSB（+），IgM 14.3g/L，γ 0.26；④ Schirmer试验≤5mm/5min；自然唾液流率≤0.3ml/min，唇腺活检异常；⑤ 夜尿多，尿呈碱性；⑥ 低钾血症伴酸中毒；⑦ 双肾多发性结石并钙化。根据2002年制定干燥综合征的国际分类（诊断）标准，符合干燥综合征诊断。

⬤ 什么是干燥综合征？

　　答：干燥综合征是一种以侵犯外分泌腺尤其是泪腺和唾液腺为特征的系统性自身免疫性疾病，最常见症状为口眼干燥，可侵犯肾、脾、皮肤、肌肉等多个器官，肾小管间质炎症十分常见。本病分为原发性和继发性两类。

⬤ 原发性干燥综合征引起的肾脏病理改变如何？

　　答：肾脏的病理改变主要为肾脏间质小管病变、肾小球肾炎和血管炎。其中最常见的是肾间质淋巴细胞浸润，伴小管的萎缩和纤维化。

● 除肾脏损伤外，原发性干燥综合征还有哪些较为特征的临床表现？

答：（1）局部表现 口干燥症、干燥性角膜炎和其他浅表部位（如鼻、气管黏膜）病变。其中猖獗性龋齿、腮腺肿大是干燥综合征的特征性表现。

（2）系统改变 皮肤因局部血管损害主要表现为高球蛋白血症性紫癜样皮疹，关节与肌肉表现为自限性关节疼痛，可有肌无力或肌炎；肺间质病变、小气道阻塞；消化系统表现为吞咽困难，萎缩性胃炎，小肠吸收功能低下。

● 原发性干燥综合征的临床检查有哪些？

答：原发性干燥综合征的临床检查有以下几项。
（1）干眼症、唾液腺的检测。
（2）唇腺活检。
（3）自身免疫性抗体，如ANA、抗SS-A（Ro）、抗SS-B（La）等。

✳ 【住院医师或主治医师补充病历】

患者为中老年女性，以间歇肉眼血尿、口干、眼涩、龋齿为临床表现。家族中无类似病史。肝大，肝功能异常；ANA（+），RF（+），抗SSB（+），IgM 14.3g/L，γ 0.26；Schirmer试验≤5mm/5min；自然唾液流率≤0.3ml/min，唇腺活检示腺泡慢性炎症，一处见成堆淋巴细胞浸润并有腺泡结构破坏。肝活检：汇管区纤维组织轻至中度增生，伴少至中等量淋巴细胞浸润，小叶内灶性肝细胞坏死。肾活检：小球数17个，5个球性硬化，4个节段硬化，近曲小管萎缩20%，部分远端小管中度囊状扩张，间质纤维化（+），淋巴浸润（++），IgM、C3（+）～（++）局灶阶段系膜区、小管沉积。

？ 主任医师常问住院医师、进修医师和主治医师的问题

● 干燥综合征肾损害的诊断思路是什么？

答：（1）对于成年人原因不明的肾小管酸中毒、肾性尿崩症及原因不明的进行性肾功能损伤者均应注意检查有无原发性干燥综合征，而在某些

原发性干燥综合征病例中，肾脏受累为首发症状，其他系统症状在肾脏损害之后。

（2）肾脏病理出现以下三点者要考虑干燥综合征的可能：① 明显的肾间质淋巴细胞和浆细胞浸润；② 肾小管基底膜增厚；③ 免疫荧光肾间质淋巴细胞和浆细胞内可见IgG沉积。

● 干燥综合征的诊断标准是什么？

答：目前干燥综合征的诊断缺乏统一的诊断标准，欧洲和美国提出的诊断标准较接近临床需要，已被世界广泛接受。① 下唇腺活检，病灶数≥1和（或）抗SSA、抗SSB抗体阳性；② 持续3个月，一定程度口干；③ 持续3个月，一定程度眼干；④ Schirmer试验和（或）角膜染色阳性；⑤ 唾液流率或腮腺造影或核素造影阳性；⑥ 除外头颈部放疗史、丙型肝炎病毒感染、AIDS、淋巴瘤、结节病、移植物抗宿主病及应用乙酰胆碱药物者。具①、⑥ 及② ～⑤ 项者即可诊断。

对于继发干燥综合征，该标准也有所规定：① 有另一肯定的混合性结缔组织病；② 有口干或眼干症状；③ 有以下任两项：Schirmer阳性和（或）角膜染色阳性，唇腺活检病灶数≥1，唾液流率或腮腺造影或核素造影阳性；④ 上述干燥综合征的第⑥ 项。

对于合并肾脏损害者，反复测定尿pH值，必要时行氯化铵负荷试验有助于早期发现肾小管酸中毒；尿比重测定、浓缩稀释试验、尿糖、尿氨基酸测定有助于了解肾小管功能情况。必要时可行肾活检病理学检查。

● 本病需要与哪些疾病相鉴别？

答：（1）系统性红斑狼疮 虽然该病与干燥综合征的共同之处是两者均为自身免疫性风湿病，抗核抗体、抗RNP抗体、抗SSA抗体和抗SSB抗体阳性，但通过检查抗ds-DNA抗体、抗Sm抗体及临床表现不难鉴别。

（2）类风湿关节炎 患者多有对称性小关节肿痛，好发于手腕，掌指及近端指间关节，晨僵时间长，逐渐进展可有关节畸形。

（3）原发性肾脏疾病 以肾脏疾病表现为突出，而无明显口干、眼干症状，RF和ANA常阴性。

● 原发性干燥综合征的肾脏表现是什么？

答：原发性干燥综合征合并肾损害者达30% ～ 50%，主要累及远端肾小管。以肾小管功能障碍为主要表现，其中：① 肾性尿崩症占50%，表现为多尿、低比重尿；② 远端肾小管酸中毒，为20% ～ 25%；表现反常性碱性尿，低钾性周期性麻痹；③ 近端肾小管酸中毒及范可尼综合征较少见；④ 肾钙质沉着，肾结石及软骨病，占6% ～ 8%。

● 干燥综合征肾损害患者有必要行肾活检吗？

答：肾活检病理学检查可以帮助临床医师更准确地选择药物。单纯间质性肾炎，应用小剂量激素即可取得疗效，而有明显肾小球病理损害者，及时加用免疫抑制药和大剂量激素能有效保护肾功能。因此，肾活检可以避免临床过度治疗或延误治疗。

主任医师总结

在临床工作中遇到低血钾、肾小管酸中毒的病例，尤其女性患者，建议除了常规泌尿系影像学检查外，还应注意患者是否存在眼干、口干、皮肤红斑等症状，必要时行自身抗体及免疫学检查，以明确或排除自身免疫性疾病，尤其是干燥综合征。

干燥综合征的临床表现复杂，初期症状不典型，故极易引起误诊。有文献报道其早期误诊率可高达29.6%。故肾脏病专科医师应提高对干燥综合征多系统损害的认识，掌握其鉴别诊断要点，对于肾小管酸中毒患者注意完善相关检查，以协助诊断。

目前对干燥综合征肾损害尚无根治性治疗。主要根据临床表现和病理，适量应用糖皮质激素和免疫抑制药环磷酰胺以减轻干燥综合征引起的相关脏器的免疫性损害，控制病情发展；予枸橼酸合剂口服，多饮水，以减少肾结石的形成和促进小结石排出，必要时可行碎石术。

查房笔记

双手关节活动受限3年，发现肉眼血尿1个月——类风湿关节炎肾损害

✦【实习医师汇报病历】

　　患者女性，29岁，因"双手关节活动受限3年，发现肉眼血尿1个月"入院。3年前无明显诱因出现双手对称性关节肿痛、活动受限，晨僵明显，活动后1h后减轻，无畏冷、发热，就诊当地医院，考虑"类风湿关节炎"，予"豨莶风湿胶囊（具体药物成分不详）"控制病情，疼痛较前明显缓解，但仍晨起时双手活动受限。1个月前因双手关节疼痛再发，自服中药（具体不详），6天后出现肉眼血尿，无尿频、尿急、尿痛，无夜尿增多，无尿中泡沫，无口腔溃疡、脱发、光过敏等。20天前就诊本院，查类风湿因子25.2U/ml。尿常规：尿蛋白（+），尿隐血试验（+++）。血生化无异常。尿相差：尿红细胞计数140～144个/hp，尿红细胞畸形率70%。给予"血尿安、肾炎舒、来氟米特、活血通脉胶囊"等治疗3周，复查尿常规未见明显改善［尿蛋白（++），尿隐血试验（+++）；尿红细胞计数94～100个/hp，尿红细胞畸形率67%］，拟"慢性肾炎"收入科。既往史无特殊。

　　体格检查：血压103/68mmHg，双手掌指关节无异常，颜面及双下肢无水肿，心肺、腹部体格检查无特殊。病理征阴性。

　　辅助检查：放射（四肢）检查见双手掌骨诸骨骨密度减低，可见斑片状透光区，关节间隙变窄，提示双手掌指类风湿关节炎。见图4-2。

　　化验检查：抗环瓜氨酸肽抗体（+）；抗核抗体（+）；尿常规示尿蛋白（±）、尿隐血试验（+++）；血红蛋白浓度120.0g/L；免疫球蛋白G 26.9g/L；类风湿因子（RF）

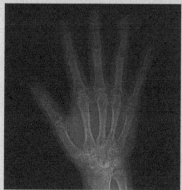

图4-2　类风湿关节炎放射检查

88.8U/ml；C反应蛋白（CRP）22.2mg/L。血沉80.0mm/h。尿相差检查：尿红细胞计数47～50个/hp，尿红细胞畸形率78%。24h尿蛋白定量0.76g。

入院诊断：类风湿关节炎，类风湿关节炎肾损害。

治疗：给予雷公藤多苷片10mg/次，每日3次；醋酸泼尼松片20mg，每日1次口服；葡醛内酯200mg/次，每日3次保肝等治疗。

？ 主任医师常问实习医师的问题

● 类风湿关节炎（RA）的诊断标准是什么？

答：目前类风湿关节炎的诊断仍沿用美国风湿病学会1987年修订的诊断标准：① 晨僵持续至少1h（每天），病程至少6周；② 有3个或3个以上的关节肿，至少6周；③ 腕、掌指、近指关节肿至少6周；④ 对称性关节肿至少6周；⑤ 有皮下结节；⑥ 手X线片改变（至少有骨质疏松和关节间隙的狭窄）；⑦ 血清类风湿因子含量升高。有上述7项中4项者即可诊断为类风湿关节炎。

● 该患者的病史有哪些特点？

答：① 双手对称性关节肿痛3年，伴有晨僵现象。
② 双手关节X线片提示骨质疏松及关节间隙变窄。
③ 类风湿因子阳性；抗环瓜氨酸肽抗体阳性（+）；CRP高；血沉快。
④ 肾损害，表现为急性肾炎综合征。

● 什么是晨僵现象？

答：病变的关节在夜间静止不动后早晨出现较长时间（至少1h）的关节疼痛、僵硬和肿胀，主要见于类风湿关节炎。晨僵持续时间和关节炎症的程度成正比，常被作为疾病活动指标之一。

● 类风湿关节炎如何与风湿性关节炎鉴别？

答：类风湿关节炎多见于中年女性，是一种慢性、进行性、以对称性地累及周围关节为主的多系统性炎症性自身免疫病。病理变化为慢性滑膜炎，并侵及下层的软骨和骨，造成关节破坏。临床表现主要为受累关节疼痛、肿胀、功能下降，病变呈持续、反复发作过程。60%～70%的患者在病变活动期血清中出现类风湿因子。风湿性关节炎是风湿热的临床表现之一，多见于青少年，以四肢大关节游走性肿痛为特点，少有关节畸形。关节外症状明显，包括发热、咽痛、心肌炎、皮下结节、环形红斑等。类风湿因子阴性，但血清抗链球菌溶血素O（ASO）滴度升高。

● 类风湿关节炎肾损害的临床表现有哪些？

答：RA肾损害的临床表现多样，其临床表现特征与肾脏病理类型有关，尿检异常最常见。单纯镜下血尿、或镜下血尿伴蛋白尿多见于肾小球系膜增生性改变。单纯蛋白尿多见于肾小球膜性病变和肾淀粉样变。类风湿关节炎本身导致的肾功能损害与血管病变有关，可表现为急进性肾炎综合征，病程迁延者可进展为慢性肾功能不全，伴大量镜下血尿，甚至持续肉眼血尿及高血压。药物引起的间质性肾炎也可引起肾小球滤过率下降，临床表现为肾小管功能损害，表现为尿N-乙酰-β-D-氨基葡萄糖苷酶（NAG）、视黄醇结合蛋白（RBP）、β_2-微球蛋白升高，尿糖阳性，尿渗量下降、酸化功能异常，不同于类风湿关节炎引起的肾小球病变。

● 目前类风湿关节炎的主要治疗手段有哪些？

答：目前临床上缺乏根治及预防RA的有效措施。减轻关节症状，延缓病情进展，防止和减少关节破坏，保护关节功能，最大限度地提高患者生活质量，是目前的治疗目标。治疗措施包括一般治疗、药物治疗和外科手术治疗。一般治疗包括卧床休息、关节制动（急性期）、关节功能锻炼（恢复期）、物理疗法等。根据药物性能，药物治疗主要包括使用非甾体类抗炎药、改变病情抗风湿药（一般首选甲氨蝶呤）、糖皮质激素和植物药（常用的包括雷公藤多苷、青藤碱、白芍总苷）等。外科主要包括关节置换和滑膜切除手术。

✳ 【住院医师或主治医师补充病历】

　　患者为青年女性，以类风湿关节炎为临床表现，以血尿就诊本院，辅助检查提示RF（＋）；抗环瓜氨酸肽抗体阳性；CRP、血沉升高，尿相差检查提示肾小球源性血尿；肾穿病理提示IgA肾病（① 弥漫轻中度系膜增生，伴局灶节段毛细血管内增生，新月体，局灶节段性/球性肾小球硬化；②轻度肾小管萎缩及间质纤维化），见图4-3。

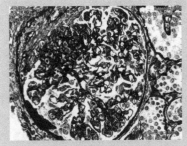 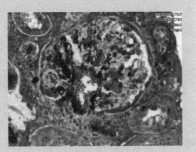

(a) PASM×400 (b) 免疫组化显示IgA的沉积

图4-3　类风湿关节炎肾损害肾穿病理

 主任医师常问住院医师、进修医师和主治医师的问题

● **该患者目前考虑类风湿关节炎肾损害，应与哪些疾病鉴别诊断？**

答：（1）患者既往手关节肿痛病史3年，X线片提示骨质疏松、关节间隙狭窄。辅助检查提示RF（＋）；抗环瓜氨酸肽抗体阳性；CRP、血沉升高，并有肾脏受累表现，肾穿结果提示IgA肾病。类风湿关节炎肾损害诊断明确。

（2）应与以下疾病进行鉴别诊断。

①强直性脊柱炎（AS）：AS主要侵犯脊柱，也可有肾脏受累表现。当周围关节受累，特别是以膝、踝、髋关节为首发症状者，需与RA相鉴别。AS多见于青壮年男性，外周关节受累以对称性的下肢大关节炎为主，极少累及手关节，骶髂关节炎具典型的X线改变。可有家族史，90%以上患者HLA-B27阳性，血清RF阴性。

②狼疮肾炎：可有血尿、蛋白尿等肾脏受损表现，伴有血液学异常，补体C3、C4降低，抗核抗体、抗ds-DNA抗体等多种自身抗体阳性。部分患者手指关节肿痛为首发症状，且部分患者RF阳性，而被误诊为RA。然而本病的关节病变较RA为轻，一般为非侵蚀性，且有关节外的系统症状如蝶形红斑、脱发等较突出。

③银屑病关节炎：银屑病长期病变可继发肾脏淀粉样变性，近年

来发现银屑病也可伴发IgA肾病、膜性肾病、局灶坏死性肾小球肾炎和膜增生性肾炎，临床上可表现为血尿、蛋白尿和高血压等，部分患者还可以有低补体血症。银屑病关节炎多发生于皮肤银屑病后若干年，其中30%～50%的患者表现为对称性多关节炎，与RA表现极为相似。其不同特点为本病累及远端指关节处更明显，且表现为该关节的附着端炎和手指炎。同时可有骶髂关节炎和脊柱炎，血清RF多阴性。

类风湿关节炎肾损害有哪些类型？

答：类风湿关节炎肾损害可发生于以下几种情况。

（1）治疗药物引起的肾损害 金制剂及青霉胺可引起膜性肾病。此外，这种药物亦可引起急性肾功能衰竭。长期大量应用非甾体抗炎药可引起急慢性间质性肾炎，肾小球滤过率下降，甚至肾乳头坏死。

（2）继发性肾淀粉样变 长期严重类风湿关节炎患者中20%可合并继发性淀粉样变，累及肾脏者可表现肾病综合征，终至慢性肾功能衰竭。

（3）坏死性血管炎肾损害 本病关节外表现多由局灶性血管炎和（或）血管周围炎引起，是本病的基础病变之一。病变常累及中小动脉，呈单核细胞浸润坏死及血栓，与结节性多动脉炎相似。

（4）免疫复合物肾炎 蛋白尿或肾病综合征，病理表现为膜性病变（未应用金制剂者或使用金制剂前）。亦可表现为少量蛋白尿及镜下血尿，病理为系膜增生性肾炎。

类风湿关节炎激素治疗的适应证有哪些？

答：主要适用于有关节外症状，或关节炎明显而又不能为非甾体抗炎药所控制、慢作用抗风湿药未起效时的患者。

为什么说RF阳性不一定是RA，而RF阴性也不能排除RA？

答：RF在RA的阳性率为80%左右，是诊断RA的重要血清学标准之一，但不是唯一的标准。RA也像ANA一样，特异性不高，可在多种疾病中出现，包括自身免疫性疾病（如干燥综合征、系统性红斑狼疮、系统性硬化症、多发性肌炎和皮肌炎等）；感染性疾病（如细菌性心内膜炎、结核、麻风、血吸虫病等）；非感染性疾病（如弥漫性肺间质纤维化、结节病、巨球蛋白血症等）。部分RA患者RF阴性，不能排除RA的诊断。RA阴性是常规乳胶法测IgM-RF阴性，如果临床高度怀疑RA应用其他方法如在免疫复合物中进行RF的检测。

主任医师总结 ······

① RA可发生于任何年龄，女性患者约3倍于男性，本病是以关节和关节周围组织非化脓性炎症为主的自身免疫性疾病，在出现明显关节症状前可有数周的低热，少数患者可有高热、乏力、全身不适、体重下降等症状。

② 类风湿关节炎肾损害可发生于类风湿关节炎本身或继发于类风湿关节炎药物治疗后，病理可出现局灶性肾炎、伴或不伴IgA沉积的系膜增生性肾炎、间质性肾炎、肾淀粉样变、坏死性血管炎肾损害。肾损害表现为血尿、蛋白尿、肾病综合征。

③ 目前对于类风湿关节炎肾损害的治疗缺乏特异性方法，主要是针对原发病治疗。

查房笔记

血压升高伴尿检异常1年半
——强直性脊柱炎肾损害

✿【实习医师汇报病历】

患者男性，34岁，"血压升高伴尿检异常1年半"。缘于2006年4月体检发现血压升高，160/110mmHg，尿隐血试验（+++），尿蛋白阴性，余无不适，未予重视，未就诊。2007年9月无明显诱因出现头晕，无头痛，无恶心、呕吐，无心悸、胸闷，无颜面、四肢水肿，无尿频、尿急、尿痛，就诊于当地医院，查血压159/100mmHg，诊断为"高血压"，给予卡托普利治疗，服药半个月，血压控制不良，换服"拉西地平"及"美托洛尔"，血压波动于（150～140）/（100～95）mmHg，为求进一步诊治，于2007年12月3日就诊本院心血管内科。查尿常规：尿蛋白（+），尿隐血试验（+++），镜检红细胞160.0个/微升，肌酐50μmol/L，尿酸72μmol/L，谷氨酰转肽酶102U/L，高密度脂蛋白胆固醇1.06mmol/L。血红蛋白浓度169.0g/L，金标定量糖化血红蛋白3.72%，纤维蛋白原3.72g/L。尿红细胞计数每高倍视野10～14个，畸形率78%。心电图检查：窦性心律，部分导联ST段改变。胸部X线片未见明显异常。肾脏及肾上腺CT未见异常。既往4年前双目患"葡萄膜炎"，经治疗痊愈，未复发，余无特殊。家族兄弟6人有3人患高血压病。

体格检查：血压156/100mmHg，神志清楚，心肺未见异常发现。腹部膨隆，无压痛，肝、脾肋下未触及，移动性浊音阴性，肾脏未触及，双肾区无明显叩击痛，肠鸣音无异常。双下肢无水肿。双手指关节及四肢关节无畸形，无肿胀及压痛，活动自如。

辅助检查：血常规示白细胞$5.3×10^9$/L，血红蛋白112g/L，血小板$213×10^9$/L。尿液检查：24h尿蛋白定量0.26g；尿β_2-MG 0.11mg/L；尿微量白蛋白/肌酐比值6.51mg/mmol。尿相差检查：尿红细胞计数17～20个/HP，尿红细胞畸形率80%。尿常规+沉渣检测（尿）：尿隐血试验（++）、尿白细胞阴性、尿蛋白阴性、尿比重1.015。血生化及血清学检查：白蛋白40g/L，总蛋白65g/L，尿素氮4.0mmol/L，肌酐73μmol/L，尿酸250μmol/L，总胆固醇3.69mmol/L，三酰甘油1.01mmol/L、钾4.1mmol/L，钠142mmol/L。HLA-B27阳性，免疫球蛋白G 10.7g/L，免疫球蛋白A 4.52g/L（升高），免疫球蛋白M 0.906g/L，补体C3 1.36g/L，补体C4 0.374g/L，C反应蛋白5.95mg/L，自身抗体检查阴性。双肾B超：左肾102mm×52mm×55mm；右肾108mm×54mm×53mm，皮髓质分界清楚，集合系统未见分离。全腹部CT平扫+三维重建示：① 前列腺钙化，余腹腔脏器未见明显异常；② 双侧骶髂关节病变，考虑炎性病变。见图4-4。肾活检病理学检查（图4-5）：IgA肾病：① 弥漫系膜增生性肾小球肾炎伴局灶节段性肾小球硬化；②轻度肾小管间质病变。

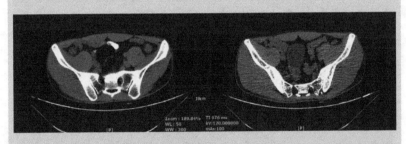

图4-4 全腹部CT平扫+三维重建

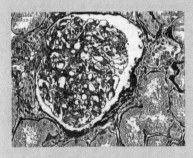 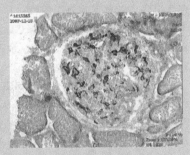

（a）PASM×400系膜细胞及基质增生　　（b）免疫组化显示IgA沉积

图4-5 肾活检病理学检查

入院诊断：强直性脊柱炎肾损害。

治疗：醋酸泼尼松10mg，每日1次；雷公藤多苷片10mg/次，每日3次；白芍总苷胶囊2片/次，每日3次口服；缬沙坦80mg，每日1次降压治疗。

？ 主任医师常问实习医师的问题

● 该患者的病史有哪些特点？

答：① 血压升高伴尿检异常1年半。

② 影像学提示双侧骶髂关节炎性病变。

③ HLA-B27阳性。

④ 肾损害表现为蛋白尿，肾小球性血尿。

⑤ 既往眼葡萄膜炎病史。

● 强直性脊柱炎（AS）的诊断标准是什么？

答：临床上，40岁以前发生的炎症性腰背痛，且对非甾体抗炎药反应良好，均有早期AS的可能。常用1966年纽约标准和1984年的修订分类标准，但纽约标准要求比较严格，不利于早期诊断，修订的纽约标准有利于早期病例的诊断，内容包括两方面。

（1）临床标准

a.腰痛、晨僵3个月以上，活动改善，休息无改善；

b.腰椎额状面和矢状面活动受限；

c.胸廓活动度低于相应年龄、性别正常人。

（2）放射学标准　双侧≥Ⅱ级或单侧Ⅲ～Ⅳ级骶髂关节炎。对于符合放射学标准和1项（及以上）临床标准者，可肯定AS；符合3项临床标准，或符合放射学标准而不伴任何临床标准者，则可能为AS。

● 目前AS的治疗方法有哪些？

答：目前无肯定的疾病治疗方法。主要为缓解症状，保持良好姿势和减缓病情进展。最佳治疗是非药物治疗和药物治疗相结合。

（1）非药物治疗　鼓励患者坚持脊柱、胸廓、髋关节活动，注意立、坐、卧正确姿势，睡硬板床、低枕，避免过度负重和剧烈运动。

（2）药物治疗　① 非甾体类抗炎药。② 改变病情抗风湿药（DMARD）（如柳氮磺吡啶1g/次，2次/日，维持1～3年；甲氨蝶呤7.5～15mg，1次/周，维持0.5～3年不等；雷公藤多苷片10～20mg/次，3次/日；来氟米特50mg，1次/日，服用3天后改10～20mg/次，1次/日）。③ 糖皮质激素（眼急性葡萄膜炎、肌肉骨骼炎症可局部使用，小剂量激素也可用于对非甾体抗炎药（NSAID）治疗不耐受者，急性顽固性病例可短期使用中等剂量激素，如泼尼松20～30mg/d，待DMARD发挥作用后尽快减量）。④ 其他药物［一些男性难治性AS患者应用沙利度胺（反应停）后，临床症状、ESR及CRP均明显改善。初始剂量50mg，1次/日，每10日递增50mg，至200mg/d维持，国外有用300mg/d维持］。⑤ 生物制剂英夫利昔（infliximab）是抗肿瘤坏死因子的单克隆抗体，其用法为3～5mg/kg，静脉滴注，间隔4周重复1次，通常使用3～6次。依那西普（Etanercept）是一种重组的人可溶性肿瘤坏死因子受体融合蛋白，以本品25mg，皮下注射，每周2次，连用4个月，治疗中患者可继续用原剂量的抗风湿药物。

（3）外科疗法　主要用于晚期患者的矫形。

❀【住院医师或主治医师补充病历】

> 患者为青年男性，追问病史反复腰痛2年，活动改善，休息无改善，无功能障碍，以尿检异常为主要表现，影像学检查提示骶髂关节炎。尿常规提示蛋白尿、肾小球源性血尿。自身抗体检查提示HLA-B27阳性，其余自身抗体阴性。既往眼葡萄膜炎病史，肾穿刺病理结果提示IgA肾病。

❓ 主任医师常问住院医师、进修医师和主治医师的问题

● 该患者的诊断是否有不同意见？如何鉴别诊断？

答：患者以尿检异常入院，影像学检查提示骶髂关节炎。尿常规提示蛋白尿、肾小球源性血尿。自身抗体检查提示HLA-B27阳性，既往眼葡萄膜炎病史，肾穿刺病理结果提示IgA肾病，主要考虑强直性脊柱炎肾损害。应与以下疾病进行鉴别诊断。

强直性脊柱炎很少在40岁后起病，需与瑞特（Reiter）综合征、关节型银屑病或炎性肠病相鉴别。Reiter综合征通常存在生殖皮肤黏膜特征性的改变，并有生殖道或肠道感染源的存在。关节型银屑病除典型的皮肤损害外，全身关节均可受累，包括肘、膝等大关节，指、趾小关节、脊椎及骶髂关节，关节病变常与皮损同时或先后出现，一般先有皮损，后出现关节症状，关节症状的变化与皮损一致。炎性肠病（克罗恩病和溃疡性结肠炎）亦可累及关节，以膝、踝等大关节受累为主，其次为肘、腕和指关

节，周围关节多数于炎性肠病后起病，为非对称性急性单关节炎，同时伴有明显的胃肠道症状如反复腹痛、脓血便、里急后重等症状。对幼年起病的脊柱关节炎，应注意外周关节炎，多表现为双下肢肌腱附着点炎症。

强直性脊柱炎患者除存在脊柱关节病变外，还可以出现哪些系统受损的临床表现？

答：（1）眼　葡萄膜炎与虹膜炎（约占强直性脊柱炎患者的20%）。

（2）心脏　主要临床表现为轻微的主动脉瓣闭锁不全、传导阻滞等。

（3）肺　强直性脊柱炎后期表现。一般发生在病程20年以上者，轻者症状不明显或有咳嗽、咳痰，甚至咯血，随病情发展，胸廓活动受限，并出现肺尖纤维化、囊性变等。肺部纤维化虽然罕见，但也有报道。

（4）肾脏　临床表现主要为肉眼血尿、镜下血尿和（或）蛋白尿及肾功能异常，其中血尿以多形性红细胞为主，蛋白尿微量至肾病综合征水平，可伴发急性或慢性肾功能异常。

强直性脊柱炎肾损害的发病机制有哪些？

答：强直性脊柱炎肾脏损害的发病机制尚不清楚，可能涉及的机制包括：① 血清IgA及免疫复合物沉积；② 与HLA-B27抗原相关；③ 慢性炎症所致淀粉样变性；④ 药物性肾损伤。

强直性脊柱炎肾损害的病理改变有哪些？

答：（1）增殖性肾炎　可分为IgA肾病、无IgA沉积的系膜增生性肾小球肾炎。

（2）膜性肾病。

（3）肾脏淀粉样变性。

（4）间质性肾炎　膜性肾病和间质性肾炎多与选择治疗AS的药物相关，前者多见于使用金制剂的患者而后者则可能与使用非甾体类抗炎药（NSAID）有关。发生淀粉样变性可能与慢性炎症有联系。

临床上如何治疗强直性脊柱炎肾损害？

答：强直性脊柱炎肾损害尚无统一的治疗方案。临床上常以治疗原发病为主，适当选用免疫抑制药，如柳氮磺胺吡啶等。单纯血尿患者可予对症治疗；中重度蛋白尿、肾病综合征患者，病理改变为IgA肾病或系膜增生者经激素或激素加免疫抑制药治疗预后相对较好；继发性肾淀粉样变者疗效较差。同时在治疗中应注意保护肾功能，尽量避免使用肾损害的药物，防止发生肾功能不全。

主任医师总结 ······

① 强直性脊柱炎是一种血清阴性脊柱关节病，以脊柱关节肌腱附着点炎症为突出临床表现，可以有多系统受累，强直性脊柱炎肾损害并不少见。

② 强直性脊柱炎肾损害在国内以继发性IgA肾病多见，国外以继发性肾淀粉样变多见。

③ 强直性脊柱炎关节症状既可以出现在肾损害的临床表现之前，也可以在肾损害之后或同时出现。由于多数强直性脊柱炎临床起病隐匿，腰痛症状并不明显，早期容易漏诊，因此对年轻的IgA肾病男性患者，尤其是伴全身炎性反应（ESR升高、CRP升高、贫血）和血清IgA、IgG水平升高时，应详细询问病史尤其是家族史，及早行HLA-B27检测和骶髂关节及腰椎检查以早期发现强直性脊柱炎。病程早期X线摄片常难以发现异常，CT或MRI有助于判断早期骶髂关节炎。

④ 肾淀粉样变性是引起强直性脊柱炎患者死亡的重要原因。

查房笔记

反复双下肢水肿半年，恶心、呕吐2个月，咳嗽、咳痰1个月余——IgG4相关性肾病

❀【实习医师汇报病历】

患者，男，64岁，已婚，以"反复双下肢水肿半年，恶心、呕吐2个月，咳嗽、咳痰1个月余"为主诉于2011-4-29入本院。患者于半年前无明显诱因出现双下肢水肿，以双足及脚踝为主，呈轻度凹陷性水肿，就诊当地县级医院，予药物治疗（具体不详）后水肿消退，2个月前出现恶心、呕吐，反复双下肢水肿，爬楼时感胸闷、气促，未予重视，未予治疗。1个月前出现咳嗽，咳少量痰，遂就诊于本市某大医院，查尿常规：蛋白（+++），隐血（++）。血生化：白蛋白16 g/L，肌酐177μmol/L，钠120mmol/L，钙1.73mmol/L。血常规：Hb 95g/L，经肠道排毒、抗感染等治疗水肿未见好转，于2011-4-20行肾脏穿刺术，肾脏病理报告尚未回报又转诊另一某医院。查尿常规：蛋白(+++)，隐血(++)。血生化：白蛋白12.3g/L，肌酐163μmol/L，尿素10.4mmol/L，尿酸456μmol/L，钙1.73mmol/L。血常规：白细胞计数4.8×10⁹/L，血红蛋白浓度55g/L，血小板计数379×10⁹/L。尿本周蛋白及蛋白电泳未见明显异常。头颅CT：右颅骨骨质改变，骨质破坏可能性大。高度怀疑患者为多发性骨髓瘤，予骨髓穿刺术，因骨穿时骨髓稀释未取得骨髓准确报告。肾脏病理回报：①局灶膜增殖（Ⅲ型）肾小球肾炎，局灶节段/球性肾小球硬化；②中度肾小管萎缩及间质纤维化，予以对症支持治疗效果不佳，为进一步诊治来本院就诊。既往无特殊病史及家族史。吸烟30年，约10支/日。

体格检查：血压145/89mmHg，双耳后、双颌下、右滑车、右腋窝下各可扪及肿大淋巴结，质硬，大小1.5～4cm，活动度好，颜面无水肿，双肺可闻及少许湿啰音，心、腹未见异常，双下肢水肿。

入院后尿常规：尿蛋白（+++），尿隐血（++）。抗核抗体谱：抗核抗体阳性（+），余阴性。血常规：白细胞计数3.93×10⁹/L↓，淋巴细胞计数1.13×10⁹/L↓，血红蛋白浓度59.0g/L↑，血小板计数345×10⁹/L↓。血生化：白蛋白19g/L↑，肌酐146μmol/L↓，尿素9.9mmol/L↓，尿酸544μmol/L↑，胱抑素C 2.17mg/L↑。24h尿蛋白定量9.96g/24h↑。凝血四项：D-二聚体0.96mg/L↑，凝血酶时间25.2s↑，纤维蛋白原

4.28g/L↑；补体C3↓，补体C4↓。免疫球蛋白：IgG50.7g/L↑，余正常；铁17.2μg/dl↓；铁蛋白726.0ng/ml↑。蛋白电泳：α_1-球蛋白3.8%，α_2-球蛋白6.5%↓，γ-球蛋白52.3%↑，白蛋白（电泳）25.7%↓。抗心磷脂抗体阴性、类风湿因子、抗"O"；ANCA、乙肝两对半、尿本周氏蛋白阴性；尿β_2-MG 26.6mg/L↑。心脏彩超：左心室壁运动轻度不协调，右房轻度扩大，主动脉瓣轻至中度反流，二、三尖瓣轻度反流，肺动脉压轻度升高，心包少量积液，左心室舒张功能降低。

入院诊断：肾病综合征 IgG4相关性肾病？狼疮肾炎？

诊疗方案：入院后暂予"金水宝"保肾、"黄葵胶囊"降蛋白、"EPO、铁剂"纠正贫血、"尿毒清"肠道排毒及改善循环等综合治疗。查胸部CT：①两肺多发粟粒样密度增高影，考虑结核；②右上肺前段小结节影；③纵隔内及双侧腋窝多发肿大淋巴结，结合患者查体双耳后、双颌下、右滑车、右腋窝下可扪及肿大淋巴结，结核不能排除，为明确诊断，请结核科医师会诊及查PPD、结核DNA未见异常，排除结核诊断。因患者腋下淋巴结肿大明显，于2011-5-6行淋巴结活检术，病理报告：淋巴组织高度增生，免疫组化结果待回报。因患者大量蛋白尿，严重低蛋白血症，在排除了结核及其他继发性疾病的基础上，予"甲泼尼龙40mg"静滴治疗，激素治疗一周后复查胸部CT：双肺改变较前好转，纵隔内及双侧腋窝多发肿大淋巴结较前减少，血肌酐恢复正常，血蛋白及血色素较前上升，尿蛋白较前减少。

❓ 主任医师常问实习医师的问题

● 什么是IgG4相关性疾病？

答：IgG4相关性疾病是一种与IgG4淋巴细胞密切相关的慢性、系统性疾病，该类疾病以血清IgG4水平升高以及IgG4阳性细胞浸润多种器官和组织为特征，常见受累器官包括泪腺、胰腺和腹膜后间隙等，累及的器官或组织由于慢性炎症及纤维化进程可导致弥漫性肿大。

● IgG4相关性疾病的特点有哪些？

答：（1）多见于中老年男性。

（2）一个或多个器官或组织肿胀增大，似肿瘤性，疾病早期无特异性临床表现，受累脏器包括胰腺(自身免疫性胰腺炎)、唾液腺和泪腺(米库利次病)、肺(间质性肺炎)、腹膜后间隙(腹膜后纤维化)、肾(间质性肾炎)、蛛网膜(硬脑膜炎)、垂体(垂体功能减退综合征)等，同时在眼眶、肺和乳腺等组织(或器官)均可累及，且尤其倾向于导致炎性假瘤。

（3）IgG4阳性淋巴细胞大量增生，淋巴细胞增生性浸润和硬化，导致全身多处淋巴结肿。

（4）血清IgG4水平显著增高(＞1350 mg/L)，IgG4阳性淋巴细胞在组织中浸润(IgG4阳性淋巴细胞占淋巴细胞的50%以上)。

● IgG4相关性肾病的肾脏病理特征及致病机制有哪些？

答：① 肾实质外的病变引起的肾脏病变，如腹膜后病变（腹膜后组织纤维化、硬化）引起的肾积水；② 弥漫性间质性肾炎；③ 浆细胞局灶性浸润肾间质引起的肾脏病变。

❀【住院医师或主治医师补充病历】

淋巴结活检病理显示淋巴滤泡散在分布，部分滤泡呈萎缩状态，滤泡内细胞成分多样，核分裂象易见，明暗区模糊不清；滤泡间区明显扩大，扩大的滤泡间区内大量浆细胞浸润，免疫组化染色浆细胞大多数为IgG阳性（浆细胞较多区域IgG阳性细胞＞50个/HPF），其中一半以上细胞表达IgG4（IgG4/IgG＞50%），考虑IgG4相关性淋巴结炎（滤泡间扩张型）。同时对原肾穿病理组织加染CD34和IgG4，见肾间质中大量浆细胞，主要为IgG阳性细胞，其中IgG4阳性细胞占多数（大于50%）；因此考虑该患者肾病符合IgG4相关性肾病诊断（图4-6）。

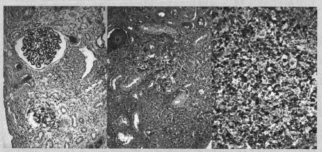

　（a）肾小球血管　　（b）肾间质内大量IgG4　（c）淋巴滤泡区大量
襻C3d弥漫（＋）　　　（＋）的浆细胞浸润　　　浆细胞IgG4（＋）

图4-6　IgG4相关性肾病

● **IgG4相关性肾病诊断标准是什么？**

答：① 肾小管间质内可见大量浆细胞浸润，在浆细胞密集区IgG4阳性细胞＞10个/HPF。

② 肾小管基底膜增厚，通过电镜、免疫组化或免疫荧光可见免疫复合物沉积在肾小管基底膜上。

③ 影像学检查，双侧肾内尤其是皮质区可见小灶性、楔形甚至是弥漫性低密度影，严重时累及整个肾脏。

④ 血清学IgG4或IgG升高。

⑤ 其他脏器受累，如自身免疫性胰腺炎、硬化性胆管炎、唾液腺炎、大动脉炎、腹膜后纤维化或任何脏器内的炎性假瘤。

诊断必须符合①及③、④、⑤其中一项，②仅作为支持性诊断。

● **该患者需要和哪些疾病进行鉴别诊断？**

答：（1）狼疮肾炎，青壮年女性多见，自身抗体阳性，光镜特点为病变具有多样性，免疫组化特点为"满堂亮"现象，即IgG、IgM、IgA、C3d、C1q均可高强度沉积。

（2）慢性感染性肾小管间质性肾炎，该病病因很多，病理表现以肾间质纤维化、间质单个核细胞浸润以及肾小管萎缩为主要特征。

（3）慢性药源性肾小管间质性肾炎，临床上多种药物可致肾小管间质性肾炎。

（4）多中心性Castleman病，临床会伴有全身症状，如不适、发热、体重减轻、盗汗、厌食；一些病例有肝脾肿大，常见腹水、胸腔积液和心包积液；组织学形态特点为淋巴结结构保留，淋巴滤泡明显增多，很多表现为扩张、血管增多或退行性改变，滤泡间区浆细胞明显增生，淋巴窦常扩张伴深染的淋巴液，IgG4阳性细胞没有明显增加。

（5）慢性增生性淋巴结炎，滤泡间区内不会有大量IgG4阳性的浆细胞浸润。

● **IgG4的治疗方法主要有哪些？**

答：目前国内外没有统一的治疗方案，一般认为用类固醇激素治疗该病效果较好，器官组织肿胀明显消退，血清IgG4下降，临床症状改善明显，但停药后会复发。另外也有报道认为利妥昔单抗对治疗该病有明显效果。

主任医师总结 ···

① IgG4相关性疾病是一种与IgG4淋巴细胞密切相关的，累及多器官或组织，慢性、进行性自身免疫性疾病，也是我国第一批纳入罕见病目录的疾病之一。

② IgG4相关性疾病有共同的临床特征，但由于累及器官或组织不同，又有各自特殊的表现。肾脏也是全身多器官中容易受累的器官之一。

③ IgG4相关性肾病的特征表现是肾小管间质肾炎（TIN），与其他类型的肾小管间质肾炎相比有一些独特的方面。IgG4相关性肾病引起的肾小管间质肾炎在肾脏病变方面可以似肿瘤状，局灶性或弥漫性。

④ IgG4的相关肾病亦对糖皮质激素治疗反应良好，即使出现肾功能恶化，同样可以使用激素治疗，促进肾功能恢复。

查房笔记

第五章　代谢及全身性疾病的肾损害

多尿、口干、多饮3年，血压高1年，双下肢水肿3个月——糖尿病肾病

❈【实习医师汇报病历】

　　患者男性，67岁，已婚，农民。因"多尿、口干、多饮3年，血压高1年，双下肢水肿3个月"入院。患者缘于3年无明显诱因出现多尿、口干、多饮，查空腹血糖17mmol/L，诊断为"2型糖尿病"，予"瑞格列奈（诺和龙）、阿卡波糖（拜唐苹）"等降糖药控制血糖，平时不规律服用降糖药。

　　体格检查：血压177/99mmHg，四肢中度凹陷性水肿，以下肢为甚。

　　辅助检查：血常规示白细胞$7.19×10^9$/L，血红蛋白108.0g/L，血小板$174.0×10^9$/L。尿常规：蛋白（++++），红细胞（++），24h尿蛋白定量为8.38g。血生化：肌酐119μmol/L，尿素氮6.6mmol/L，尿酸284μmol/L；白蛋白20g/L，总胆红素45μmol/L；血糖6.6mmol/L；总胆固醇8.16mmol/L，Ca^{2+}1.88mmol/L，P^{3+}1.06mmol/L；糖化血红蛋白6.0%；凝血指标PT、APTT、PT-INR正常，纤维蛋白原4.44g/L。胸部X线正位片示：①主动脉型心脏；②两下胸膜轻度增厚。心电图：完全性右束支传导阻滞，偶发房性期前收缩（早搏），部分导联T波改变。超声心动图：高血压性心脏病，二尖瓣、三尖瓣轻度反流。B超：胆囊炎、胆囊结石；右肾结石；前列腺增生伴钙化。血管彩超：左右下肢股总动脉、股浅动脉、股深动脉、腘动脉、胫后动脉、足背动脉动脉硬化（考虑钙化斑形成）。肌电图：周围神经严重损害。心脏彩超：左心房扩大，二尖瓣、三尖瓣及主动脉瓣轻度反流，左心室舒张

功能降低，肺气肿。

入院诊断：2型糖尿病，糖尿病肾病（diabetil nephropathy，DN）。

治疗：给予低盐优质低蛋白饮食；呋塞米片20mg/次，3次/日；螺内酯片20mg/次，3次/日；苯磺酸氨氯地平5mg/次，2次/日；氯沙坦钾片50mg，1次/日；精蛋白生物合成人胰岛素注射液（诺和灵30R）餐前皮下注射，2次/日。

主任医师常问实习医师的问题

糖尿病的诊断依据是什么？

答：糖尿病的诊断标准为：糖尿病症状加任意时间血浆葡萄糖＞11.1mmol/L（200mg/dl）；或空腹血糖＞7.0mmol/L（126mg/dl）；或者葡萄糖耐量试验（OGTT试验）＞11.1mmol/L（200mg/dl）。需要重复一次确认，诊断才能成立。

此患者除诊断糖尿病外，是否需要补充其他诊断？

答：此患者除诊断糖尿病外，根据检查检验结果需要补充的诊断有：糖尿病周围血管病变、糖尿病周围神经病变、糖尿病肾病Ⅳ期［CKD（G3aA3）］；高血压病、高血压性心脏病；前列腺增生症；右肾结石；完全性右束支传导阻滞；胆囊炎伴胆囊结石；肺气肿。

糖尿病的并发症有哪些？

答：糖尿病的并发症主要分为急性、感染性及慢性并发症。

（1）急性并发症　糖尿病酮症酸中毒、急性非酮症高渗性昏迷、乳酸性酸中毒。

（2）感染性并发症　包括疖、痈等皮肤化脓性感染；足癣、体癣等皮肤真菌感染；女性真菌性阴道炎、前庭大腺炎（巴氏腺炎）（多为白色念珠菌感染）；肺结核、肾盂肾炎、膀胱炎等。

（3）慢性并发症

① 大血管并发症：主要是动脉粥样硬化，主要侵犯主动脉、冠状动脉、脑动脉、肾动脉和肢体动脉等，引起冠心病、缺血性或出血性脑血管病、肾动脉硬化、肢体动脉硬化等。

② 微血管并发症：主要是糖尿病肾病、糖尿病视网膜病变。

③ 糖尿病神经系统并发症：包括中枢、周围及自主神经病变。

④ 糖尿病足。

该患者糖尿病肾病（DN）的诊断依据是什么？还需要做什么检查？

答：（1）诊断依据有以下几项。① 糖尿病病史且未能得到有效控制的糖尿病患者。② 具有肾病综合征的临床表现，伴高血压，肾小球滤过率降低。③ 糖尿病周围血管病变、糖尿病周围神经病变。

（2）还要进一步行眼底检查明确有无糖尿病视网膜病变；肾活检有助于早期诊断，典型者呈结节性肾小球硬化。

目前糖尿病肾病的治疗包括哪几方面？

答：糖尿病肾病的治疗主要包括以下几方面。

（1）控制血糖　糖化血红蛋白（HbA_1c）＜7%。

（2）控制血压　血压＜130/80mmHg。

（3）降脂治疗　LDL-C≤2.6mmol/L。

（4）饮食治疗　限制蛋白的摄入，临床糖尿病肾病时应实施低蛋白治疗，肾功能正常的患者饮食蛋白入量为每天0.8g/kg体重，在GFR下降后，饮食蛋白入量为每天0.6～0.8g/kg体重。蛋白质来源应以优质动物蛋白为主，如每日蛋白摄入量≤0.6g/kg体重，应适当补充复方α-酮酸。

（5）其他药物治疗　如改善循环、抗氧化等。

（6）eGFR 15～20ml/（min·1.73m²），应考虑肾脏替代治疗。

（7）肾或胰肾联合移植。

【住院医师或主治医师补充病历】

　　本例患者眼科会诊：双晶体皮质密度增高；眼底血管反光增强，右眼动脉旁可见黄白色渗出及出血。考虑为双眼轻度白内障；糖尿病性视网膜病变。肾活检报告：糖尿病肾病结节性肾小球硬化。见图5-1。

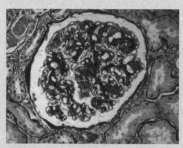

(a) PASM×400

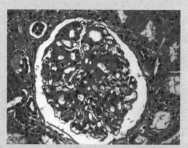

(b) HE×400系膜区增宽，系膜基质增多，毛细血管袢中心区形成无细胞结节，即K-W结节

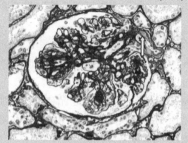

(c) PASM×400除K-W结节外可见入球小动脉玻璃样变

图5-1　糖尿病肾病肾活检

 主任医师常问住院医师、进修医师和主治医师的问题

● 糖尿病肾病的肾活检病理改变有哪些？

答:（1）肾小球　肥大，肾小球基底膜增厚和不同程度的系膜基质增生。可分别表现为结节性糖尿病肾小球硬化，弥漫系膜增生性肾小球病变。可见纤维蛋白帽球囊滴等特征性改变。

（2）肾小管　肥大，小管基底膜增厚。

（3）间质血管　透明变性。

● 糖尿病合并蛋白尿是否可以简单地诊断为糖尿病肾病？哪些情况下应考虑非糖尿病肾病？

答:蛋白尿是糖尿病肾病的主要表现之一，但不是"糖尿病+蛋白尿＝糖尿病肾病"，因为糖尿病患者所伴有的肾脏疾患并非都是糖尿病肾病，而也可能是非糖尿病性肾脏疾病。如原发性肾小球肾炎、继发性肾小球病变、急慢性间质性肾炎、缺血性肾病等。这些非糖尿病性肾脏疾病（NDRD），既可独立存在，也可与DN并存。

大量白蛋白尿患者或微量白蛋白尿患者合并糖尿病视网膜病变，或1型糖尿病出现微量白蛋白尿、病程超过10年大多可诊断为糖尿病肾病。但出现以下情况时应考虑并发非糖尿病性肾脏疾病（NDRD）：① 无糖尿病视网膜病变；② GFR迅速降低；③ 蛋白尿急剧增多或肾病综合征；④ 有顽固性高血压；⑤ 尿沉渣活动表现（红细胞）；⑥ 存在其他系统性疾病的症状或体征；⑦ ACEI或ARB开始治疗后2～3个月内，GFR下降超过30%。此时应考虑NDRD可能，需进行肾活检以明确诊断。

糖尿病肾病的发病机制有哪些？

答：（1）血流动力学改变　糖尿病早期，高血糖导致GFR升高，局部存在高压力、高滤过、高代谢，导致相应损害。

（2）蛋白非酶糖化　高血糖可以引起循环蛋白如血红蛋白、血清白蛋白以及包括细胞外基质和细胞膜成分的组织蛋白发生非酶糖化，影响蛋白发挥正常功能，并致胶原降解减少。

（3）多元醇通道活性增加。

（4）肾小球滤过屏障的改变。

糖尿病肾病组织学上常见哪三类典型的病理改变？

答：① 结节性糖尿病性肾小球硬化，对DN的诊断具有特异性。

② 弥漫系膜增生性。

③ 渗出性病变。

糖尿病肾病的Mogensen分期是什么？

答：根据Mogensen分期，主要分为以下五期。

① Ⅰ期：肾体积增大，肾小球入球小动脉扩张，肾血浆流量增加，肾小球内压增加，肾小球滤过率（GFR）明显升高，血压正常。

② Ⅱ期：肾小球毛细血管基底膜增厚，尿白蛋白排泄率（UAER）多数正常，可间歇性增高（如运动后、应激状态），GFR轻度升高，血压可轻度升高。

③ Ⅲ期：早期肾病，出现微量白蛋白尿，即UAER持续在

20 ～ 200μg/min，GFR仍高于正常或正常，血压升高。

④ Ⅳ期：临床肾病，尿蛋白逐渐增多，UAER ＞ 200μg/min，即尿白蛋白排出量＞300mg/24h，相当于尿蛋白总量＞0.5g/24h，GFR下降，可伴有水肿、高血压，肾功能减退。

⑤ Ⅴ期：尿毒症，多数肾单位闭锁，UAER降低，血肌酐升高，高血压明显。

主任医师总结

① 糖尿病肾病是糖尿病常见的并发症，是糖尿病全身性微血管病变的一种表现，也是糖尿病患者的主要死亡原因之一。在欧美等国家，DN已成为终末期肾病（ESRD）的首位病因。根据Mogensen分期，DN分为Ⅰ～Ⅴ期，分别为：肾小球高滤过期、正常白蛋白尿期、微量白蛋白尿期、临床糖尿病肾病期和终末期肾衰竭期。糖尿病肾病经典的发病过程为确诊糖尿病、肾小球高滤过、微量白蛋白尿、大量蛋白尿，最后发展为慢性肾衰竭甚至死亡。但在临床实际工作中发现，有些糖尿病患者合并肾功能受损 [GFR ＜ 60ml/（min·1.73m^2）] 但尿蛋白阴性。

② 微量白蛋白尿期是糖尿病肾病治疗的关键，进入临床糖尿病肾病期则肾病不能逆转，绝大多数患者会进入终末期肾衰竭。

③ 糖尿病肾病至今尚无特殊的药物治疗，但早期积极控制糖尿病是治疗的关键，也是避免发生肾脏病变以致出现肾功能衰竭的有效措施之一，应予高度重视。高血压在糖尿病肾病的发生发展中具有重要作用，应长期坚持降压治疗，一旦出现肾脏病变应予低蛋白饮食。

④ 糖尿病合并蛋白尿，考虑并发非糖尿病性肾脏疾病时，建议尽早行肾活检检查以明确诊断。

⑤ 当估算肾小球滤过率（eGFR）低于15ml/（min·1.73m^2）时可及早采用透析治疗，有条件者可考虑肾移植，若同时能做胰肾联合移植可望恢复正常生活及工作。

查房笔记

反复双足关节疼痛15年，泡沫尿2年，乏力胸闷2个月余——高尿酸血症肾病

❀【实习医师汇报病历】

患者男性，48岁，因"反复双足关节疼痛15年，泡沫尿2年，乏力胸闷2个月余"入院。缘于15年前无明显诱因出现双足关节疼痛，无颜面红斑、光过敏，无肉眼血尿，无腰酸、腰痛，无尿频、尿急、尿痛。就诊于当地医院，诊断"高尿酸血症"，予"别嘌醇、碳酸氢钠、双氯芬酸钠"等对症治疗，双足关节疼痛反复。2年前发现小便中泡沫增多。查尿常规：尿比重1.010，尿蛋白（++），尿隐血试验（+）。近2个月来关节疼痛症状加重，伴乏力、胸闷、腰酸、腿软。今为进一步诊治，就诊本院，门诊拟"高尿酸血症肾病"收入科，患者发病来精神一般，饮食差，睡眠受疼痛影响。小便量正常，每天1500ml，夜尿多，每晚3次，大便正常，每天1次。既往史：无肝炎、结核等传染病病史，无糖尿病、冠心病、高血压等病史，无食物、药物过敏史，无重大外伤史及手术史，预防接种史不详。

体格检查：血压130/85mmHg，神志清楚，面色晦暗，颜面无水肿，双耳郭见痛风石。心肺未见异常发现。腹部膨隆，无压痛，肝、脾肋下未触及，移动性浊音阴性，肾脏未触及，双肾区无明显叩击痛，肠鸣音无异常。双下肢无水肿。

ECT示肾小球总滤过率38ml/（min·1.73m^2）。生化辅助检查：血肌酐255μmol/L，尿素氮21.53mmol/L，尿酸882.3μmol/L。

入院诊断：痛风性关节炎，高尿酸血症肾病，慢性肾脏病（CKD 3期）。

治疗：低盐优质低蛋白饮食，限制高嘌呤食物摄入。别嘌醇0.1g，1次/日抑制尿酸合成；碳酸氢钠1000mg/次，3次/日碱化尿液；复方α-酮酸（开同）2.52g/次，3次/日改善蛋白质营养不良；发酵虫草菌（百令胶囊）0.8g/次，3次/日保护肾小管；肾衰宁1.4g/次，3次/日；痛风急性发作应用醋酸泼尼松10mg/次，2次/日。

主任医师常问实习医师的问题

高尿酸血症肾病的定义是什么？

答：尿酸是嘌呤代谢的终末产物，由于嘌呤代谢紊乱使血尿酸生成过多或由于肾脏排泄尿酸减少，均可使血尿酸升高。尿酸盐在血中浓度呈过饱和状态时即可沉积于肾脏而引起肾病变，称为高尿酸血症肾病。

高尿酸血症肾病主要有哪些类型？

答：① 急性高尿酸血症性肾病。② 慢性高尿酸血症性肾病。③ 尿酸性肾结石。

痛风的诊断标准有哪些？

答：① 关节液中白细胞内有尿酸结晶。

② 痛风结节针吸或活检有尿酸钠结晶。

③ 具有以下12项中6项以上者亦可确诊（98%的准确性）：1次以上急性关节炎发作；单关节炎发作；炎症在1天之内达到高峰；关节充血、肿胀；第一跖趾关节疼痛或肿胀；单侧第一跖趾关节肿痛发作；单侧跗骨关节病变；可疑痛风石；血清尿酸水平升高；不对称单关节痛；X线示骨皮质下囊性变而不伴骨浸润；关节炎症发作期间，关节液细菌培养阴性。

④ 典型的单关节炎，随之有1个无症状间歇期；秋水仙碱治疗后，滑膜炎可迅速缓解者；高尿酸血症同时存在者。凡具备以上4项中1项者，即可确诊。

男性有家族史及代谢综合征表现，血尿酸高于390μmol/L，尿尿酸排出量大于4.17mmol/L，间或有关节炎，存在尿路结石梗阻、小管-间质性肾炎、急慢性肾功能不全可诊断高尿酸血症肾病。在间质和小管内找到双折光的针状尿酸盐结晶可确诊。

体内尿酸的来源有哪些？

答：人体尿酸有两种来源。一是内源性的，约占体内总尿酸的80%，是由体内细胞核蛋白分解代谢所产生的。二是外源性的，占体内总尿酸的20%，是由摄入的动物性或其他含嘌呤丰富的食物分解代谢所产生的，这部分可用低嘌呤饮食减少其来源。

主任医师常问住院医师、进修医师和主治医师的问题

● **影响肾脏排泄尿酸的因素有哪些？**

答：① 慢性肾功能不全早期有健全的肾单位的代偿，尿酸浓度上升不显著，与肾小球滤过率降低不一致，当GFR＜10ml/（min·1.73m²）方产生显著的高尿酸血症。原发性高血压患者，由于近曲小管对钠的处理功能受损或早期肾血管病变致肾小管尿酸排泄障碍引起高尿酸血症。

② 血容量减少时，如限制钠盐摄入，使用利尿药和多尿则尿酸清除率降低。当血容量减少，尿流速低于1ml/min使尿酸在近端肾小管S3段内蓄积超过肾小管周围毛细血管中的浓度，可出现返回弥散（back-diffusion）现象。相反，钠盐负荷、抗利尿激素分泌使血容量增加，尿酸清除率上升。

③ 有机酸影响肾小管对尿酸的排泄：有机酸从体内排出需借助于肾小管阴离子泵，此时和尿酸进行竞争；或由于有机酸积聚于近端肾小管使其代谢障碍限制了尿酸的分泌。有机酸增多见于酒精中毒、剧烈运动时乳酸堆积和糖尿病酮症酸中毒等严重代谢失调。

④ 利尿药、抗结核药、阿司匹林、儿茶酚胺等均能影响对尿酸的排泄：利尿药物减少肾小管对尿酸分泌还是增加其重吸收，目前还不清楚。抗结核药物如乙胺丁醇和吡嗪酰胺均能抑制肾小管分泌尿酸。阿司匹林小剂量抑制肾小管分泌尿酸，当剂量增加到2～3g时可以抑制肾小管对尿酸的重吸收，起清除尿酸的作用。儿茶酚胺影响肾血流量，减少了尿酸的作用。

⑤ 铅可抑制肾小管对尿酸的分泌：慢性铅中毒，尿酸清除率减退较肌酐清除率减退明显。

● **肾脏如何发挥对尿酸的转运？**

答：尿酸在肾脏转运有四步骤，即肾小球滤过、近端肾小管的重吸收、分泌和分泌后重吸收。血中尿酸全部经肾小球滤过。在近端肾小管的起始部S1段，98%滤过的尿酸被主动重吸收。在近端肾小管的曲部S2段，尿酸的主动重吸收逐渐减少，而分泌到肾小管的尿酸量却逐渐增多，最后可达50%。在近端肾小管直部S3段，由于肾小管内尿酸浓度远远超过了周围毛细血管内的尿酸浓度，致使尿酸弥散入周围毛细血管（被动重吸收）。经上述四步骤，最终随尿排出的尿酸只占6%～10%。

● 高尿酸血症肾病的临床表现有哪些？

答：慢性高尿酸血症肾病（即痛风肾病）主要源于尿酸结晶沉积于肾间质-肾小管，使肾小管功能受损，尿浓缩功能障碍为肾受累之最早指征。尿呈酸性，尿 pH $<$ 6.0。早期表现为夜尿多、小管性蛋白尿。晚期病变累及肾小球，肌酐清除率下降，血尿素氮及血肌酐升高。尿酸结石：可有肾绞痛与血尿。梗阻尿路可引起尿路感染。单纯性尿酸结石可透过 X 线，故 X 线片上不显影，静脉肾盂造影 B 超检查有助于诊断。急性高尿酸血症肾病：起病急骤，由于大量尿酸结晶沉积于肾间质及肾小管内，肾小管腔被尿酸充填堵塞，导致少尿型急性肾功能衰竭。

● 临床上如何诊断高尿酸血症肾病？

答：中年以上男性有痛风或关节痛的家族史者，血尿酸高于 390μmol/L，尿尿酸排出量大于 4.17mmol/L，间或有关节炎，存在尿路结石，尤其 X 线阴性多发性结石者，小管-间质性肾炎（少量蛋白尿、尿浓缩功能受损）、急慢性肾功能不全可诊断高尿酸血症肾病。在肾间质和肾小管内找到双折光的针状尿酸盐结晶可确诊。

● 高尿酸血症肾病和继发性肾功能不全的高尿酸血症的鉴别要点有哪些？

答：① 高尿酸血症肾病的血尿酸和血肌酐升高不成比例，以尿酸升高较突出，血尿酸/血肌酐 $>$ 2.5（mg/dl）；而其他原因引起肾功能不全或尿毒症则血尿酸与血肌酐同时升高，因此比例上升程度 $<$ 2.5。

② 前者常同时有痛风性关节炎表现，而后者则很少有。

③ 前者高尿酸血症出现在氮质血症之前，后者则不然。

④ 血尿酸/尿尿酸：前者 $<$ 0.35，后者 $>$ 0.35。

● 高尿酸血症肾病的肾脏病理表现有哪些？

答：急性尿酸性肾病时，尿酸结晶在肾小管、集合管、肾盂和下尿路急骤沉积，以肾乳头部沉积最多，产生肾内、外梗阻。慢性尿酸性肾病时，尿酸盐结晶和尿酸结晶分别沉积在肾间质和肾小管内，髓质部沉积较多，肾乳头部沉积比皮质高出 8 倍以上。光镜下可见两种尿酸盐结晶：① 尿酸结晶为无定形物质，出现在肾间质和肾小管管腔；② 针形的尿酸单盐-水化合物结晶，出现在肾髓质。以尿酸盐或尿酸晶体为病灶核形成的显微痛风石，其周围有淋巴细胞、单核细胞和浆细胞浸润。随着病程延续，可见肾小管萎缩、肾间质纤维化，肾小球硬化和动脉硬化。

● **临床治疗上如何选择降尿酸药物？**

答：（1）根据高尿酸血症的发生机制，正确选择降尿酸药物 血尿酸增高的原因分为三大类，即生成过多型、排泄减少型和混合型。对于生成过多型，宜应用抑制尿酸合成的药物（别嘌醇、非布司他）；对于排泄减少的高尿酸血症患者，宜用促进尿酸从肾脏排泄的药物（如丙磺舒、苯溴马隆等）。

（2）根据肾功能状况选择降尿酸药物 别嘌醇和苯溴马隆等降尿酸药物（或其降解产物）都是从肾脏排泄的，因此，它们的疗效和不良反应还与肾功能好坏密切相关。肾功能正常或虽有轻度损害但肾小球滤过率大于30ml/（min·1.73m^2）者，如果24h尿液中尿酸排泄量低于600mg，可选用排尿酸药苯溴马隆等，肾小球滤过率小于30ml/（min·1.73m^2）者，或有肾结石者，不宜用促尿酸排泄的药物。抑制合成的降尿酸药可用于各种情况，在肾功能中重度受损者，或24h尿液中尿酸排泄量明显升高者，或血尿酸浓度明显升高，或有大量痛风石沉积，或有肾结石时，应该选择抑制合成的降尿酸药物（别嘌醇）。

（3）根据合并症选药 氯沙坦有促进尿酸排泄作用，适用于高血压伴高尿酸血症的患者。

● **非布司他治疗高尿酸血症的特点有哪些？**

答：① 非布司他是一种新的非嘌呤类选择性黄嘌呤氧化酶抑制剂，较别嘌呤醇具有更高的黄嘌呤氧化酶选择性，对嘌呤或嘧啶代谢的其他酶类没有影响。

② 非布司他能够同时且高效地抑制氧化型和还原型黄嘌呤氧化酶，同时它的药物-酶复合物极其稳定降尿酸作用较别嘌呤醇更强。

③ 非布司他主要经肝代谢或轭合化，对于轻至中度肝肾功能受损的患者不需调整剂量。

④ 非布司他在临床上可作为虽经别嘌呤醇治疗但未达到血清尿酸浓度推荐控制目标或不能耐受别嘌呤醇治疗的高尿酸血症患者的新选择。

● **使用降尿酸药物要注意哪些事项？**

答：① 降尿酸药物都能促使组织中的尿酸进入血液循环而诱发急性痛

风性关节炎发作，故痛风关节炎急性发作期不宜应用。在痛风发作过后关节症状已经消退时，才考虑应用。

② 应从较小剂量开始，在1～2周逐渐加量。

③ 应用促排尿酸药时，从肾脏排泄的尿酸大量增加，为防止尿酸堵塞肾小管引起肾损害及肾结石，除了应从小剂量开始外，应在白天使用，注意多饮水，使每天尿量达到2000ml以上。

如何防治高尿酸血症肾病？

答：（1）饮食治疗

① 避免吃含嘌呤高的食物。

② 多饮水，每日尿量控制在2000～3000ml为宜。

（2）药物治疗

① 碱化尿液的药物：可以口服或静滴碳酸氢钠。尿pH值可影响尿酸的溶解度，从而影响尿中尿酸的排泄量，尿pH值6.0时尿酸的溶解度高。

② 促进尿酸排泄的药物：丙磺舒、苯溴马隆、磺酰吡唑酮等。

③ 抑制尿酸合成药物：别嘌醇为治疗高尿酸血症的首选药物。别嘌醇0.1～0.2g，1次/日，别嘌醇过敏可能引起剥脱性皮炎、严重肝损害等威胁生命的并发症，故在服药时一定要密切注意有无不适、皮疹等，一旦怀疑药物反应，立即停药并就医。

④ 忌用影响尿酸排泄、分泌及增加尿酸合成的药物：如噻嗪类、乙胺丁醇、氨苯蝶啶、小剂量阿司匹林、汞剂等。急性期暂不用促进尿酸排泄或抑制尿酸生成的药物。

（3）对已经发生急性肾衰竭的患者尽早血液透析治疗。

主任医师总结

① 本病是原发或继发性高尿酸血症所致的肾损害，其中肿瘤化疗、放疗是继发性高尿酸血症肾病的重要原因，因此肿瘤化疗、放疗患者应注意预防。

② 本病易误诊为风湿性关节炎、类风湿关节炎等疾病，故有关节痛者，应常规检查血尿酸、尿尿酸。关节痛呈"夜间发作、白天消失、昼夜分明"特征性表现，夜尿是肾脏受损的最早表现。

③ 原发性高尿酸血症肾病多见于男性，中年后发病，当肾功能受损后其预后不佳，部分患者死于尿毒症。

④ 原发性高尿酸血症肾病应与原发性肾小球疾病所致的继发性高尿酸血症鉴别。后者由于肾小球病变重，故多有肾小球性蛋白尿，而前者以肾小管病变为主，故表现为尿浓缩稀释功能差，夜尿多。后者虽血尿酸明显升高，但呈典型痛风临床表现者少。

⑤ 治疗高尿酸血症肾病最有效的措施是控制血尿酸，可延缓肾脏病变的发展。戒酒（尤其是啤酒）、多饮水、口服碳酸氢钠片是治疗的基本方法。

查房笔记

发现镜下血尿5个月，血肌酐升高1个月
——多发性骨髓瘤肾损害

❀【实习医师汇报病历】

患者男性，55岁，已婚，因"发现镜下血尿5个月，血肌酐升高1个月"入院。缘于5个月前体检查尿常规示尿隐血（+++）、尿蛋白（±）。查血肌酐84μmol/L。1个月前因胸闷气促，短暂性意识障碍住院治疗，诊断为"肥厚型心肌病，心力衰竭，心功能Ⅳ级"，住院期间发现肉眼血尿，颜面水肿。查尿常规：尿隐血试验（+++），尿蛋白（+++）。血肌酐183μmol/L，无尿频、尿急、尿痛，无关节疼痛，无口腔溃疡、光过敏，予强心、改善循环、利尿等治疗后水肿消退，胸闷、气促缓解，血尿无明显缓解。今就诊本院门诊。查尿常规：尿隐血试验（+++），尿蛋白（+），尿白细胞（+）。尿相差镜检：尿红细胞计数布满，尿红细胞畸形率59%。前列腺特异性抗原正常。血生化：尿素12.0mmol/L，肌酐157μmol/L，尿酸485μmol/L，胆固醇6.11mmol/L，为进一步诊治，门诊拟"肾功能不全，血尿原因待查"收住入院。既往史："肺气肿"病史1年。1个月前测血压达160/88mmHg，曾服用"苯磺酸氨氯地平（安内真）"，监测血压正常后停用，目前未服用抗高血压药物。否认糖尿病等慢性病史；否认伤寒、结核、肝炎等传染病史。

体格检查：血压120/78mmHg，神志清楚，贫血外貌。双眼睑稍水肿，睑结膜苍白。胸廓无畸形，肋间隙增宽，呼吸运动两侧对称，叩诊肺部呈过清音，双肺呼吸音清。心前区无隆起，未触及震颤，心界无扩大，心率100次/min，律齐，各瓣膜听诊区未闻及病理性杂音。腹部平软，无压痛及反跳痛，肝、脾肋下未触及，双下肢轻度水肿。

辅助检查：胸部CT提示肺气肿。中腹部CT：左肾中部小囊肿及左肾下极小结石，余未见明显异常。心脏彩超：左心室壁增厚伴运动轻度不协调；二尖瓣、三尖瓣轻度反流；心包少量积液；左心室舒张功能降低。心电图：窦性心律；广泛导联ST-T改变。

血常规：红细胞计数2.97×10¹²/L；血红蛋白浓度88.0g/L。尿

常规：尿蛋白（+++）；尿隐血试验（+++）。24h尿蛋白定量7.488g。尿相差镜检：尿红细胞畸形率67%；尿红细胞计数布满。补体 C3 0.871g/L。免疫球蛋白：免疫球蛋白 G 5.49g/L；免疫球蛋白 M 0.398g/L；κ轻链1.74g/L；λ轻链0.81g/L。C反应蛋白＜3.3mg/L；脑利钠肽（BNP）382pg/ml；尿本周蛋白阴性；类风湿因子、肿瘤标志物、中段尿培养、ANCA四项均正常。骨髓穿刺：浆细胞占25%，考虑多发性骨髓瘤。

入院诊断：多发性骨髓瘤，多发性骨髓瘤肾损害。

治疗：予CVD方案化疗（环磷酰胺400mg, vd, d1、d8、d15、d22；硼替佐米2mg, iv, d1、d8、d15、d22；地塞米松40mg, iv/po, d1、d8、d15、d22），同时予发酵虫草菌丝（百令胶囊）、重组人红细胞生成素、增强免疫力等对症支持治疗。

主任医师常问实习医师的问题

何为多发性骨髓瘤肾损害？

答：多发性骨髓瘤（multiple myeloma, MM）是一种恶性浆细胞异常增生性疾病，主要浸润骨髓和软组织，引起骨骼破坏，能产生单株（M）球蛋白，引起贫血、肾功能损害和免疫功能异常。按单株（M）球蛋白所含轻重链的不同分型，主要分为IgG型（50%～60%）、IgA型（25%）、轻链型（20%）、IgD型（1.5%）、IgE型（罕见）、IgM型（罕见）。多发性骨髓瘤肾病（myeloma nephropathy）是MM最常见和严重的并发症，由于轻链蛋白管型阻塞远端肾小管引起的肾损害，故又称为管型肾病（cast nephropathy, CN）。由于大量轻链从肾脏排泄，加之高血钙、高尿酸、高黏滞综合征等因素，就诊时50%以上患者已存在肾功能不全。不同型MM肾脏损害特点有所不同。

多发性骨髓瘤肾损害的诊断要点有哪些？

答：肾脏病若遇以下情况应考虑MM，进一步行骨髓穿刺加活检及血、尿免疫电泳检查。

①年龄40岁以上不明原因肾功能不全。

②贫血和肾功能损害程度不成正比。

③肾病综合征无血尿、高血压，早期伴贫血和肾衰竭。

④早期肾功能不全伴高血钙。

⑤血沉明显增快，高球蛋白血症且易感染（如泌尿道、呼吸道等）。

⑥血清蛋白电泳 γ-球蛋白增高，或出现异常M蛋白。

多发性骨髓瘤肾损害的表现有哪些？

答：（1）蛋白尿　是骨髓瘤患者中最常见的一种肾脏表现，60%～90%不等，很少伴有血尿、水肿、高血压，偶见管型尿，部分患者仅表现为蛋白尿，数年后才出现骨髓瘤的其他症状或肾功能不全，临床常误诊为慢性肾小球肾炎。

（2）肾病综合征（NS）　MM中NS并不常见，但轻链型和IgD型MM肾脏损害临床常表现为NS，提示可能存在肾脏淀粉样变（AL）或轻链沉淀病（轻链DD）。

（3）慢性肾小管功能受损　MM肾损害以肾小管损害最早和最常见。常见远端和（或）近端肾小管性酸中毒，表现为口渴、多饮、夜尿增多、尿液浓缩和尿液酸化功能障碍。尿中钾、钠、氯排泄增多或范可尼综合征。

（4）慢性肾功能衰竭（CRF）　发生率40%～70%，半数以上患者就诊时已存在肾功能不全。骨髓瘤细胞直接浸润肾实质、轻链蛋白导致的肾小管及肾小球损害、肾淀粉样变性、高尿酸血症、高钙血症及高黏滞血症等长期对肾组织的损害，导致肾功能衰竭。MM并发CRF特点为：①贫血出现早，与肾功能受损程度不成正比；②肾损害以肾小管间质为主，临床多无高血压，有时甚至血压偏低；③双肾体积多无缩小。

（5）急性肾功能衰竭（ARF）　MM病程中约有半数患者突然发生ARF，病死率高，发生在肾功能正常或CRF的基础上。主要的诱发因素为：各种原因引起的脱水及血容量不足，如呕吐、腹泻或利尿等；原有高尿酸血症，化疗后血尿酸急剧增高，导致急性尿酸性肾病；严重感染；使用肾毒性药物。

（6）代谢紊乱　高钙血症和高尿酸血症。

（7）尿路感染　约1/3病例反复发生膀胱炎、肾盂肾炎，后者易引起革兰阴性菌败血症使肾功能恶化。

【住院医师或主治医师补充病历】

患者入院后行肾活检：肾组织病理学检查及结合电镜检查考虑轻链沉积性肾病。

主任医师常问住院医师、进修医师和主治医师的问题

● **多发性骨髓瘤肾外改变有哪些？**

答：（1）浸润性表现

① 造血系统：常见中重度贫血，多属正常细胞正常色素性，血小板减少，白细胞一般正常。

② 骨痛：早期即可出现，以腰骶部痛、胸痛多见，好发于颅骨、肋骨、腰椎骨、骨盆、股骨、腰骶部，骨质破坏处易发生病理性骨折。

③ 髓外浸润：以肝、脾、淋巴结肿大，肾脏损害常见。

④ 神经系统病变：肿瘤或椎体滑脱而脊髓压迫引起截瘫，如侵入脑膜及脑，可引起精神症状、颅内压增高、局限性神经体征，周围性神经病变主要表现为进行性对称性四肢远端感觉运动障碍。

（2）异常M蛋白相关表现

① 感染：正常免疫球蛋白形成减少，发生感染概率较正常人高15倍。

② 出血倾向：M蛋白使血小板功能障碍或抑制Ⅷ因子活性，或原发性淀粉样变性（AL）时X因子缺乏，常见皮肤紫癜，脏器和颅内出血见于晚期患者。

③ 高黏滞综合征：发生率4%～9%，IgA、IgG3型MM多见。表现为头晕、乏力、恶心、视物模糊、手足麻木、心绞痛、皮肤紫癜等，严重者呼吸困难、充血性心力衰竭、偏瘫、昏迷，也可见视网膜病变。少数患者M蛋白有冷球蛋白成分，可出现雷诺现象。

④ 淀粉样变：10%MM发生肾脏淀粉样变（AL），IgD型伴发AL最多，其次为轻链型、IgA、IgG型，可发生巨舌、腮腺及肝脾大、肾病综合征、充血性心力衰竭。

● **多发性骨髓瘤肾病的病理表现有哪些？**

答：（1）管型肾病　MM肾损害主要以小管间质病变为主。光镜下骨髓瘤管型伴周围多核合胞体巨细胞反应为管型肾病特征性改变，其多见于远曲小管和集合管。管型色泽鲜亮，中有裂隙。肾小管变性、坏死或萎缩；小管间质内时有钙盐、尿酸盐沉积；间质炎性细胞浸润、纤维化。部分有淀粉样物质沉积，较少见浆细胞浸润。免疫荧光无特异性，管型的主要成分为λ型或κ型轻链蛋白、白蛋白、T-H蛋白、纤维蛋白原，亦可见IgG、部分IgA、IgM、补体沉积，与骨髓瘤类型无关，有时可见到淀粉样蛋白纤维。电镜下骨髓瘤管型一般由许多呈丝状扁长形或菱形结晶组成，而其他疾病管型呈颗粒、尖针状，电子致密度高。管型外周偶有炎性细胞反应。小管上皮细胞扁平伴有不同程度萎缩。近端小管管腔扩张，上皮细胞内可见圆形透明包涵体，其内含轻链蛋白，小管基底膜增厚，可有断裂。此外，肾小管及间质常有钙质、尿酸盐和（或）淀粉样物质沉积，间质纤维化。

（2）肾小球病变

① AL型淀粉样变：发生在轻链型MM或IgD型MM中，多为轻链λ型。大量淀粉样物质沉积于肾脏各部分，以肾小球病变为主。初期系膜区无细胞性增宽，晚期毛细血管基底膜增厚，大量嗜伊红均质状无结构的淀粉样物质沉积。肾小管基底膜、肾间质、肾小血管均可受累。晚期毛细血管腔闭塞，肾小球荒废。刚果红染色阳性，偏光显微镜下淀粉样物质呈苹果绿色双折光现象。免疫荧光与特异性抗AL抗血清呈阳性反应，抗AA抗血清（－）。电镜下淀粉样物质呈细纤维状结构（直径8～10mm），无分支、僵硬、紊乱排列。应注意与纤维性肾小球肾炎和免疫触须样肾小球肾炎相鉴别。

② 轻链沉积病（轻链DD）：约1/2患者合并MM，光镜下不同程度系膜基质增宽、硬化以及系膜结节。系膜结节性改变系轻链DD重要特征，与糖尿病Kimmelstiel-Wilson系膜结节很相似。肾小球、肾小管基底膜增厚，呈条带状变化。确诊依靠免疫荧光显示κ或λ轻链在肾小球系膜结节和沿肾小管基底膜沉积，以κ型多见。MM合并轻链DD时骨髓瘤管型少见。

③ 增生性肾小球肾炎：少见。主要组织学损害为系膜成分坏死和渗出的增生性肾炎，尚可有新月体肾炎等。免疫荧光肾小球常有显著的C3沉积。

多发性骨髓瘤肾损害的治疗原则有哪些？

答：MM并发肾损害的治疗可分为两个方面。

（1）减少骨髓瘤细胞数量及其M蛋白的产量，可通过全身化疗、放射治疗、骨髓移植、血液净化等方法。

（2）肾脏损害的治疗

① 去除加重肾功能损害的因素；

② 水化疗法；

③ 碱化尿液；

④ 防治高血钙；

⑤ 降低高尿酸血症；

⑥ 抑制 THP 分泌；

⑦ 肾脏替代治疗。

如何防治高钙血症？

答：（1）轻度高钙血症

① 进食钙含量低而富含草酸盐和磷酸盐的食物，减少肠道吸收钙，保证钠摄入量和水摄入。

② 利尿药：口服呋塞米。

③ 磷酸盐：每日口服磷酸钠 1 ～ 2g，或口服磷酸盐合剂（配制法：磷酸氢二钠 3.66g，磷酸二氢钠 1g，加水到 60ml），肾功能不全患者口服量应低于每日 60ml，长期服用可致异位钙化。

④ 激素：泼尼松每日 30 ～ 60mg。

⑤ 二膦酸盐：如阿仑膦酸钠。

⑥ 降钙素：5 ～ 10U/kg，经皮下或肌内注射 1 ～ 2 次，也可鼻喷雾剂 200 ～ 400U，分次给予，主要不良反应是恶心、面部潮红。

（2）高钙危象

① 补液：危象者常有脱水，一般每日补液 3000 ～ 5000ml，但需根据心功能和尿量调整，首先补生理盐水，不但纠正脱水，且使肾脏排钠、钙增加。

② 利尿药：容量补足后，静脉推注呋塞米 40 ～ 80mg，必要时 2 ～ 6h 后重复。

③ 肾上腺皮质激素：可静脉使用甲泼尼龙 40 ～ 80mg。

④ 降钙素：5 ～ 10U/kg，缓慢静滴 6h 以上。

⑤ 严重高血钙可应用低钙透析。

主任医师总结 ·······

① 多发性骨髓瘤好发年龄在 40 岁以上，男多于女，平均发病年龄约 60 岁，发病率随着年龄增长而增加。

② 因绝大多数 MM 以经典骨髓瘤管型肾病为主，不需要对每一位骨髓瘤肾损害患者施行肾穿刺，但在以下两种情况时可考虑：a.急性肾衰竭临床上难以确定其病因及可能的病理改变和程度；b.肾小球损害为主伴蛋白尿 > 1g/24h。

③ 超过半数的多发性骨髓瘤肾损害患者经治疗后肾功能可完全或部

分恢复，且恢复多发生在3个月以内，3个月内肾功能恢复正常者其远期预后往往不受影响。因此对肾功能损害者早期合理治疗十分重要。

查房笔记

颜面及双下肢水肿3个月，加重1周
——肾淀粉样变性

🌸【实习医师汇报病历】

患者男性，48岁，因"颜面及双下肢水肿3个月，加重1周"入院。缘于3个月前无明显诱因出现颜面部水肿及双下肢水肿，尿量减少，每日700～800ml，就诊于当地医院，诊断"肾病综合征"，予利尿、降尿蛋白等对症治疗后，水肿消退。1周前水肿加重，患者为进一步诊治，就诊本院，门诊拟"肾病综合征"收入本科。

体格检查：血压90/60mmHg，颜面水肿，舌体稍大，心、肺未见异常，腹部膨隆，移动性浊音阳性，双下肢重度水肿。

辅助检查：尿蛋白（+++），24h尿蛋白定量8.81g，尿κ轻链103.2mg/d，λ轻链492mg/d，血总蛋白28.6g/L，白蛋白10.7g/L，球蛋白17.9g/L，尿素氮7.59mmol/L，肌酐87.5μmol/L，三酰甘油2.1mmol/L，胆固醇9.78mmol/L。血清蛋白电泳：总蛋白35.4g/L，白蛋白26.2%，α_1-球蛋白6.2%，α_2-球蛋白42.4%，β-球蛋白22.8%，γ-球蛋白2.5%。血清游离κ链14.26mg/L，游离λ链168.82mg/L，超敏C反应蛋白79.7mg/L，促甲状腺素7.47mU/L，游离T_3 1.29pmol/L，游离T_4 11.84pmol/L。免疫球蛋白、补体、相关抗体均正常。心脏超声示左心室壁增厚。腹部彩超示胆囊壁水肿，脾增厚，腹腔及双侧胸腔积液。肾穿刺活检病理：免疫荧光示IgA（+++）、IgM（+++）、IgG（+）、C3（+++）、C4（++）、C1q（+++）、F（+）沿肾小球系膜区和部分血管壁沉积；IgA、C3和C1q在部分肾小管上皮细胞内沉积。光镜示肾小球系膜区和部分毛细血管壁、部分小动脉管壁见嗜伊红均质团块状物质沉积；刚果红染色（图5-2）示肾小球和小动脉壁染色阳性，高锰酸钾试验阳性；偏振光显微镜下显绿色。免疫组化（图5-3）示肾小球和部分小血管壁λ和κ阳性，AL蛋白阳性，AA蛋白阴性。电镜符合肾淀粉样变性病改变。骨髓细胞涂片：有核细胞增生活跃；粒细胞系（60.5%）、红细胞系（18.5%）及淋巴细胞比例、形态正常；全片巨核细胞＞100个，血小板成堆，未见异常细胞。骨髓活检：有核细胞增生活跃，余未见异常细胞。

诊断：原发性肾淀粉样变性，继发性肾病综合征。

治疗：给予呋塞米及螺内酯利尿消肿，低分子肝素钙5000U，皮下注射，1次/日。

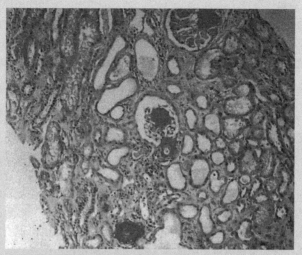

图5-2　系膜区及入球小动脉壁有巨块状淀粉样蛋白沉积（刚果红染色×100）

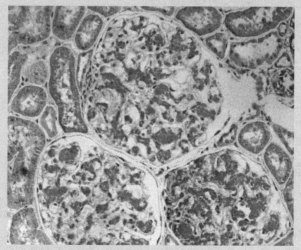

图5-3　系膜区λ链阳性，图右上角小动脉壁亦阳性（Elivision法×200）

❓ 主任医师常问实习医师的问题

● 肾淀粉样变性的定义是什么？

答：淀粉样变性（amyloidosis）是一种不同病因所致的淀粉样蛋白纤维以不可溶的形式在细胞外沉积，导致多器官组织结构与功能损害的全身性疾病。淀粉样物质沉积于肾脏引起的肾病变称肾淀粉样变性（renal amyloidosis）。蛋白尿、肾病综合征为其主要临床表现，晚期可导致肾衰竭。

● 肾淀粉样变性的诊断要点有哪些？

答：病理学检查是最可靠的确诊方法，活检组织刚果红染色阳性，在偏光显微镜下呈现特征性的红绿双折光，电镜下可见8～10nm杂乱无章的纤维，这是诊断本病的关键指标。但临床上凡出现以下情况需高度怀疑肾淀粉样变：① 患者出现蛋白尿或肾病综合征，尤其是同时合并肝脾大或心脏疾病（心力衰竭、心律失常、心脏肥大等），并存在明确的慢性感染性疾病，如结核、支气管扩张症、骨髓炎或类风湿关节炎者；② 多发性骨髓瘤患者出现大量蛋白尿；③ 中老年患者不明原因出现蛋白尿、肾病综合征，特别是血清蛋白电泳和（或）尿本周蛋白阳性者。

● 肾淀粉样变性常见分型有哪几种？

答：肾淀粉样变性常见以下六型。
① AL型：即原发性淀粉样变性病。
② AA型：即继发性淀粉样变性病。
③ 浆细胞病伴淀粉样变性病。
④ 遗传性家族性淀粉样变性。
⑤ 局限性肾淀粉样变性。
⑥ 血液透析相关性淀粉样变性病。

● 肾淀粉样变性的治疗原则是什么？

答：（1）控制原发病，减少或干预前体蛋白合成　先查清有无慢性感染病源，若有可行抗感染或手术治疗以阻遏抗原性刺激，有结核源，应积极抗结核治疗。

（2）抑制淀粉样原纤维的合成　秋水仙碱能抑制淀粉样原纤维的合成和分泌，对各种原因引起的继发性肾淀粉样变有较好效果，但对原发性淀粉样变是否有效尚有争议。

（3）对已形成的沉积物促进其溶解或松动 二甲砜可以溶解淀粉样纤维丝，使沉淀消失，肾损害较明显者可用皮质激素加马利兰合用。

（4）对症支持治疗 若血清白蛋白过低，可输入人体白蛋白。

（5）肾脏替代治疗 出现尿毒症时的治疗与其他原因所致的尿毒症相同，透析以腹膜透析为佳；其他方法不佳时，考虑肾移植。

【住院医师或主治医师补充病历】

> 患者中年男性，以肾病综合征为主要临床表现，低血压，左心室肥厚，舌体胖大，骨髓活检无浆细胞异常增生，肾活检为AL型肾淀粉样变性，目前无继发性依据，考虑原发性肾淀粉样变性，行利尿、抗凝治疗，下一步考虑造血干细胞移植治疗。

 主任医师常问住院医师、进修医师和主治医师的问题

● **肾淀粉样变肾脏的临床表现有哪些？**

答：超出3/4的淀粉样变患者有肾脏病的表现，肾脏受累者的临床表现分4期。

（1）临床前期（Ⅰ期） 无任何自觉症状及体征，化验亦无异常，仅肾活检方可作出诊断。此期可长达5～6年之久。

（2）蛋白尿期（Ⅱ期） 见于76%患者。蛋白尿为最早表现，半数以上者主要为大分子量、低选择性蛋白尿，程度不等。蛋白尿的程度与淀粉样蛋白在肾小球的沉积部位及程度有关，可表现为无症状性蛋白尿，持续数年之久。镜下血尿和细胞管型少见。伴高血压者占20%～50%，直立性低血压是自主神经病变的特征表现。

（3）肾病综合征期（Ⅲ期） 大量蛋白尿、低白蛋白血症及水肿，高脂血症较少见，少数仅有长期少量蛋白尿。肾静脉血栓是肾病综合征的最常见并发症，大多起病隐匿，表现为难治性肾病综合征，少数病例为急性起病，有腹痛、血尿加重、蛋白尿增多及肾功能恶化，腹平片或B超检查发现肾脏较前明显增大。肾病综合征由AA蛋白所致者占30%～40%，AL蛋白所致者占35%。一旦肾病综合征出现，病情进展迅速，预后差，存活3年者不超过10%。

（4）尿毒症期（Ⅳ期）　继肾病综合征之后，出现进行性肾功能减退，多达半数者有氮质血症，重症死于尿毒症。肾小管及肾间质偶可受累，后者表现为多尿甚至呈尿崩症表现，少数病例有肾性糖尿、肾小管酸中毒及低钾血症等电解质紊乱。由肾病综合征发展到尿毒症需1～3年不等。肾小球的淀粉样沉积的程度与肾功能的相关性很差。

● **淀粉样变肾外器官受累的临床表现有哪些？**

答：① 心脏受累可导致心脏肥大、心律失常和心力衰竭，是AL淀粉样变患者最常见的死因。

② 消化系统任何部位均可发生淀粉样变，可表现为便秘、腹泻、吸收不良、肠道出血等。

③ 呼吸系统受累可表现为肺组织单个或者多个结节，呼吸困难，呼吸道出血等。

④ 皮肤受累主要见于面部和躯干部，主要表现为皮肤增厚、肿胀、瘀斑、色素沉着等。

⑤ 淀粉样变侵及神经可致感觉异常、肌力减退、无痛性溃疡等。正中神经损害及周围肌腱因淀粉样沉积表现为腕管综合征，自主神经功能失调表现为直立性低血压、胃肠功能紊乱、膀胱功能失调或阳痿。

● **高锰酸钾试验的临床意义是什么？**

答：淀粉样变性患者的病理标本经5%高锰酸钾处理后再进行刚果红染色。AA蛋白对高锰酸钾敏感，与刚果红的亲和力小，着色试验为阴性；而AL蛋白与刚果红的亲和力大，着色实验为阳性。故可用此鉴别淀粉样变性由AA蛋白或AL蛋白所致。

● **刚果红试验的临床意义是什么？**

答：淀粉样蛋白对刚果红有亲和力，故可用刚果红试验辅助诊断淀粉样变性。

● **常见导致肾淀粉样变性的两种蛋白质意义是什么？**

答：导致肾淀粉样变性的蛋白质常有两种，即AL蛋白及AA蛋白，前者为免疫球蛋白轻链，临床典型病例为多发性骨髓或浆细胞增生异常导致的肾淀粉样变，后者与免疫蛋白轻链无关。临床多见于风湿性关节炎等慢性炎症或慢性感染性疾病，为继发性淀粉样变。

● **肾淀粉样变性的预后如何？**

答：与其他肾小球疾病比较，肾淀粉样变性预后不良，生存期与原发病以及重要器官受累的范围和程度有关。原发性AL蛋白所致者的中位数存活期为1～2年，标准美法仑加激素治疗可延长生存期10个月，但肾脏、心脏功能恢复困难。对841例原发性淀粉样变患者的长期随访表明，1年生存率51%，5年为21%，10年只有4.7%。其存活期缩短与氮质血症的存在有强相关性。最长存活期，AL型者为22年，AA型者为18年。AL蛋白所致者，心力衰竭、心律失常、猝死为其主要原因，占63%；继发性AA蛋白所致者平均存活期为45个月，存活5年以上者仅为6%，多死于肾衰竭，占35%。

主任医师总结

① 肾脏是AL和AA淀粉样变常见的受累器官之一，肾衰竭是淀粉样变患者最严重的表现和主要死亡原因之一。

② 病理学检查是确诊肾淀粉样变最可靠的方法。本病临床上可分为原发性和继发性淀粉样变，原发性和继发性治疗方法及预后都有较大差别。

③ 治疗主要原则是减少或干预前体蛋白合成，稳定前体蛋白的自身结构，破坏淀粉样蛋白的稳定性。

④ 凡男性40岁以上不明原因大量蛋白尿、舌大及心脏、肝、脾、肾肿大患者应考虑肾淀粉样变，及时行肾活检以明确。

查房笔记

水肿伴血肌酐升高2个月——轻链沉积病

✱【实习医师汇报病历】

患者男性，56岁。因"水肿伴血肌酐升高2个月"入院。缘于2个月前无明显诱因出现双下肢水肿，无肉眼血尿，无尿频、尿急、尿痛，无关节疼痛，无口腔溃疡、光过敏，就诊当地医院，查尿常规：蛋白（+++），血肌酐184μmol/L。诊断"慢性肾炎"，予肾炎康复片、雷公藤、利尿药等治疗后水肿消退，复查血生化：尿素16.0mmol/L，肌酐257μmol/L，为进一步诊治，门诊拟"蛋白尿，肾功能不全"收入院。此次发病以来，饮食、睡眠尚可，大便正常，体重无明显减轻。

体格检查：体温36.0℃，呼吸18次/min，脉搏70次/min，血压138/83mmHg。叩诊肺部呈清音，听诊两肺呼吸音清，未闻及干、湿啰音。腹部平软，无压痛，肝、脾肋下未触及，移动性浊音阴性。双下肢轻度凹陷性水肿。神经系统生理反射存在，病理征阴性。

辅助检查：血常规示血红蛋白74g/L。尿常规：隐血（+），尿蛋白（+++），尿本周蛋白阴性。前列腺特异性抗原：正常。血生化：ALB 33g/L；TB 55g/L；尿素氮15.0mmol/L，肌酐265μmol/L，尿酸458μmol/L，胆固醇5.17mmol/L。C反应蛋白<3.3mg/L；补体C3 0.871g/L。免疫球蛋白：免疫球蛋白G 5.49g/L；免疫球蛋白M 0.398g/L；脑利钠肽289pg/ml；κ轻链3.74g/L；λ轻链4.81g/L；补体C4、抗"O"、类风湿因子、粪常规正常。ANA、ds-DNA、ANCA未见异常。B超：双肾大小正常，结构模糊，皮髓交界不清楚、前列腺增生，膀胱充盈差，双侧输尿管未见扩张。

初步诊断：蛋白尿，肾功能不全原因待查。

处理：低盐低蛋白饮食，对症支持治疗，保护肾功能，进一步检查，明确病因。

？ 主任医师常问实习医师的问题

● 目前考虑什么诊断？如何鉴别诊断？

答：患者尿检表现蛋白尿，2个月前查血肌酐进行性升高，应与急性肾功能不全、急进性肾小球肾炎、肿瘤相关性肾病相鉴别。

① 患者无失血、失液等血容量不足的肾前性因素，无尿路梗阻、输尿管结石等肾后性因素，无肾毒性损伤、肾缺血性损伤、急性肾小管坏死等导致急性肾功能不全的肾性因素。

② 急进性肾小球肾炎：特别是原发性小血管炎。患者中老年，肾功能异常伴贫血，但原发性小血管炎患者大部分血ANCA阳性，该患者血ANCA阴性，可行肾活检病理学检查。

③ 肿瘤相关性肾病：特别是多发性骨髓瘤。患者中老年男性，短期内出现肾功能异常，伴有贫血，须排除多发性骨髓瘤。此外查肿瘤标志物及腹部薄层CT排除其他实体肿瘤等。

● 还需要做哪些检查进一步来明确诊断？

答：建议行骨髓穿刺活检，进一步做肾脏穿刺病理活检术。

❀【住院医师或主治医师补充病历】

患者以水肿起病，短期内出现肾功能异常，目前存在大量蛋白尿，中度贫血。入院查尿κ轻链阳性；λ轻链阴性；骨髓检查：嗜酸细胞2%，铁染色示缺铁，成熟浆细胞0.5%。肾穿刺病理学检查提示：① 弥漫系膜增生伴局灶节段毛细血管内增生，局灶节段硬化，弥漫基底膜病变；② 中度肾小管萎缩及间质纤维化，动脉硬化，见图5-4；免疫组化轻链染色阳性，符合轻链沉积病，见图5-5。

综上所述：患者中老年男性。尿轻链阳性，骨髓检查未发现异常，肾组织中轻链染色阳性，同时临床表现为大量蛋白尿、急性肾功能衰竭，符合轻链沉积病（light chain deposition disease，LCDD）诊断。

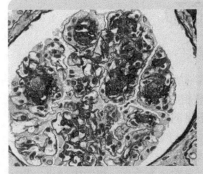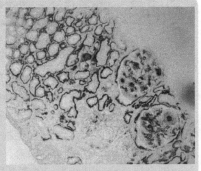

图5-4　肾小球系膜结节状无细胞性硬化　图5-5　κ链结节状沉积在肾小球系膜区，
系膜区域呈黑色着色（PASM×400）　　线状沉积在包蔓囊壁和肾小管基底膜
（Elivision法×100）

❓ 主任医师常问住院医师、进修医师和主治医师的问题

什么是轻链沉积病（LCDD）？

答：轻链沉积病（LCDD）是指一组浆细胞异常增生性疾病，异常浆细胞产生过多的轻链和（或）重链在全身组织沉积引起单克隆免疫球蛋白沉积病（MIDD），其中轻链沉积组织导致的MIDD称为轻链沉积病。

轻链沉积病的发病机制如何？

答：轻链沉积病中轻链结构异常，且以κ型为主（80%为κ型，20%为λ型），有学者研究了多发性骨髓瘤合并轻链沉积病轻链氨基酸序列，恒定区（C）基本正常，可变区（V）有8个突变，CDR1区、CDR3区、FR3区分别有4个、2个、2个替代突变。后经其他研究也证实由于体细胞突变引起特定的氨基酸替换，促进轻链的单、双聚体间疏水作用，加剧不稳定性，促进轻链沉积。

轻链沉积病（LCDD）有哪些临床表现？

答：临床可表现为不明原因的贫血、发热、周身无力、出血倾向，浅表淋巴结及肝、脾大，继而出现局限性或多发性骨痛、病理性骨折或局部肿瘤。而肾脏受累常是轻链沉积病的首发症状。

① 蛋白尿伴或不伴镜下血尿，偶有肉眼血尿。

② 肾病综合征，发生率低于 AL 型淀粉样变性。

③ 血压正常或有轻中度升高。

④ 肾功能衰竭，诊断时几乎均已出现。

⑤ 约半数患者表现为慢性间质性肾炎，尿液酸化、浓缩功能障碍，尿钠、钾排泄增加；累及近端小管可出现肾性糖尿、尿碳酸氢盐丢失增加；肾小管性蛋白尿；可伴肉眼或镜下血尿。肾外症状多晚于肾脏症状。其确诊需依赖肾活检病理结果。

⬤ 轻链沉积病常见哪些并发症？

答：轻链沉积病通常发生在 45 岁以后，大多数患者合并多发性骨髓瘤，其他患者合并淋巴浆细胞异常增殖性疾病，如淋巴瘤和巨球蛋白血症，通常有心脏、脾脏、甲状腺、肾上腺和胃肠道受累。肾脏受累者常常有肾小球受累的证据，如大量蛋白尿，几乎超过一半的患者表现为肾病综合征，常常合并高血压和肾功能下降，亦有以肾小管间质损害为主者。

⬤ LCDD 的肾脏病理表现如何？

答：（1）光镜检查　肾小球可有多种表现，从正常肾小球到不同程度系膜增宽硬化以及系膜结节状改变等都可在 LCDD 患者中见到，其中系膜结节状改变较为特异，与糖尿病肾病患者典型的 Kimmelstiel-Wilson 系膜结节硬化类似，不同在于 LCDD 的系膜结节 PAS 染色更强，而银染较弱，刚果红染色阴性。后者结节不均一，有糖尿病史及与抗轻链 κ/λ 抗血清反应阴性，以及有入球微动脉管壁透明变性等。另外与糖尿病肾病不同之处还表现在，光镜下 LCDD 的肾小球基底膜无增厚，其他肾小球可以完全正常或只有轻度系膜硬化。肾小球尚可有毛细血管微血管瘤改变，有些可呈膜增生性肾小球肾炎的病理表现，肾小管可表现基底膜增厚，值得注意的是 MM 合并 LCDD 时骨髓瘤管型很少见到。

（2）免疫荧光检查　免疫组化单克隆轻链抗体染色可见 κ/λ 轻链（80% 为 κ 轻链）沉积于肾小球系膜区（结节内），肾小管基底膜和血管壁补体成分染色常阴性 κ/λ 轻链弥漫性地沿肾小管基底膜呈点状或颗粒状沉积是 LCDD 的特点。

（3）电镜检查　肾小球基底膜内稀疏层和系膜区有颗粒状物质沉积，系膜基质增宽和肾小球基底膜增厚；肾小管基底膜和肾间质血管基底膜可见密集颗粒电子致密物。

● LCDD与原发性淀粉样变如何鉴别？

答：LCDD与原发性淀粉样变鉴别要点如下。

① LCDD其沉积轻链中约80%为κ链，而后者沉积轻链中约75%为λ轻链。

② 典型LCDD中轻链片段是免疫球蛋白的恒区，其典型的单克隆轻链免疫荧光呈强阳性；而后者沉积的轻链片段是免疫球蛋白的可变区，所以其抗κ和λ轻链抗体免疫荧光只呈现弱阳性。

③ LCDD的轻链沉积呈颗粒状而非纤维样或β片层结构，不能结合刚果红（Congored）和硫黄素（thioflavine）；而后者的轻链沉积在电镜下呈纤维样或β片层结构，能与刚果红结合在偏光显微镜下呈现绿色双折光，与硫黄素结合产生黄绿色荧光。

④ LCDD常并发于多发性骨髓瘤或其他疾病（如淋巴瘤或原发性巨球蛋白血症等）导致单克隆轻链过度产生。

● 糖尿病肾病与轻链沉积病的鉴别要点是什么？

答：糖尿病肾病与轻链沉积病的鉴别要点见表5-1。

表5-1　糖尿病肾病与轻链沉积病的鉴别

病理改变	糖尿病肾病	轻链沉积病
系膜结节		
银染色	强阳性	阳性
结节大小	大小不等	基本均一
结节数量	不等	多相同
肾小球基底膜	增厚，有时见微动脉瘤	轻度增厚
球囊滴	有	无
出球小动脉硬化	有	无
糖尿病病史	有	无

● 如何治疗LCDD？

答：LCDD的治疗方法类似多发性骨髓瘤或AL型淀粉样变性，以化疗为主要治疗方法。近年来有报道长期化疗后，肾小球系膜结节和κ轻链沉积部分消失。LCDD与多发性骨髓瘤相似，一般对化疗较敏感，使用泼尼松加马法兰（氧芬肿）联合化疗可使LCDD所致肾功能不全得以稳定或得到改善，但已有明显肾功能不全（血清肌酐＞353.6μmol/L）时才开始治疗是无效的。另外患者应摄入充足水分，防止脱水，以减少游离轻链在肾内沉积而引起肾小管损害。

主任医师总结

LCDD患者因多合并多发性骨髓瘤，预后较差。影响预后的因素有：就诊时肾功能损害的程度、基础血液疾病和肾外轻链沉积等。1年和5年生存率分别为90%和70%，而1年和5年的肾存活率分别为67%和37%。LCDD引起肾脏病变致肾功能不全时，可采用对症治疗。治疗的目的是延缓病情发展，延长患者生存期，主要措施为化疗和对症治疗，对急性肾损伤患者除透析外，可同时进行血浆置换治疗。

查房笔记

关节痛、皮疹3年，水肿2年，尿量减少2个月，加重10天——冷球蛋白血症肾损害

❀【实习医师汇报病历】

患者男性，45岁，以"关节痛、皮疹3年，水肿2年，尿量减少2月，加重10天"为主诉入院。既往有肝功能异常20年，确诊丙型肝炎8年；入院后体格检查：血压160/100mmHg，多发出血样皮疹，心肺（－），腹水征（＋），腹壁、腰骶部及双下肢水肿。

辅助检查：24h尿蛋白11.7g。尿相差：变形RBC大于80%。肝功能：谷丙转氨酶（ALT）60U/L，白蛋白（ALB）21g/L。肾功能：血肌酐（Scr）200μmol/L，肌酐清除率（Ccr）42.2ml/min。免疫：RF 323IU/L，可见单克隆IgM κ链，冷球蛋白（＋）。病毒指标：HCV-Ab（＋），HCV RNA 2.4×10^{6}copies/ml。皮肤病理：真皮浅中层小血管壁纤维素样坏死，伴中型多形核白细胞浸润，可见核碎裂，符合白细胞碎裂性血管炎。肾脏病理：光镜下可见毛细血管内增生性肾小球肾炎，冷球蛋白血症肾病可能性大，有多数血栓样结构形成。免疫荧光下可见C3（＋＋），节段性沿毛细血管壁沉积。电镜下可见血栓样结构内及毛细血管内皮下纤维样和小管样结晶，符合冷球蛋白血症肾病。

入院诊断：丙型病毒性肝炎，继发性冷球蛋白血症，继发肾病综合征，毛细血管内增生性冷球蛋白血症肾病，急性肾功能不全。

❓ 主任医师常问实习医师的问题

● 冷球蛋白血症肾损害的定义是什么？

答：冷球蛋白（cryoglobulin）是指血浆温度降至4～20℃时，发生沉淀或呈胶冻状，温度回升到37℃时，又溶解的一类球蛋白。正常血清仅含微量的冷球蛋白，当其浓度超过100mg/L时，称为冷球蛋白血症（cryoglobulinemia）。本病可分为原发性冷球蛋白血症（是指血中存在冷球蛋白，但无明显的病因可寻）和继发性冷球蛋白血症。冷球蛋白形成的免疫复合物，通过激活补体或直接介导作用，导致血管及肾小球的炎症损伤，称为

冷球蛋白血症肾损害（renal damage due to cryoglobulinemia）。

● 冷球蛋白血症如何分型？

答：依其免疫球蛋白组成可分为3型。

Ⅰ型：单克隆型冷球蛋白血症。其冷球蛋白是IgM、IgG、IgA或本琼斯蛋白。

Ⅱ型：单克隆-多克隆型冷球蛋白血症。其冷球蛋白是由单克隆IgM与多克隆IgG混合组成，此型主要由慢性感染及自身免疫性疾病引起，前者以丙型肝炎病毒（HCV）感染最常见，占60%～90%，其次为乙型肝炎病毒及人免疫缺陷病毒感染，以及其他病毒及微生物感染；后者以干燥综合征最常见，其次为系统性红斑疮及类风湿关节炎，以及其他自身免疫性疾病。

Ⅲ型：多克隆型冷球蛋白血症。其冷球蛋白是由多克隆IgM抗体与多克隆IgG形成的免疫复合物，其病因与Ⅱ型相似，但是多由感染诱发。Ⅲ型常为过渡型，它能逐渐转换成Ⅱ型。

● 冷球蛋白血症的临床表现有哪些？

答：① 原发性冷球蛋白血症以青年人及中年人为多见，女性较男性略多。是由冷球蛋白或其形成的免疫复合物沉积于血管内皮（主要累及中小动脉）导致的系统性血管炎，可累及全身多个系统，如产生皮肤血管炎、肾小球肾炎和神经系统症状等。当患者遇寒冷，体表温度降低，肢端血管中的冷球蛋白发生沉淀或呈胶冻状，堵塞了毛细血管，并使血管壁发生缺血性坏死及血管痉挛，皮肤出现紫癜及寒冷性荨麻疹为最多见，部分患者可出现雷诺现象。患者可有关节痛、肝脾大、淋巴结肿大、周围神经炎（如感觉异常及麻木）及血管炎综合征等。个别患者可有冷球蛋白血症性小腿溃疡，主要是由于皮肤的血管炎所致。

② 肾损害的临床表现：急性肾损害多见于Ⅲ型冷球蛋白血症，症状似急性肾小球肾炎，部分患者呈急性肾功能衰竭。慢性肾损害多见于Ⅱ型冷球蛋白血症，以持续性无症状性蛋白尿和血尿及肾病综合征为主要表现。有不同程度的肾功能减退，后期发展至慢性尿毒症。

● 冷球蛋白血症肾损害的病理表现有哪些？

答：（1）光学显微镜 发生急性肾功能衰竭的本病患者，肾脏活检光学显微镜检查通常发现一些肾小球内有广泛的毛细血管内增生或肾小球毛细血管损害伴新月体形成，大量的内皮下沉积物以及大而圆的管腔内血栓。这些血栓为大的内皮下沉积物，或是冷球蛋白在管腔内的沉积，有时候在单核细胞内沉积。通过非特异性酯酶染色发现，这些损害在这些细胞内是很常见的。1/3的肾脏活检标本可见明显的血管炎。

（2）免疫荧光显微镜　可发现在毛细血管壁、肾小球基底膜的颗粒状沉积物和管腔内的C3、IgG和IgM团块状沉积物，这些沉积物在免疫学上与循环中的冷球蛋白相似。只有少量的C1q沉积，肾间质中可有IgM沉积。

（3）电子显微镜　可以发现在毛细血管壁的大块沉积物和晶状结构的电子密度沉积物。

● 临床上如何诊断冷球蛋白血症肾损害？

答：首先应肯定血中冷球蛋白是否增高，作出冷球蛋白血症的诊断。临床上出现皮肤紫癜及荨麻疹，或有雷诺现象、关节痛，肝、脾、淋巴结肿大及周围性神经炎等表现，可确定冷球蛋白血症诊断。之后可进一步作出分型。结合临床及化验查明病因，再作出原发性和继发性冷球蛋白血症的诊断。如伴有肾损害，应结合实验室检查结果及肾活检情况诊断本病。

❀【住院医师或主治医师补充病历】

　　患者中年男性，慢性丙型肝炎病史，有多脏器受累的临床表现（肾脏、肝脏、皮肤），冷球蛋白阳性，肾脏病理改变为毛细血管内增生性肾小球肾炎，结合临床，诊断较明确，为丙型病毒性肝炎，继发性冷球蛋白血症，冷球蛋白血症肾损害。

？ 主任医师常问住院医师、进修医师和主治医师的问题

● 冷球蛋白血症的原发病有哪些？

答：（1）单克隆型冷球蛋白血症（Ⅰ型）　常见于多发性骨髓瘤及原发性巨球蛋白血症（占50%），其他淋巴细胞增生性疾病及少数自身免疫性疾病（占25%），原发性冷球蛋白血症（约占25%）。这型最常见于造血系统的恶性疾病。

（2）单克隆-多克隆型冷球蛋白血症（Ⅱ型）　这型常与肾小球疾病、

感染性疾病（病毒或细菌，特别是丙型肝炎病毒）有关，在伴有丙型肝炎病毒感染患者的冷球蛋白和肾沉淀物中发现抗丙型肝炎病毒抗体、丙型肝炎病毒核心抗原和丙型肝炎病毒RNA。据估计，50%～75%的患者有潜在的丙型肝炎病毒感染。

（3）多克隆型冷球蛋白血症（Ⅲ型）　多见于慢性感染（如HCV感染）、自身免疫性疾病（30%～50%）、淋巴细胞增生性疾病（10%～15%）及原发性冷球蛋白血症者（占40%）。

● 冷球蛋白血症的病理生理改变是什么？

答：冷球蛋白血症主要是由于循环免疫复合物和补体在全身中小血管的沉积所致的血管炎。原发性冷球蛋白血症Ⅱ型和Ⅲ型的肾脏病变发生率较高，尤其是Ⅱ型更常见。这些冷球蛋白多数为抗原抗体复合物，随血流到达肾脏，沉积于肾小球毛细血管壁，激活补体引起一系列炎症反应。其发病机制与免疫复合物肾小球肾炎相似。某些患者除上述机制之外，非免疫因素也参与发病，如肾小球毛细血管腔内有血栓堵塞，内含冷球蛋白，而无补体成分。在皮肤和肾内血管炎的冷球蛋白血症患者中，毛细血管壁沉积有IgG及IgM，很少见到补体成分。认为这些病变可能是直接由冷球蛋白所引起。冷球蛋白相关的肾小球肾炎的发展，可能与网状内皮系统Fc受体功能的缺陷有关。如果循环中冷球蛋白浓度超过1g/dl，肾脏疾病是十分常见的。

● 冷球蛋白血症肾损害需要注意的鉴别诊断是什么？

答：（1）与肾小球疾病相鉴别　冷球蛋白血症肾损害患者肾小球沉积物主要为IgG-C3或IgG-IgM-C3，膜增生性肾小球肾炎Ⅰ型中有20%～50%血清冷球蛋白阳性，C3多数正常。此外在急进性肾小球肾炎患者的血清中存在IgM-IgG或IgM-IgA。

（2）原发性与继发性冷球蛋白血症引起的肾损害相鉴别　原发性冷球蛋白血症是指血中存在冷球蛋白，但无明显的病因可寻，继发性冷球蛋白血症患者具有明确的病因。除多发性骨髓瘤、原发性巨球蛋白血症及其他淋巴细胞增生性疾病之外，如过敏性紫癜、系统性红斑狼疮、舍格伦综合征、分流性肾炎❶、坏死性血管炎及类风湿多关节炎等部分患者血清中也可存在冷球蛋白。这些疾病均可引起肾损害，且在病损处证实有冷球蛋白。

---

❶ 分流性肾炎指脑积液患者应用Hotervalve做脑室-心房（或颈静脉）分流术后，在分流部位发生继发感染而导致的肾小球肾炎。

● **冷球蛋白血症肾损害的治疗原则有哪些？**

答：（1）治疗原则主要是治疗基础疾病，降低血浆球蛋白浓度，降低血液黏滞度，减轻肾脏受损，同时避免加重肾损害的因素和治疗伴发的肾脏病。

（2）良性单克隆球蛋白病无特异疗法。

（3）巨球蛋白血症早期，症状轻微或病情稳定，发展缓慢者可不予治疗，但要长期随访。若症状明显、贫血、出血、肝脾淋巴结肿大、血黏度过高，则予以免疫抑制药或青霉胺化疗。

（4）表现为高黏血症者，可补液稀释、活血化瘀治疗，必要时可进行血浆置换或血浆去除术。

（5）肾脏病的治疗与原发性肾小球疾病大致相同。

（6）严重感染是致使冷球蛋白血症患者死亡的重要原因，必须积极防治。

● **影响冷球蛋白血症预防的因素有哪些？**

答：（1）老龄（年龄超过60～65岁）。

（2）基础疾病为恶性血液病的Ⅰ型冷球蛋白血症，HCV感染相关的Ⅱ型和Ⅲ型冷球蛋白血症，此类患者易继发肝硬化、肝癌及B细胞淋巴瘤而影响预后。

（3）冷球蛋白血症已累及重要内脏器官（包括肾脏）。

主任医师总结

① 冷球蛋白损害定位从小血管开始，通过补体介导等机制引起局部乃至全身多器官及多系统病变。

② 在肾脏损害中，蛋白尿、血尿、高血压为主要的临床表现，部分患者以急性肾炎综合征起病，少数可发生肾病综合征。因此对于临床上不明原因的血尿、蛋白尿的患者伴有皮肤紫癜样改变、关节疼痛、周围神经病变、雷诺现象及其他内脏损害时，或者病理上特别是电镜观察到肾组织内冷球蛋白沉积形成的特殊有形结构时，一定要考虑本病的可能。

③ 混合型患者、中老年人、男性和急性肾损害提示预后不良。

体检发现蛋白尿4年——肥胖相关性肾病

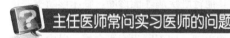 【实习医师汇报病历】

　　患者男性，38岁，以"体检发现蛋白尿4年"为主诉。4年前因乏力、全身不适、心慌到医院就诊。测BMI：31.4kg/m²。血压150/110mmHg。生化检查：尿素氮5.4mmol/L，肌酐103μmol/L，尿酸602μmol/L，白蛋白44g/L，总胆固醇6.65mmol/L，三酰甘油5.36mmol/L，低密度脂蛋白胆固醇4.45mmol/L，高密度脂蛋白胆固醇1.02mmol/L，血糖5.9mmol/L。尿蛋白定量1.68g/24h，尿隐血试验阴性。入院后行肾穿刺活检术，根据病理改变诊断为肥胖相关性肾小球肥大。诊断明确后嘱患者控制饮食、增加运动，同时予盐酸贝那普利（洛汀新）、氯沙坦（科素亚）治疗。治疗10个月后门诊复查患者体重减轻约5kg，复查尿蛋白完全转阴，血脂降至正常范围。

主任医师常问实习医师的问题

● 肥胖的标准是什么？

　　答：（1）标准体重法

　　　　　　标准体重（kg）=身高（cm）-105

　　① 超过标准体重20%～30%为轻度肥胖；

　　② 超过标准体重30%～50%为中度肥胖；

　　③ 超过标准体重50%为重度肥胖。

　　该法操作简单，评估方便，但不能区别肌肉发达与脂肪增多，所以医师一般不用它来诊断肥胖。

　　（2）体重指数法

　　　　　　体重指数（BMI）=体重（kg）/身高（m）²

　　我国成人超重和肥胖界限：

　　① BMI小于18.5为体重过低；

　　② BMI在18.5～23.9为正常；

③BMI在24.0～27.9为超重；

④BMI大于等于28为肥胖。

（3）腰围指标 推荐：男性小于85cm，女性小于80cm，否则相应高血压、糖尿病、血脂异常等危险度随之升高。

（4）腰臀比 女性大于0.8，男性大于0.9，即处于非健康状态。其中，BMI及腰围指标为国际通用评估及诊断肥胖的标准，对肥胖并发症的危险度评价意义较大。

● 肥胖相关性肾病的病理类型有哪些？

答：肥胖相关性肾病（ORG）的病理改变包括两种：单纯肥胖相关性肾小球肥大（O-GM）及肥胖相关性局灶节段性肾小球硬化伴肾小球肥大（O-FSGS）。

● 肥胖相关性肾病的诊断标准有哪些？

答：典型ORG临床三联征为病理性肥胖、显著蛋白尿不伴有水肿、血白蛋白水平正常，肾脏病理表现为肾小球普遍肥大伴或不伴局灶节段性肾小球硬化（FSGS）。目前ORG尚无统一诊断标准，需对临床、辅助检查及病理资料进行综合分析，并排除其他肾脏疾病才能诊断。临床诊断主要依据以下特点：首先患者符合肥胖诊断标准，我国采用BMI≥28；其次临床表现及辅助检查符合肾小球疾病的表现，即不同程度蛋白尿，以中分子为主，且呈大量蛋白尿者很少出现典型肾病综合征的表现，伴或不伴镜下血尿（并无仅呈血尿者），肾功能可正常或有不同程度损害；肾活检病理学检查示光镜下肾小球体积增大，伴或不伴有FSGS；同时应当排除其他肾脏疾病。

● 肥胖相关性肾病的基本治疗原则是什么？

答：（1）减轻体重 肥胖患者机体脂肪细胞体积增大，其根本是相对能量摄入量与能量消耗间平衡失调的结果。根据人体能量消耗的特点，单纯限制饮食中热量的摄入，可以达到防止体重进一步增加的作用，但只有同时辅以运动，才能达到减轻体重的目的。

（2）纠正胰岛素抵抗

①降糖药物：如噻唑烷二酮类，可明显改善胰岛素抵抗。二甲双胍类药物，可帮助控制食欲，减轻体重，改善胰岛素抵抗。

②降脂药物：调节脂代谢，也可改善胰岛素抵抗。

③ 大黄酸制剂：大黄酸具有逆转胰岛素抵抗、改善机体代谢紊乱的作用，在肥胖相关性疾病以及代谢性疾病的治疗中可作为重要辅助治疗药物。

（3）纠正肾脏局部存在的血流动力学异常　血管紧张素转化酶抑制药（ACEI）或血管紧张素Ⅱ受体拮抗药（ARB）能有效地控制血压，纠正肾脏局部存在的血流动力学异常，延缓肾脏病的进展。

（4）降脂治疗。

（5）抗瘦素受体抗体　抗瘦素受体抗体能拮抗瘦素诱导的肾小球内皮细胞增生，可能通过下调TGF-β表达起到治疗作用。

 主任医师常问住院医师、进修医师和主治医师的问题

● **肥胖相关性肾病如何鉴别诊断？**

答：（1）特发性局灶节段性肾小球硬化症（I-FSGS）　与I-FSGS相比，肥胖相关性肾病（ORG）的肾病综合征发生率低，呈相对良性进程，发展到肾衰竭缓慢；组织病理特征包括肾小球肥大突出，肾小球血管及周围硬化病变较明显，足细胞融合病变轻微，ORG者尿酸重吸收增加，血尿酸增高也较常见，脂肪代谢紊乱表现为二酰甘油增高较胆固醇增高更明显。

（2）早期糖尿病肾病　与经典的糖尿病肾病病理改变相比，肥胖相关性肾病肾小球增生性病变表现不突出，系膜区增宽和系膜基质增加均呈节段性而非弥漫性分布，尚有部分患者仅表现为GBM和TBM增厚而不伴有系膜区的节段病变；此外肥胖相关性肾病还有相应的临床表现和辅助检查特点，测定空腹及餐后血糖或糖化血红蛋白，行葡萄糖耐量试验等亦有助于鉴别。

（3）高血压良性小动脉肾硬化症　好发于中老年，可表现为持续性蛋白尿，肾活检可出现继发性FSGS改变，应与肥胖相关性肾病鉴别。前者常有高血压家族史，肾小管功能损害先于肾小球，出现蛋白尿前一般至少已有5年以上高血压史，蛋白尿多为轻中度，定量一般不超过2g/d，尿沉渣镜检有形成分少，有心、脑、眼底等其他靶器官损害表现。

（4）肥胖相关性肾病还需与其他继发性FSGS鉴别　如反流性肾病、肾脏发育异常、肾单位稀少巨大症等疾病，因肾单位数量减少亦可致继发性FSGS。镰状细胞贫血性肾病、HIV相关性肾病、海洛因相关性肾病等组织学上亦可表现为FSGS，但多具有原发病的特征，可资鉴别。

● **肥胖相关性肾病的病理特征有哪些？**

答：光镜下病理特征仅仅表现为肾小球体积增大（O-GM）或局灶节段性肾小球硬化伴肾小球体积增大（O-FSGS）。表现为单纯肾小球肥大者肾小球体积普遍增大，系膜区增宽可以不明显，但肾小球毛细血管袢内皮细胞肿胀、成对，甚至可见泡沫变性。肥胖相关性局灶节段性肾小球硬化者，肾组织中未硬化的肾小球的体积仍普遍增大，毛细血管袢轻度扩张，略显僵硬，同时伴节段基底膜增厚，可出现与经典的局灶节段性肾小球硬化相同的组织学改变，如脐部病变和顶部病变等，但以脐部病变多见。受累肾小球系膜区增宽，系膜细胞轻度增生；亦可伴有内皮细胞病变，病变严重者肿胀的内皮细胞堵塞毛细血管袢腔，致使袢腔开放不全。肾小管及肾间质病变轻，小动脉正常或呈轻中度玻璃样变。免疫荧光肾小球可见IgM和C3沉积，大多沉积在肾小球节段硬化区域。部分患者可表现为IgM在肾小球系膜区弥漫沉积。如见IgG沿肾小球毛细血管袢线样沉积，尤其是同时伴有毛细血管袢节段基底膜增厚者要进一步检查患者糖代谢情况，电镜下可见肾小球毛细血管袢扩张和系膜区增宽。部分患者可以观察到肾小球节段硬化，病变部位可见基底膜物质或膜内透明样物质导致的节段毛细血管袢固缩，足细胞密度明显减小。

● **肥胖相关性肾病的发病机制有哪些？**

答：ORG的确切发生机制尚未明确，一些研究提示与下列因素有关。

① 代谢负担加重致肾脏血流动力学改变，尤其是肾血流量（RBF）及肾小球毛细血管压、肾小球滤过率（GFR）都明显升高，肾小球肥大。

② 胰岛素抵抗及高胰岛素血症：胰岛素作用于入球和出球小动脉，加重肾小球高滤过与高灌注状态。

③ 血浆瘦素（leptin）水平增高，且肾小球内皮细胞有高亲和力瘦素受体表达，可促进肾小球内皮细胞增生，上调转化生长因子β（TGF-β）表达，通过旁分泌机制作用于邻近的系膜细胞刺激Ⅰ型胶原合成；亦可诱导内皮细胞氧化应激反应，增加局部氧自由基产生，刺激系膜细胞和小管间质细胞以及基质成分的增生，促使肾小球硬化。

④ 肥胖者多有脂质代谢异常，以高甘油三酯血症、低密度脂蛋白胆固醇（LDL-C）升高、高密度脂蛋白胆固醇（HDL-C）降低为特征，可作用于系膜细胞LDL受体，并增加巨噬细胞趋化因子的释放和细胞外基质

（ECM）的产生，导致肾小球硬化。

⑤ 肥胖者存在明显的交感神经系统激活，与压力感受器功能失调、血管舒缩中心传入抑制性信号减少有关。

⑥ 肥胖时髓袢重吸收钠增加是RAS活化的重要原因，也与瘦素水平增高、高胰岛素血症、交感神经系统激活等有关，通过血流动力学和非血流动力学因素促进肾脏损害。

⑦ 肥胖导致肾脏结构改变，肾实质被包膜下的脂肪紧紧包裹，部分脂肪可渗入肾窦，构成对肾脏的机械压迫，同时肾髓质间质细胞浸润增多、细胞外基质积聚，进一步加重了对肾组织的压力，导致间质血管受压及流体静压增高，肾髓质血流量减少和肾小管内流速减慢直接造成钠重吸收增加、细胞外液扩张及血压升高。

● 肥胖相关性肾病患者的足细胞损伤发生机制有哪些？

答：① 患者存在足细胞损伤，并表现出足细胞相对密度下降和绝对数量减少两种类型。

② 肾小球体积增加导致足细胞相对密度下降，细胞间机械牵张力增加，是患者足细胞损伤的因素之一。此部分患者临床主要表现为肾小球滤过率的显著增加。肾小球内的高灌注、高滤过及高压力，导致肾小球体积增大，肾小球毛细血管袢扩张明显；代偿性的足细胞形态改变，表现为足突宽度增加、细胞体变扁，以维持原有的滤过功能。这种改变经积极治疗有一定的可逆性。

③ 糖、脂代谢异常进一步加重足细胞损伤，由于足突长期处于过度扩张的状态，加上机械牵张力直接对足细胞本身的损伤，造成足细胞与基膜的连接减弱，足细胞脱落、数量减少，基膜裸露更加明显。而裸露的基膜易与肾小球包曼囊发生粘连，形成肾小球局部硬化，继而又加重足细胞的损伤，形成恶性循环提示损伤向不可逆方向发展。

主任医师总结 ┈┈┈┈┈┈┈┈┈┈┈┈┈┈┈┈┈┈┈┈┈┈┈

① 肥胖会引起肾脏血流动力学改变，导致肾小球高滤过、高灌注，肾素-血管紧张素系统的活化及交感神经系统激活均能导致肾脏的损伤。

② 肥胖相关性肾病通常起病隐匿，无明显发病年龄特征，各级肥胖患者均可发生。早期可出现微量白蛋白尿，病情进展渐出现以中分子为主的显性蛋白尿，伴或不伴有镜下血尿、肾功能不全，病理表现为肾小球肥大和（或）局灶节段性肾小球硬化病变时，需高度考虑肥胖相关性肾病。

需与特发性局灶节段性肾小球硬化、糖尿病肾病、高血压肾硬化等相鉴别，特别是糖尿病肾病。

③ 不论是肾存活率还是进入ESRD的比例，ORG均显著优于I-FSGS，肾活检病理改变的差异直接影响患者的治疗反应及预后。因此，肾活检对于明确病理类型是非常有必要的。

查房笔记

发热5天，四肢肿胀疼痛、排茶色尿3天
——横纹肌溶解综合征

❀【实习医师汇报病历】

患者男性，21岁。因"发热5天，四肢肿胀、疼痛及排茶色尿3天"收入本院。缘于5天前患者饮酒后受凉发热（39～40℃），自服感冒药（具体药物不详），3天前转为低热，伴四肢肿胀、疼痛及发硬，并排"茶色"尿。当地医院查：血清肌酸激酶（CK）2次均为200000U/L左右，遂转入本院进一步治疗。既往史：近5年常因运动后出现四肢疼痛、肿胀，并伴茶色尿。家族史无特殊。

体格检查：体温37.5℃，心率78次/min，呼吸18次/min，血压128/90mmHg。意识清楚，神情倦怠，心肺无异常。全身皮肤无黄染，浅表淋巴结未触及，双睑缘可见暗紫色红斑，舌红少苔，腮腺无肿大，双侧磨牙龋齿，呈楔形缺损，心肺未见异常，肝上界位于第5肋间，肝肋下3cm，质稍硬，边缘钝，轻压痛，脾未触及，四肢关节无畸形，双下肢无水肿。四肢尤其双下肢肿胀，双腓肠肌压痛（+），肌张力稍高，余神经系统检查未见异常。

辅助检查：碱性磷酸酶41U/L，尿素氮17.72mmol/L，肌酐398μmol/L，天门冬氨酸转氨酶982U/L，CK 200100U/L，CK同工酶（CK-MB）1300U/L，乳酸脱氢酶2050U/L，乳酸脱氢酶同工酶（LDH_1）138U/L，血钾5.94mmol/L，血钙2.21mmol/L，血钠136mmol/L，血氯105mmol/L，二氧化碳结合力17.5mmol/L，血沉65mm/h。尿常规：深红色，pH值6.0，蛋白微量。腹部彩超：双肾回声增强。

初步诊断：横纹肌溶解综合征（rhabdomyolysis），急性肾损伤。

治疗：积极补充血容量，碱化尿液并利尿，维持水、电解质平衡，必要时给予肾脏替代治疗。

❓ 主任医师常问实习医师的问题

● 什么是横纹肌溶解综合征？

答：指各种损伤因素导致横纹肌细胞坏死后，肌红蛋白（myoglobin,

Mb）等细胞内容物释放入血，从而引起体内电解质紊乱，诱发、加重代谢性酸中毒及多脏器功能损害（急性肾功能衰竭等）的临床综合征。

● 该病的病因有哪些？

答：横纹肌溶解综合征的病因很多，可分为物理性原因和非物理性原因两大类。

（1）物理性原因　包括挤压与创伤、运动、电击和高热等。

（2）非物理性原因　包括药物、毒物、感染、电解质紊乱、自身免疫性疾病、内分泌及遗传代谢性疾病等。

● 诊断该患者为横纹肌溶解综合征的主要根据是什么？

答：首先患者具备横纹肌溶解综合征的典型三联征包括肌痛、乏力和深色尿。另外，实验室检查患者的血CK、电解质及相关肌浆蛋白显著升高，据此可诊断横纹肌溶解综合征。

⚙ 【住院医师或主治医师补充病历】

　　患者青年男性，急性起病，以"发热后四肢肿胀、疼痛及排茶色尿"为主诉入院。查体发现双下肢肿胀，腓肠肌压痛明显，肌张力升高；尿液中可见肌红蛋白；生化检查：肌酸磷酸激酶显著升高，达200100U/L。此外，肾功能：尿素氮17.72mmol/L，肌酐398μmol/L，说明横纹肌溶解综合征并发急性肾损伤诊断成立。

❓ **主任医师常问住院医师、进修医师和主治医师的问题**

● 横纹肌溶解综合征在什么情况下提示合并肾脏损害？

答：横纹肌溶解综合征的患者，有下列情况之一者，提示合并肾脏损害：① 尿量＜400ml/d；② 血尿素氮＞14.3mmol/L；③ 血清肌酐＞176.8μmol/L；④ 血尿酸＞475.8μmol/L；⑤ 血钾＞6.0mmol/L；⑥ 血磷＞2.6mmol/L；⑦ 血钙＜2.0mmol/L。

● 引起横纹肌溶解综合征的原因很多，该患者的主要病因是什么？

答：横纹肌溶解综合征常因创伤、药物、毒素及感染等原因发病。该患者近5年常出现运动后四肢疼痛、肿胀，并伴茶色尿。此次因饮酒后"感冒"再次出现上述情况，入院时血清CK等肌酶水平重度升高。追问病史，发现患者此次发病前饮用大量啤酒，而乙醇是引起横纹肌溶解的常见病因。患者饮酒后次日又遇"感冒"发热，可能对本次疾病的严重发展起着重要作用。

● 横纹肌溶解综合征并发肾损伤的机制是什么？

答：横纹肌溶解综合征并发肾损伤的机制主要包括以下几方面。

（1）肌红蛋白管型阻塞肾小管。

（2）肌红蛋白的直接肾毒性。

（3）肾血管收缩导致肾脏缺血。

● 横纹肌溶解综合征并发肾损伤的诱因和加重因素有哪些？

答：低血容量或脱水、酸性尿是肌红蛋白尿导致急性肾损伤的诱因和加重因素。

● 横纹肌溶解综合征并发急性肾损伤的治疗措施有哪些？

答：横纹肌溶解综合征治疗的关键是阻断引起ARF的环节，包括容量不足、肾小管管型形成、酸性尿和氧自由基。

早期，积极补充血容量，补液开始的速度可为$1.0 \sim 1.5L/h$，保证尿量每小时$200 \sim 300ml$。同时纠正电解质及酸碱平衡紊乱。碱化尿液旨在阻止肌红蛋白在肾小管沉积，而且可缓解高钾血症。一般采用5%碳酸氢钠$50 \sim 100ml$静脉滴入。

在补液维持有效循环血量的基础上使用甘露醇，以保护循环和肾脏功能。但应注意，甘露醇不用于无尿的患者，每日用量不能超过$200g$。

应尽早开始透析治疗，全面改善机体内环境，使血pH维持在$7.4 \sim 7.45$，血$HCO_3^- > 25mmol/L$，尿$pH > 6.5$。应注意的是多尿期并不是停止透析的指征。相反，除不需要脱水外，应加强透析以防止在致病因素回吸收阶段病情出现反复。一般认为，肌酐清除率达到$25ml/(min \cdot 1.73m^2)$以上方可停止透析。

● 在地震等自然灾害发生时，挤压综合征是最为常见的疾病之一，如何理解挤压综合征的危害？

答：外伤和压迫造成的挤压综合征是造成横纹肌溶解的重要病因之一。挤压综合征是指四肢或躯干肌肉丰富部位遭受重物长时间挤压，在解除压迫后，因肌肉血流再灌注进一步导致筋膜腔压力增高，出现以肢体肿胀、肌红蛋白尿、高血钾为特点的急性肾功能衰竭。因此，挤压综合征的治疗重点除了横纹肌溶解的治疗要点外，还需及时降低筋膜腔压力。

● 连续性血液净化治疗在地震伤者抢救中发挥了关键性的作用，其治疗挤压综合征的作用有哪些？

答：保持血流动力学稳定；调节水、酸碱、电解质平衡；缩短肾功能恢复时间及防止并发症；清除肌红蛋白，减轻肾脏损害；清除炎症递质和血管活性物质，如补体片段、缓激肽、前列环素、血栓素、白三烯等，防治 SIRS 和 MODS；持续缓慢的超滤可减轻挤压伤局部肿胀。

主任医师总结

横纹肌溶解综合征是由于挤压、运动、高热、药物、炎症等原因所致横纹肌破坏和崩解，导致肌酸激酶、肌红蛋白等肌细胞内成分进入细胞外液及血循环，引起内环境紊乱、急性肾损伤等组织器官损害的临床综合征。

横纹肌溶解综合征病因多样，病情轻重不等，临床表现缺乏特征性，给诊断带来一定难度。但只要重视并注意检查血CK、血及尿肌红蛋白、血肌酐、血尿素氮等指标，诊断并不困难。如果临床医师对本病的认识不足，或病因不清、表现不典型，尤其是在疾病的早期或恢复期，容易误诊或漏诊。

横纹肌溶解综合征最重要的治疗就是尽早、尽快补液，保持足够的尿量，同时可用适当的碳酸氢钠碱化尿液。合并肾脏损伤的患者必要时可采取血液净化治疗，持续性血液滤过治疗有助于维持机体内环境的稳定。

查房笔记

确诊 ALL 11年，发现双肾增大20天
——白血病性肾损害

✸【实习医师汇报病历】

患者男性，15岁。因"确诊 ALL 11年，发现双肾增大20天"入院。患者11年前出现发热，体温波动于38.0℃左右，伴有肝脾大，外院确诊为 ALL，当时骨穿提示：原始淋巴细胞加幼稚淋巴细胞为95%。给 VDLP 方案诱导缓解后，行阿糖胞苷（Ara-c）、甲氨蝶呤（MTX）强化巩固治疗，后给予 VP 方案、巯嘌呤、MTX 交替维持治疗，前后治疗共4年，病情稳定。期间进行过多次鞘内注射，治疗后多次行骨穿复查均提示缓解的骨髓象。去年10月起，无明显诱因出现发热伴游走性关节疼痛，体温最高为38.3℃。外院门诊查血常规示：白细胞9.4×10^9/L，血红蛋白153g/L，血小板309×10^9/L，淋巴细胞30%。今年3月24日，患者于外院住院治疗，查免疫球蛋白全套、RF、C3、C4、ASO、ANA、ENA、ANCA 等指标均未见异常。生化提示：尿素氮7.2mmol/L，肌酐124μmol/L，尿酸658μmol/L，24h 尿微量白蛋白67.0mg。B超提示：右肾156mm×68mm×66mm，左肾158mm×68mm×87mm，双肾盂分离（－），提示双肾体积增大。为进一步诊治收住本院。

入院后给予别嘌醇降尿酸、碱化尿液及补液以减少尿酸沉积等处理，并积极治疗原发病。

❓ 主任医师常问实习医师的问题

● **目前考虑诊断什么？**

答：目前考虑白血病性肾损害。

● **白血病性肾损害的临床表现有哪些？**

答：（1）梗阻性肾病 梗阻性肾病为白血病引起肾损害的主要表现，

大多由尿酸盐结晶或结石引起，少数由甲氨蝶呤治疗所造成。尿酸性肾病常出现单侧性腰痛，有时表现为肾绞痛。

（2）肾炎综合征　白血病细胞浸润肾实质或通过免疫反应引起血尿、蛋白尿、高血压等表现。甚至可呈急进性肾炎综合征的表现，在短时期内引起少尿或无尿和肾功能衰竭。

（3）肾病综合征　部分患者因免疫功能失调，造成肾小球损害，出现大量蛋白尿（大于3.5g/24h）、血浆白蛋白低（小于30g/L）、血脂高和水肿。

（4）肾小管-间质病变　临床表现为多尿、糖尿、碱性尿，严重者出现急性肾功能衰竭。偶表现为肾性尿崩症。其是由白血病细胞浸润肾小管和间质、电解质紊乱、大量溶菌酶生成或化疗药物而引起。

（5）尿毒症　随着化疗药物治疗的进展，白血病患者存活时间明显延长，白血病的并发症随之增加，特别是肾脏受累，发生慢性肾功能不全，血肌酐上升，肌酐清除率下降，酸中毒，双肾缩小，直至尿毒症等。

● 白血病性肾损害血液检查有什么特点？

答：除白血病的临床实验室检查结果外，肾损害时可有血浆白蛋白低（小于30g/L），血脂升高。血肌酐上升，肌酐清除率下降，血尿酸大于773.24μmol/L（13mg/dl）以上，酸中毒直至尿毒症等改变。

❀【住院医师或主治医师补充病历】

　　患者男性，15岁。因"确诊ALL 11年，发现双肾增大20天"入院。患者1995年外院确诊为ALL，当时骨穿提示原始细胞加幼稚淋巴细胞为95%。给VDLP方案诱导缓解后，行阿糖胞苷（Ara-c）、甲氨蝶呤（MTX）强化巩固，后给予VP方案、巯嘌呤、MTX交替维持治疗，前后治疗共4年，病情稳定。入院后行肾脏穿刺，病理提示（左肾）镜下见弥漫浸润的淋巴样细胞，结合病史及酶标考虑急性白血病肾脏累及，符合淋巴母细胞性（B细胞性）白血病。LCA（弥漫阳性），CD20（弥漫阳性），CD79a（弥漫阳性），MPO（+），CD3（-），CD45R（散在小淋巴细胞阳性），TDT（部分阳性）。

主任医师常问住院医师、进修医师和主治医师的问题

● **白血病性肾损害的发病机制有哪些？**

答：（1）白血病细胞浸润　白血病细胞常直接浸润肾脏，其可浸润肾实质、肾间质、肾血管、肾周围组织及输尿管。肾浸润的发生率高可能与胚胎期肾脏亦属造血组织有关。急性单核细胞白血病及急性淋巴细胞白血病时最易侵袭肾脏。

（2）免疫机制　多见于慢性淋巴细胞白血病，可表现为膜增生性肾炎、膜性肾病、微小病变性肾病及局灶节段性肾小球硬化等多种肾脏病理表现。

（3）代谢异常　白血病细胞核蛋白代谢加速，血尿酸生成增多。可在化疗前或化疗中发生高尿酸血症导致急性高尿酸血症肾病、慢性高尿酸血症肾病以及尿路结石。尿酸增多的程度与肿瘤细胞代谢和破坏速度有关。急性白血病多表现为急性尿酸性肾病；慢性白血病特别是慢性粒细胞白血病，多引起尿路结石。

（4）电解质紊乱　有少数患者出现高血钙，主要是由于白血病细胞浸润引起骨质破坏，或肿瘤细胞释放甲状旁腺激素相关蛋白，导致释放过多钙进入血液。持续长期的高血钙可导致高钙血症性肾病。在白血病病程中可出现低血钾，也可导致肾小管的损害。

（5）化疗药物　某些化疗药物，如甲氨蝶呤，可导致肾损害。由于甲氨蝶呤在酸性环境中溶解度降低，易形成黄色沉淀，甚至形成大量结晶，在肾小管内沉积，引起肾小管扩张和损伤，尿路梗阻及肾功能不全。

● **白血病性肾损害的肾脏病理特点有哪些？**

答：（1）白血病在肾组织浸润表现　肾脏重量明显增加，主要与白血病细胞浸润、出血及肾脏其他非特异性改变有关。肾小管有钙质沉着，有时肾小球亦有钙质沉着。白血病细胞浸润病变为主时，受累肾脏的病理改变可分弥漫浸润型和结节型两种。

① 弥漫浸润型：肾脏肿大，颜色变白，切面上髓放线纹理不清，镜下见肾单位被浸润的白血病细胞分成间隔。见于急慢性白血病性肾损害。

② 结节型：可见数毫米到数厘米大小不等的结节，通常分布于皮质，多见于急性白血病。白血病细胞浸润肾脏，以急性淋巴细胞白血病最严重，单核细胞白血病次之，粒细胞白血病最轻。

（2）肾小球疾病 本病常见于慢性淋巴细胞白血病，最常见的病理类型为膜增生性肾炎，其次为膜性肾病，也可表现为微小病变性肾病、局灶节段性肾小球硬化、ANCA相关性新月体肾炎，少数患者可表现为轻链沉积病、免疫触须样肾小球病和肾脏淀粉样变等特殊蛋白沉积病。

（3）尿酸性肾病的表现 某些患者的肾小管、肾盏、肾盂有尿酸盐结晶沉积，甚至形成尿酸结石，同时发现肾小管扩张及损害等梗阻性肾病组织学改变。肾间质呈间质性肾炎的病理改变。

🔵 如何防治该患者的尿酸性肾损害？

答：（1）在白血病化疗前及疗程中的准备 应检查血尿酸、尿尿酸、尿量、尿常规及肾功能等，应注意早期发现尿酸性肾病，通过做肾脏B型超声波和X线的检查，以发现肾外梗阻和尿路结石。符合以下标准，即可诊断白血病并发尿酸性肾病：① 白血病患者如发生急性肾功能衰竭而无其他原因可查者；② 有镜检血尿或肉眼血尿者；③ 尿中发现尿酸结晶；④ 血尿酸高于773.24μmol/L者。

（2）防治尿酸性肾病 首先是避免脱水、酸中毒等诱发尿酸沉积的因素。在化疗前48h开始应用别嘌醇0.1g/次，3次/天，以控制血尿酸和尿尿酸在正常范围。当已发生尿酸性肾病时，除继续用别嘌醇外加用碱性药及补液以减少尿酸沉积。严重病例可用吡嗪酰胺以抑制肾小管分泌尿酸，最大剂量为3.0g，一次服。已有肾功能不全时可考虑做透析治疗。

主任医师总结 ·······················

① 白血病是白细胞恶性增生性疾病，当癌细胞进入血流后，浸润并破坏其他系统组织和器官。白血病可引起肾脏损害（leukemia nephropathy），主要为白血病细胞的直接浸润或代谢产物导致肾脏的损伤，也可通过免疫反应、电解质紊乱损伤肾脏，表现为急性肾功能衰竭、慢性肾功能不全、肾炎综合征或肾病综合征等。

② 白血病性肾损害的发生可能与胚胎期肾脏亦属造血组织有关。急性白血病引起肾脏浸润为最常见，其中急性单核细胞白血病及急性淋巴细胞白血病更易浸润肾脏。白血病细胞常直接浸润肾脏，其可浸润肾实质、肾间质、肾血管、肾周围组织及泌尿道。

③ 常见的并发症有泌尿系结石、急慢性肾功能衰竭等。

④ 鉴于白血病的肾脏受损多无明显临床表现，故在白血病诊治工作中须密切观察，一旦出现尿异常、高血压、肾区疼痛或肿块时应进一步检

查，以确定诊断。

⑤ 治疗上主要应对白血病进行积极有效的治疗，在此基础上对症治疗肾脏病及防治尿酸性肾病。

⑥ 肾脏损害的预后主要取决于原发病的类型及能否有效治疗，直接因尿毒症致死者仅为极少数。

查房笔记

第六章　感染性疾病与肾脏

尿频、尿急、尿痛7天，发热3天
——尿路感染

⚙ 【实习医师汇报病历】

　　患者女性，23岁，因"尿频、尿急、尿痛7天，发热3天"入院。缘于7天前去海边下水游玩回家后感全身乏力，尿频，平均每小时2～3次，尿急，尿痛，尿色深，尿量正常，无畏冷、发热，无腰痛、腰酸，无腹痛、恶心、呕吐，无肉眼血尿等。3天前出现寒战、高热，头晕，乏力，测体温39.2℃，仍有尿频、尿急、尿痛伴右上腹疼痛，大便未排，无恶心、呕吐，无咳嗽、咳痰等，就诊本院查：尿常规示尿白细胞（++），尿隐血试验（+++）。考虑"泌尿系感染，急性肾盂肾炎？"，予左氧氟沙星处理后，症状无缓解，体温波动在38～40℃，再次就诊本院，予加替沙星、氨曲南等抗感染，体温未见下降，门诊收住入院。入院时患者寒战高热，体温波动在38～40℃，右腹部疼痛明显，尿频、尿急、尿痛，大便未排。

　　体格检查：体温39.6℃，急性面容，眼睑无水肿，扁桃体Ⅱ度肿大。心肺体格检查（-）。腹部平软，右上腹部压痛明显，肝、脾肋下未触及，移动性浊音阴性，墨菲征（-），麦氏点压痛、反跳痛，右肾区明显叩击痛，肠鸣音稍亢进。双下肢无明显水肿。

　　辅助检查：血常规示白细胞计数$23.45×10^9/L$；粒细胞百分比91.74%。尿常规：尿白细胞（++）；尿蛋白（++），尿白细胞管型（++），尿葡萄糖阳性（+），镜检红细胞30.0个$/\mu L$；镜检白细胞400.0个$/\mu L$。生化：白蛋白33g/L；丙氨酸转氨酶57U/L；谷氨酰转肽酶58U/L；C反应蛋白45.8mg/L。肾脏B超：右肾形态略饱满，右肾囊肿。腹部CT示：右肾增大。中段尿培养：细菌未检出。

入院诊断：尿路感染，急性肾盂肾炎。

治疗：给予头孢哌酮钠舒巴坦钠、盐酸莫西沙星片联合抗感染2周，配合降温、补液、营养支持等。

 主任医师常问实习医师的问题

尿路感染的途径有哪些？

答：尿路感染的途径主要有两种。

（1）上行感染　最常见，尿路感染通常是由细菌沿尿道上行至膀胱、输尿管乃至肾引起感染。

（2）血行感染　很少见，是由于细菌从体内感染灶侵入血流，到达肾引起肾盂肾炎。绝大多数发生于原先已有严重尿路梗阻者或机体免疫力极差者，多为金黄色葡萄球菌菌血症所致，还有淋巴道感染。

尿路感染的易感因素主要是什么？

答：尿路感染的易感因素主要如下。

① 尿路梗阻（结石、前列腺增生狭窄、肿瘤等）；

② 膀胱输尿管反流；

③ 免疫力低下时（长期使用免疫抑制药、糖尿病、慢性病等）；

④ 神经源性膀胱；

⑤ 妊娠；

⑥ 性别和性活动；

⑦ 医源性因素（如留置导尿管、膀胱镜、逆行性尿路造影等）；

⑧ 泌尿系统结构异常（如肾盂及输尿管畸形、移植肾、多囊肾等）；

⑨ 遗传因素。

什么是真性菌尿？

答：① 膀胱穿刺尿定性培养有细菌生长。② 清洁中段尿细菌定量培养 $\geq 10^5$/ml。如临床上无尿感症状，则要求二次中段尿培养，结果细菌数均 $\geq 10^5$/ml，且为同一菌种（株）。③ 导尿细菌定量培养 $\geq 10^5$/ml。

诊断尿路感染的依据是什么？

答：（1）典型的尿路感染、感染性中毒症状、腰部不适。

（2）结合尿液改变和尿液细菌学检查

① 尿沉渣镜检白细胞＞5个/HP即白细胞尿，对尿路感染诊断意义较大。

② 亚硝酸盐还原试验可作为尿路感染的过筛试验。

③ 凡是有真性细菌尿者，均可诊断为尿路感染。

④ 无症状性细菌尿的诊断主要依靠尿细菌学检查，要求两次细菌培养均为同一菌种的真性菌尿。

● **本例患者中段尿培养呈阴性，需考虑哪些原因造成的？**

答：① 近7天内使用过抗生素；② 尿液在膀胱内停留时间不足6h；③ 收集中段尿时，消毒药混入尿标本中；④ 饮水过多，尿液被稀释；⑤ 感染灶排菌呈间歇性等。

❀ 【住院医师或主治医师补充病历】

　　患者女性，23岁，未婚，以高热、腹痛、尿频、尿急、尿痛为主要临床表现，入院后排便正常，行腹部CT示右肾增大，未提示肠梗阻、阑尾炎、肾周脓肿等可能，血培养未检出细菌。请普外科会诊后，排除外科疾病，仍考虑"泌尿系感染"。

 主任医师常问住院医师、进修医师和主治医师的问题

● **如何定位诊断尿路感染？**

答：（1）根据临床表现定位

① 上尿路感染常有发热、寒战，甚至出现毒血症症状，伴有明显的腰痛、肾区叩击痛和（或）压痛等。

② 下尿路感染常以膀胱刺激征为突出表现，一般少有发热、腰痛。

③ 肾盂肾炎常为复发。

④ 膀胱炎常为重新感染。

由于上、下尿路感染的临床症状多有重叠，因此，临床症状和体征对尿感的定位诊断价值非常有限。

（2）根据实验室检查定位　出现以下情况提示上尿路感染：① 膀胱

灭菌后的尿标本细菌培养阳性；② 尿抗体包裹细菌检查阳性；③ 尿沉渣镜检有白细胞管型；④ 尿NAG升高，尿β_2-MG升高；⑤ 尿渗透压降低。

（3）从疗效和追踪结果帮助定位　单剂量抗菌药治疗无效或复发者多为肾盂肾炎。

● 尿路感染抗生素的使用原则是什么？

答：① 选用多致病菌敏感的药物，无病原学结果时，一般首选对革兰阴性杆菌有效的抗生素，尤其是首发尿感。治疗3天后症状无明显改善，则根据药敏试验结果来选择。

② 抗菌药物在尿和肾内的浓度要高。

③ 选用肾毒性小、不良反应少的抗菌药物。

④ 单一药物治疗失败后、严重感染、混合感染、耐药菌株出现时应联合用药。

⑤ 对不同类型的尿感确定不同的治疗疗程，下尿路感染者多给予短程治疗（3天疗法或单剂疗法）；对有肾盂肾炎临床表现者给予14天疗程。

● 如何治疗急性膀胱炎？

答：（1）单剂量抗菌疗法　常用磺胺甲基异噁唑2.0g、甲氧苄啶0.4g、碳酸氢钠1.0g，1次顿服（简称STS单剂）。主要用于无明显发热、腰痛，而以膀胱刺激征为主要表现的无复杂因素存在的膀胱炎。不适用于妊娠妇女、糖尿病患者、机体免疫力低下者、男性患者、复杂性尿路感染患者。

（2）3天抗菌疗法　可选用磺胺类、喹诺酮类、半合成青霉素或头孢菌素类，任选1种，连用3天。

● 急性肾盂肾炎的治疗目的是什么？有什么治疗方法？

答：（1）治疗目的

① 控制和预防败血症；

② 清除进入泌尿道的致病菌；

③ 防止复发。

（2）治疗上分两个阶段

① 静脉给药迅速控制全身症状；

② 继而口服给药清除病原体，维持治疗效果和防止复发。

关键是尽快使用血浓度高及对致病微生物敏感的抗生素。

● **该患者出高热、腹痛的症状，应排除哪些并发症？**

答：肾乳头坏死；肾皮质、皮髓质脓肿和肾周脓肿；肾盂肾炎伴发感染性结石、革兰阴性杆菌败血症。

● **如果该患者为尿感反复发作，有哪些预防措施？**

答：① 坚持每天多饮水，勤排尿；② 保持会阴部清洁；③ 尽量避免使用尿路器械，必需时，严格无菌操作；④ 必须留置导尿管时，在前3天给予抗菌药物可延迟尿路感染的发生；⑤ 与性生活相关的反复发作的尿路感染，应于性生活后排尿；⑥ 可给予长程低剂量的疗法，减少尿路感染再发，预防性应用抗菌药，可任选甲氧苄啶+磺胺甲噁唑、呋喃妥因、阿莫西林或头孢菌素等药物中的一种，如无不良反应，可用至1年以上。

主任医师总结 ....

① 对于尿路感染患者，应根据其临床症状、发生部位、有无尿路功能及解剖上的异常、发作次数进行分类，明确病情属于有症状尿感、无症状细菌尿、复杂性尿路感染、上尿路感染、下尿路感染、再发性尿路感染中的哪种类型后，再选择正确的抗感染治疗方案及治疗疗程。

② 在诊断尿路感染时，应注意排除尿细菌定量培养假阳性或假阴性的影响。对于高热、腹痛、白细胞严重升高患者，尤其是急性肾盂肾炎时，应明确是否有尿路感染并发症。

③ 对于易反复发作的患者，生活上的预防方法尤为重要。

查房笔记

尿频、尿急、尿痛伴腰痛2年余，
加重1个月——肾结核

⚛【实习医师汇报病历】

患者女性，30岁，因"尿频、尿急、尿痛伴腰痛2年余，加重1个月"入院。缘于2年前无明显诱因出现尿频、尿急、尿痛，伴腰痛，无伴肉眼血尿，无发热、盗汗、面红潮热，无消瘦。于浙江当地医院就诊，诊断为"泌尿系结石"，行"碎石"治疗，效果不佳，间断应用抗生素治疗（具体不详），上述症状无明显改善。近1个月患者上述症状明显加重，遂就诊于本院。为进一步诊治，以"泌尿系结核"收入院。患者发病来精神、饮食、睡眠尚可，大便每天1次，小便量无明显变化。既往体健，否认肝炎、结核等传染病病史，无糖尿病、冠心病、高血压等病史，无食物、药物过敏史，无重大外伤史及手术史，预防接种史不详。

入院查体：神志清楚，颈软，咽部无充血，扁桃体无肿大。双肺呼吸音清，未闻及干湿啰音，心率80次/min，律齐，各瓣膜听诊区未闻及杂音。腹软，膀胱区压痛，无反跳痛，肝、脾未触及。墨菲征阴性，双肾区叩击痛（-），双下肢无水肿。

辅助检查：尿常规：尿隐血（++），尿蛋白（±），红细胞（+），白细胞（++）。双肾B超检查示左肾形态、大小正常，皮质回声均匀，集合系统光点未见分离；右肾肾盏局限性扩张，其中一个范围约2.62cm×2.46cm。肾脏CT检查示右肾体积稍小，形态不规则，皮质变薄，内见多发囊样密度影及斑点状高密度影，右肾结核可能性大。尿中检出抗酸杆菌，尿结核杆菌PCR检查两次均为阳性，PPD实验阳性，血常规、肝功能、乙肝5项均未见异常。双肾ECT检查：总GFR 86ml/（min·1.73m^2）[左GFR 54ml/（min·1.73m^2），右GFR 32ml/（min·1.73m^2）]。静脉肾盂造影右侧肾盂显示不良，呈球状改变，双侧输尿管自然弯曲，无狭窄扩张。

入院诊断：右肾结核。

治疗：给予异烟肼300mg，1次/日；利福平0.45g，1次/日；吡嗪

酰胺500mg/次，3次/日抗结核治疗。葡醛内酯片200mg/次，3次/日
保肝；复合维生素B 2片/次，3次/日口服等治疗。

❓ 主任医师常问实习医师的问题

⬤ 何谓病理型肾结核？何谓临床型肾结核？

答：(1)病理型肾结核　结核杆菌经血循环进入双肾皮质层肾小球血管
丛中，形成多发性粟粒状结节。由于临床上无症状，但此时期可在尿液中
查见结核杆菌，故称为病理型肾结核。如患者免疫状态良好，可痊愈。

(2)临床型肾结核　病理型肾结核如未能自愈，则结核杆菌经肾小球
过滤到肾小管，在肾髓质的肾小管处停留，形成结核病灶。继而经肾小
管、淋巴管或直接蔓延至肾乳头，穿破肾乳头到肾盂、肾盏，即结核性肾
盂肾炎。并向下发展到输尿管、膀胱及尿道而出现临床症状，称为临床型
肾结核。

⬤ 肾结核的发病途径有哪些？

答：肾结核几乎都继发于肺结核感染，也偶见继发于骨关节、淋巴及
肠结核。结核杆菌到达肾脏的途径有4种，即经血液、尿路、淋巴管和直
接蔓延。后两种径路的感染比较少见，只在特殊情况下发生。经尿路感染
也只是结核病在泌尿系统的一种蔓延，不是结核杆菌在泌尿系统最初引起
感染的途径。结核杆菌经血行到达肾脏，是已被公认的最主要和最常见的
感染途径，而肾结核的血行感染以双侧同时感染机会较多，在病情发展过
程中，一侧病变可能表现严重，而对侧病变发展缓慢。如果患者抵抗力降
低，病情迅速发展，可能表现为双侧肾脏严重病变。

⬤ 肾结核的临床表现如何？

答：(1)尿频、尿急、尿痛等所谓"慢性膀胱炎"症状　是肾结核最
典型的临床症状，是诊断肾结核的最重要线索。对病史在半年以上的"慢
性膀胱炎"患者，经久不愈，就应考虑肾结核的可能。

(2)血尿　是肾结核的另一重要症状，多在尿频、尿急、尿痛等膀胱
刺激症状发生后出现。血尿来源以膀胱为主，多表现为终末血尿。

(3)脓尿　肾结核患者均有脓尿，尿呈米汤样混浊，可混有血丝或呈

脓血尿。

（4）尿失禁　晚期肾结核膀胱挛缩，尿频极重。尿涓滴流出呈失禁现象。

（5）其他　腰痛、发热、水肿、食欲差、恶心呕吐等全身感染中毒症状。少数患者在血块、脓块通过输尿管时可引起肾部绞痛。由于肾结核继发于其他器官的结核或者并发其他器官结核，因此可以出现一些其他器官结核的症状，如骨结核的冷脓肿，淋巴结核的窦道，肠结核的腹泻、腹痛，尤其是男性伴发生殖道结核时附睾有结节存在。

哪些辅助检查有助于肾结核的诊断？

答:（1）尿液检查　对肾结核的诊断具有重要意义。对反复发作的"慢性膀胱炎"患者，多次治疗后，尿常规仍出现脓尿者，应警惕存在肾结核的可能。尿找抗酸杆菌检查是肾结核诊断的关键，尿结核杆菌培养对诊断有决定性意义。

（2）X线　可见肾局灶或斑点状钙化或全肾广泛钙化。

（3）B超　对中晚期病例可初步确定病变部位（肾结构紊乱、有钙化则显示强回声）。

（4）CT　对中晚期肾结核可清楚地显示扩大的肾盏肾盂、皮质空洞及钙化灶。

（5）MRI　对诊断肾结核对侧肾积水有独到之处。

（6）结核菌素试验（PPD）　检查人体有无受到结核杆菌感染的一种检查方法，最常应用于肺结核病，但对全身其他器官的结核病变亦同样有参考价值。

（7）膀胱镜　此检查是肾结核的重要诊断手段，可以直接看到膀胱内的典型结核变化而确诊。早期膀胱结核可见膀胱黏膜有充血水肿及结核结节，病变范围多围绕在肾脏病变的同侧输尿管口周围，以后向膀胱三角区和其他部位蔓延。较严重的膀胱结核可见黏膜广泛充血水肿，有结核结节和溃疡，输尿管口向上回缩呈洞穴样变化。

【住院医师或主治医师补充病历】

患者青年女性，以尿路刺激症状起病，病程较长。尿常规：尿隐血（++），尿蛋白（±），红细胞（+），白细胞（++）。尿中检出抗酸杆菌。影像学检查提示右肾结核（图6-1）。结合患者有尿路刺激等典型临床表现，且抗生素使用无效，诊断肾结核较明确。患者行右肾切除术，术后病理学检查：上皮样肉芽肿伴凝固性坏死。

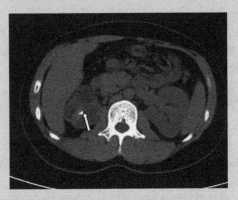

图6-1　肾结核CT
箭头处为肾结核钙化

 主任医师常问住院医师、进修医师和主治医师的问题

● **肾结核的主要病理改变是什么？**

答：（1）肾结核的主要病理变化为肾皮质的阻塞性缺血性萎缩，肾髓质的干酪样坏死空洞形成及尿路的纤维化和梗阻。结核杆菌经血行到达肾脏后进入肾小球毛细血管丛中，若患者免疫力强，菌量少，毒力弱，则病变局限于肾皮质内，形成多个小肉芽肿，多数可全部自愈；若患者免疫力低下，菌量大，毒力强，则结核杆菌到达肾髓质和乳头，病变进行性发展，结核结节彼此融合、坏死，形成干酪样病变，后者液化后排入肾盏形成空洞，则罕有自愈者。若肾盏纤维化狭窄，可形成局限性闭合性脓肿。肾盂结核性纤维化造成梗阻时，可使肾脏病变加速发展，成为无功能的结核性脓肾。肾结核病变扩展至肾周围时，可发生结核性肾周围炎或肾周寒性脓肿，甚至发生结核性窦道或瘘管形成。

（2）肾结核的另一个病理特点为纤维化和钙化，血管周围纤维化使肾内动脉狭窄，内膜增厚，动脉管腔狭窄而导致肾皮质萎缩，称为"梗阻性肾皮质萎缩"，此为肾结核肾皮质的主要病理改变。肾盏、肾盂和输尿管结核病变纤维化，可使管腔狭窄，甚至完全梗阻。晚期肾结核可形成钙化，先出现于空洞边缘，呈斑点状。脓肾可形成特有的贝壳样钙化。

● 肾结核如何鉴别诊断？

答：肾结核是慢性膀胱炎的主要病因或原发病，因此，肾结核需要鉴别的疾病是可引起膀胱炎症状的几种常见疾病。

（1）泌尿系统慢性非特异性感染　慢性肾盂肾炎引起的非特异性膀胱炎有较长期的膀胱刺激症状，无进行性加重，可有发热、腰痛等急性肾盂肾炎发作史。慢性膀胱炎可反复发作，时轻时重，血尿常与膀胱刺激症状同时发生。而肾结核引起的膀胱炎以尿频开始，逐渐加剧，无发作性加重，血尿多在膀胱刺激症状一段时间后出现。结核性膀胱炎合并非特异性感染约占20%，多为大肠杆菌感染，尿液培养可发现致病菌。慢性膀胱炎一般不是独立疾病，常有诱因存在，应行全面检查以排除肿瘤、结石、先天畸形等。

（2）泌尿系结石　血尿多为运动后全程血尿、血量不多、鲜有血块。肾结石静止时仅有肾区疼痛，发作时可引起肾绞痛。膀胱结石亦可引起长期、慢性膀胱刺激症状，尿常规有红白细胞，但常有尿流中断，排尿后下腹疼痛加重等现象，多发生于男性小儿或老年患者。结合B超、X线检查可作出鉴别诊断。

（3）泌尿系肿瘤　常以无痛、间歇性肉眼血尿为主要症状，膀胱肿瘤合并感染或晚期者可有尿频和排尿困难而与肾结核相似，但肿瘤发病年龄多在40岁以上，血尿量较大并多有血块，可行B超、CT和膀胱镜检以确诊。

（4）慢性肾炎　有时肾结核被误诊为肾炎，后者并无膀胱刺激症状，尿常规中有蛋白、畸形红细胞。

● 何为肾自截及挛缩膀胱？

答：（1）少数肾结核患者全肾广泛钙化时，其内混有干酪样物质，肾功能完全丧失，输尿管常完全闭塞，含有结核杆菌的尿液不能流入膀胱，膀胱继发性结核病变逐渐好转和愈合，膀胱刺激症状也逐渐缓解甚至消失，尿液检查趋于正常，这种情况称为"肾自截"（autonephrectomy）。

（2）膀胱结核起初为黏膜充血、水肿，散在结核结节形成，病变常从病侧输尿管口周围开始，逐渐扩散至膀胱的其他处。结核结节可互相融合形成溃疡、肉芽肿，有时深达肌层。病变愈合致使膀胱壁广泛纤维化和瘢痕收缩，使膀胱壁失去伸张能力，膀胱容量显著减少（不足50ml），称为挛缩膀胱（contracted bladder）。

● **肾结核的抗结核治疗需注意哪些方面？**

答：抗结核治疗应遵循"早期、联用、规律、适量、全程"的原则。现在对各种抗结核药的深入研究疗效观察，认为异烟肼、利福平、吡嗪酰胺及链霉素是抗结核的第一线药物。

① 异烟肼杀结核杆菌力强，对细胞内外繁殖的结核杆菌均有杀灭作用，并能透进干酪性病灶及巨噬细胞内。

② 利福平能在短期内杀灭分裂中的结核杆菌，并能进入肾空洞及巨噬细胞内。

③ 吡嗪酰胺在酸性环境中有更强的杀菌作用，能透入巨噬细胞内。巨噬细胞内的pH低，这正是吡嗪酰胺发挥杀灭细菌作用的场所。

④ 链霉素对分裂旺盛的结核菌有很好的杀灭作用，它能透进结核脓腔。

关于抗结核药的具体应用，现在一般采用异烟肼和利福平两者联合，或利福平与乙胺丁醇联用。而链霉素、利福平、吡嗪酰胺或异烟肼、链霉素、利福平，或异烟肼、链霉素、乙胺丁醇或异烟肼、利福平、乙胺丁醇等三者联合应用亦常为临床所选用。要注意链霉素在碱性环境中能发挥较好的杀菌作用。三联方案中若有两种药物发生耐药时，则可配伍使用喹诺酮类药物中的环丙沙星等。肾结核的疗程仍采用长程疗法，早期的病理型肾结核或很轻的临床型肾结核，一般疗程1年可以治愈。临床型肾结核有干酪坏死、空洞形成，合并输尿管或膀胱结核时，疗程应为2年。

● **肾结核外科手术适应证该如何掌握？**

答：凡药物治疗6～9个月无效，肾结核破坏严重者，应在药物治疗的配合下行手术治疗。以下情况应行手术：① 广泛破坏、肾功能丧失的肾结核；② 肾结核伴有肾盂输尿管梗阻，继发感染；③ 肾结核合并大出血；④ 肾结核合并难于控制的高血压；⑤ 钙化的无功能肾结核；⑥ 双侧肾结核一侧广泛破坏，对侧病变较轻时，可切除重病肾侧；⑦ 结核菌耐药，药物治疗效果不佳者。肾结核手术患者术前应至少抗结核治疗2周。术后亦应正规抗结核治疗≥6个月。只要及时确诊，肾结核的治疗效果满意。

● **抗结核药物的停药标准是什么？**

答：① 全身情况明显改善，红细胞沉降率正常，体温正常，全身检查无其他结核病灶。

② 膀胱刺激症状完全消失，反复多次尿液常规检查正常。

③ 24h尿浓缩查抗酸杆菌，长期多次检查皆阴性。

④ 尿结核菌培养、尿动物接种查找结核杆菌皆为阴性。

⑤ 泌尿系X线造影检查病灶稳定或已愈合。

在停药后，患者仍需强调继续长期随访观察，定期做尿液检查及泌尿系造影检查至少3～5年。

● **肾结核的预后如何？**

答：临床肾结核为一进行性发展疾病，如果不予治疗，从临床病症出现时起，生存5年者不足30%，生存10年者不足10%，如果能获得早期诊断并进行及时充分的抗结核治疗，则肾结核应当能全部治愈，且多可不必采用手术治疗。

Gow（1984年）分析不同年代所治疗的泌尿生殖系结核1117例，在1947～1955年治疗的500例，死亡数为111例（22.2%），而在1970～1981年采用现代短程治疗后的135例，死亡者4例（3%），病死率显著下降。影响患者预后的关键在于早期诊断，各地统计第一次就医获得正确诊断者为数不多，说明肾结核的早期诊断尚有待提高，如果诊断延误，致使膀胱病变加重，或双侧肾脏均被结核侵犯，则预后不良，身体其他部位合并有活动结核者，如肺结核、肠结核、骨结核等则预后也较差。

主任医师总结 ···

① 肾结核是全身结核的一部分，占肺外结核的20%，绝大多数继发于肺结核。

② 结核感染的一般症状，如低热、盗汗、体重下降和厌食在肾结核患者中较少见，早期肾结核症状不明显，可表现为尿中微量蛋白和少数白细胞。最早期出现的症状为尿频。血尿是另一个重要症状，病变在膀胱时，常引起"终末血尿"或排尿终了滴出血性液体。肾结核常引起血尿，多数在尿频、尿急、尿痛和膀胱刺激征发生后出现。

③ 肾结核是进行性结核病变，不经治疗不能自愈。治疗的时间要长，主要给予规律抗结核药物，不要过急、过早停药。另外，还需加强营养，

增强体质。出现脓肾、自截肾、经药物治疗无效的肾结核需考虑手术。

④ 总体来说，肾结核在早期发现并进行及时和充分的治疗，绝大部分可以痊愈。有严重膀胱结核或两肾病变者预后不良。肾结核合并活动性肺、骨关节、肠系膜结核预后也较差。

查房笔记

发热伴少尿7天，胸闷、气促3天
——肾综合征出血热

⊕【实习医师汇报病历】

　　患者男性，42岁，"发热伴少尿7天，胸闷、气促3天"。7天前无明显诱因出现反复发热，体温多波动在38～39℃，尿量减少，200～500ml/d，伴咳嗽，咳少量白色黏液痰，无畏冷、发热、头痛，无胸闷、气喘，无皮下出血、肉眼血尿，无晕厥等，就诊当地诊所，予治疗（具体不详）后体温下降，但尿量无明显恢复。3天前出现胸闷、气喘、气促，活动时加重，伴头痛，以眼眶处为著，呈持续性疼痛，伴腰痛、乏力，就诊某县医院，经检查诊断为"尿毒症"，予治疗后症状无好转，遂转诊本院。查血常规：白细胞计数6.06×10⁹/L，红细胞计数1.93×10¹²/L，血红蛋白浓度56.0g/L，血小板计数62×10⁹/L。急诊生化：尿素43.6mmol/L，肌酐1377μmol/L，白蛋白25g/L，谷丙转氨酶72U/L，谷草转氨酶108U/L。门诊拟"急性肾功能衰竭，急性心力衰竭，重度贫血，血小板减少，肝功能损害"收住入院。

　　体格检查：体温37.4℃，血压100/60mmHg，贫血貌，神志清醒，皮肤无斑疹、紫癜，眼睑无水肿，结膜苍白，双肺呼吸音稍粗，心率88次/min，律齐，腹平软，无压痛、反跳痛。四肢肌力、肌张力未见异常，双侧巴宾斯基征阴性。

　　辅助检查：尿素33.9mmol/L，肌酐1135μmol/L，尿酸668μmol/L，白蛋白26g/L，谷丙转氨酶98U/L，谷草转氨酶150U/L，胆固醇2.49mmol/L，三酰甘油3.83mmol/L，钾3.7mmol/L，钠134mmol/L。尿常规：尿白细胞（−），尿蛋白（+++），尿隐血试验（++）。血常规：白细胞计数5.73×10⁹/L，红细胞计数1.83×10¹²/L，血红蛋白浓度53.0g/L，血小板计数86×10¹²/L。脑利钠肽（BNP）573pg/ml。流行性出血热IgM抗体阳性。

　　诊断：肾综合征出血热，急性肾功能衰竭，急性心力衰竭，重度贫血，血小板减少，肝功能损害。

　　治疗：予血液透析、还原性谷胱甘肽静滴保肝抗氧化治疗、利巴韦林注射液400mg静滴抗病毒及补液等处理。

❓ 主任医师常问实习医师的问题

● 我国肾综合征出血热的病原体、传染源、传播途径有哪些？

答：① 肾综合征出血热（HFRS）病原体为汉坦病毒，属于布尼亚病毒科汉坦病毒属，包括汉坦病毒、汉城病毒、普马拉病毒等。我国 HFRS 主要是由汉坦病毒和汉城病毒引起的单股负链 RNA 病毒。

② 我国 HFRS 的主要传染源分为姬鼠型和家鼠型，黑线姬鼠为姬鼠型出血热的主要宿主和传染源，褐家鼠为家鼠型出血热的主要宿主动物和传染源。

③ 传播途径有呼吸道传播、消化道传播、接触传播、垂直传播、虫媒传播。

● 肾综合征出血热的典型症状是什么？

答：① 全身中毒症状，"三痛"即头痛、腰痛和眼眶痛，甚至全身肌肉关节酸痛。

② 毛细血管的中毒症状，表现为"三红"即颜面、颈部和上胸部皮肤显著充血、潮红，似醉酒貌。

● 肾综合征出血热的临床分期及其临床特点有哪些？

答：（1）发热期　尿蛋白一般在发病的 3～5 天后出现，可伴有镜下血尿。肾小球滤过功能受损，表现为肌酐清除率下降，血肌酐和尿素氮升高。同时肾小管浓缩功能等受损。

（2）低血压及少尿期　此时为疾病极期，患者出现少尿甚至无尿，可出现大量蛋白尿、肉眼血尿、尿红细胞、白细胞、上皮细胞及管型等，肾功能损害发展到最严重阶段，出现急性肾功能衰竭、代谢性酸中毒、电解质紊乱、水肿、急性呼吸、循环衰竭。

（3）多尿期和恢复期　进入多尿期，患者尿量增多，严重者每日可达 4000～6000ml，甚至更多。随着利尿出现，病情逐步缓解，但重症患者的血肌酐也可继续升高，3～5 天后才逐步下降，多尿期如继发感染、大出血、严重水电解质及酸碱平衡紊乱，可诱发第二次肾衰竭，病死率提高。恢复期患者常残留轻度肾小管功能异常。

● **肾综合征出血热不同时期的针对性治疗措施是什么？**

答：（1）发热期　抗病毒治疗，减轻外渗，维持体液平衡，改善中毒症状，防治DIC。

（2）低血压期　治疗主要以补充血容量和纠正酸中毒为主。

（3）少尿期　稳定机体内环境，尽早开始透析疗法，积极防治并发症，促进肾功能恢复。

（4）多尿期　注意维持患者水电解质平衡并防止继发性感染。

（5）恢复期　注意休息，补充营养。

※ 【住院医师或主治医师补充病历】

患者男性，以"反复发热伴少尿7天，胸闷、气促3天"入院，查流行性出血热病毒IgM抗体阳性，经治疗，患者尿量增多，达3000～4000ml/d，肌酐下降至109μmol/L，复查血肌酐、血小板正常，考虑患者进入多尿期。

 主任医师常问住院医师、进修医师和主治医师的问题

● **肾综合征出血热的肾损害发病机制有哪些？**

答：（1）肾脏免疫损伤　患者血清中存在对流行性出血热病毒具有特异性的循环免疫复合物增多，并沉积在肾小球基底膜、系膜区、肾小管等处，血清补体系统的经典途径和旁路途径均被激活，造成肾小球和肾小管的损伤。

（2）肾脏供血功能障碍　血浆大量外渗造成低血容量、低血压、肾脏血流灌注压差而导致肾小球滤过率下降；肾血流量减少后可刺激肾素分泌，使血管紧张素Ⅱ的分泌增多，进一步收缩肾动脉而加重肾缺血；低血压休克和DIC可导致肾血管微血栓形成，造成肾实质细胞的缺血坏死；肾血流量减少、少尿导致Tamm-Horsfall蛋白及滤过的血浆蛋白质形成管型堵塞肾小管。

（3）肾间质出血和水肿　血浆外渗引起的肾间质水肿，以及肾髓质充血和出血压迫肾小管。

（4）出血热病毒对肾组织，尤其是对肾小管细胞的直接损害作用也是一重要的致病机制。

● **肾综合征出血热的早期如何诊断？**

答：一般依据临床特点、实验室检查和结合流行病学资料，在排除其他疾病的基础上，进行综合性诊断。肾综合征出血热的确诊需要特异性血清抗体或病毒抗原的检查。诊断要点如下：① 在流行地区、流行季节如有原因不明的急性发热患者，应想到本病的可能；② 发热、出血、肾损害及"三红""三痛"典型临床表现；③ 体格检查时应特别注意充血、水肿、咽部及软腭充血、皮肤瘀点、肾区叩击痛等；④ 发热患者早期出现尿蛋白阳性而且迅速增加，应按疑似肾综合征出血热对待；⑤ 血象检查提示血小板减少，出现异型淋巴细胞；⑥ 血清特异性检查IgM或双份IgG抗体，或做血液白细胞病毒抗原检测，阳性可确诊。

● **肾综合征出血热临床可以分几型？**

答：临床上依据病程中发热高低、中毒症状轻重、出血、肾损害程度及并发症的情况可将本病分为轻、中、重、极重和不典型五型。

（1）轻型　体温39℃以下，中毒症状轻，无明显出血，肾损害轻，无休克和少尿。

（2）中型　体温39～40℃，中毒症状较重，有明显出血、休克和少尿期，尿蛋白（+++）。

（3）重型　体温≥40℃，中毒症状及渗出征严重，可出现中毒性神经精神症状。有皮肤瘀斑、腔道出血，出现休克，少尿持续5日以内或无尿2日以内。

（4）极重型　在重型基础上并出现以下六项病变之一者，包括难治性休克；有重要脏器出血；少尿超出5日或尿闭2日以上和尿素氮（BUN）超出42.84mmol/L；出现心力衰竭、肺水肿；出现脑水肿、脑出血或脑疝等并发症；严重感染。

（5）不典型　发热38℃以下，皮肤黏膜可有散在出血点，尿蛋白（±），血、尿特异性抗原或抗体阳性者。

● **如何防治肾综合征出血热引起的急性肾衰竭？**

答：（1）防治急性肾小管坏死　由于HFRS早期肾素和血管紧张素释放增多，加重肾小管坏死，故有人建议使用普萘洛尔（20mg，3次/日，口服）抑制肾素的释放，卡托普利（25mg，2～3次/日，口服）抑制血管紧张素转化酶，也有人建议使用血管扩张药和钙通道阻滞药防治急性肾小管坏死。但上述治疗均缺乏随机对照研究证实。

（2）透析治疗 流行性出血热的透析指征与一般急性肾衰竭并无不同，可选用血液透析和腹膜透析。若患者有严重的出血倾向、心血管功能不稳定，不能耐受常规血透带来的循环负荷，通常首选腹膜透析。有出血倾向选用血液透析时，应减少肝素用量、低分子肝素、无肝素或体外肝素透析等，如患者急需纠正急性心力衰竭、高钾血症时，一般选用血液透析。

（3）纠正水、电解质紊乱及酸碱平衡紊乱 流行性出血热少尿期和多尿期，可按照一般急性肾功能衰竭的治疗原则进行处理。但流行性出血热少尿期，其外渗到组织间隙的水分可返回血管中，使血容量比正常增加25%，易导致肺水肿，故对流行性出血热的液体管理，一般主张严格限水。

（4）营养支持 其热量可按每天125.52～167.36kJ（30～40cal/kg）。对于危重型患者，积极采取胃肠外营养支持，以提供足够的蛋白质、脂肪乳剂和葡萄糖，减少并发症，提高救治成功率。

主任医师总结

① 典型的肾综合征出血热依据其上述临床表现较易考虑到此病，任何不明原因的急性肾功能不全或衰竭，均应考虑到此病，尤其合并肝功能异常和血小板下降者。目前我国肾综合征出血热新疫区不断出现，新疫区、非疫区基层医务人员对此病缺乏警惕性，加上许多患者临床表现很不典型，造成此病误诊率非常高。

② 肾综合征出血热的典型病例可呈现上述五期，而目前许多病例较不典型，如仅有发热及多尿期，跳跃者一般病情较轻，病程较短，甚至只表现为非少尿性急性肾功能不全，而重者可多期重叠，其病情重，持续时间长，并发症多，预后差，病死率较高，肺肾出血综合征和DIC为其少见的并发症。

③ 肾综合征出血热治疗必须尽早采取综合性措施，其基本原则是"三早一就"（早发现、早休息、早治疗和就近治疗），需要把一切治疗的立足点放在"早"字上。

④ 肾脏损害作为流行性出血热全身损害的一部分，临床上在治疗时，应特别注意以下两点：一是将它放在整个疾病整体中考虑，通常在处理流

行性出血热肾损害的过程中，应兼顾其他脏器损害，以防顾此失彼；二是处理肾综合征出血热肾损害的核心是防治肾功能衰竭。

查房笔记

泡沫尿7个月余——乙型肝炎病毒相关性肾炎

❀【实习医师汇报病历】

患者男性，28岁，因"泡沫尿7个月余"入院。于7个月前无明显诱因出现泡沫尿、尿色黄，无腰酸、腰痛，无夜尿增多、肉眼血尿，无颜面水肿等，一直未予重视及治疗。5天前在当地医院体检，查尿常规：尿蛋白（+++），尿隐血试验（++）；为进一步诊治，门诊拟"肾炎"收住入院。既往有"乙肝小三阳"二十余年，2月前于外院行肝穿刺活检组织病理诊断：乙型轻度慢性肝炎（活动期）。荧光定量法测乙肝病毒（HBV DNA）1.25×10^7U/ml；乙肝"两对半+前S1"：HBsAg（+），HBeAb（+），HBcAb（+），乙肝表面前S1抗原（+），余阴性。

体格检查：神志清楚，全身皮肤黏膜未见黄染、瘀斑等，无肝掌及蜘蛛痣。颜面无水肿，口腔无溃疡，双肺呼吸音清，未可闻及干湿啰音。心率78次/min，律齐。腹部膨隆，无压痛，肝、脾肋下未触及，移动性浊音阴性，肾脏未触及，双肾区无明显叩击痛，肠鸣音无异常。双下肢轻度水肿。

辅助检查：生化：白蛋白32g/L，肝肾功能正常。24h尿蛋白定量7.01g。尿常规：蛋白（+++），红细胞（+++），乙肝病毒DNA 108000U/L。

入院诊断：乙型病毒性肝炎，乙型肝炎病毒相关性肾炎？

治疗：泼尼松龙（30mg/d）、雷公藤多苷片（10mg/次，3次/日）抑制免疫炎症；拉米夫定（100mg/d）抗病毒及降蛋白；葡醛内酯（200mg/次，3次/日）保肝。

 主任医师常问实习医师的问题

● 乙型肝炎病毒相关性肾炎的诊断标准是什么？

答：① 血清乙型肝炎病毒抗原阳性；② 肾脏病理HBV抗原（HBsAg、HBeAg、HBcAg）抗体复合物在肾小球内染色阳性；③ 符合膜性肾病或膜增殖性肾病，同时排除狼疮肾炎等继发性肾小球疾病。

● 乙肝相关性肾炎的发病机制包括哪些方面？

答：（1）病毒抗原与宿主抗体形成的免疫复合物在肾组织中沉积，造成肾小球免疫损伤。

（2）病毒直接感染肾脏细胞引起的细胞病变。

（3）病毒感染直接诱发自身免疫而致病。

（4）病毒引起的细胞因子或递质对肾组织的间接损伤。

● 乙型肝炎病毒相关性肾炎的最常见病理类型有哪些？

答：乙型肝炎病毒相关性肾炎的最常见病理类型有膜性肾病、膜增生性肾小球肾炎、非IgA系膜增生性肾小球肾炎、IgA肾病。

● 为什么不同的人感染同样的HBV却表现出不同的病理类型？

答：主要取决于机体对HBV相关性抗原免疫应答的不同反应，及免疫复合物在肾小球内不同的沉积方式和类型。

（1）膜性肾病　由于宿主免疫力缺陷，当大量的e抗原释放到血液中时无法产生足够的IgE，从而使过剩的HBeAg到达肾脏，由于HBeAg分子量小，可穿越基底膜后"种植"于上皮侧形成原位免疫复合物介导膜性肾病，多见于儿童。

（2）膜增生性肾炎　多见于成年人，此类人致病抗原以HBsAg居多，HBsAg介导的免疫复合物分子量相对较大，且难解离，与基底膜内侧有较强的亲和力，当单核-吞噬细胞系统清除力存在缺陷，免疫复合物不能有效清除时，复合物经过肾脏穿过肾小球毛细血管袢内皮时沉积于肾小球内皮下及系膜区引起膜增生性肾炎。

❂【住院医师或主治医师补充病历】

患者青年男性，以"大量蛋白尿、血尿"为主要临床表现，入院后肾活检病理示乙型肝炎病毒相关性肾炎，①弥漫膜性（Ⅲ期）伴节段膜增殖和局灶球性硬化；②中度肾小管萎缩及间质纤维化。病毒复制处于活动期，肝功能正常，故给予抗病毒治疗同时，予较小剂量（30mg，qd）激素联合雷公藤抑制免疫治疗。

主任医师常问住院医师、进修医师和主治医师的问题

● **乙肝相关性肾炎膜性肾病（HBV-MN）与特发性膜性肾病（IMN）的不同之处有哪些？**

答：（1）临床表现方面 乙肝相关性肾炎膜性肾病（HBV-MN）不同于特发性膜性肾病（IMN），除了有肾病综合征表现外，可合并有明显的血尿。

（2）病理表现方面

① HBV-MN基底膜不规则增厚，伴发的系膜增生概率明显高于IMN，部分患者可出现系膜增生、内皮细胞增生、系膜区增宽、少数尚见新月体等增殖性病变，有时可见少量系膜区和内皮下沉积物；

② HBV-MN多存在除HBe抗原、IgG和C3以外的多种免疫复合物（IgM、IgA和C1q等）、多部位（上皮下、基膜内、系膜区）、高强度沉积，可出现类似狼疮肾炎的"满堂红"现象。

● **如何治疗乙肝相关性肾炎膜性肾病？**

答：（1）抗病毒疗法 是治疗HBV-MN的首选方法。目前多数学者认为干扰素能抑制HBV的活跃复制，减少HBV在肾小球的沉积，减轻免疫复合物导致的免疫损伤。其一般用法：20kg以下儿童可用500万单位，20kg以上儿童及成年人可采用500万～800万单位，每周3次皮下注射，疗效6～12个月，但应强调个体化。研究报道核苷类似物（如拉米夫定、阿德福韦酯、恩替卡韦等）对治疗HBV-MN亦能取得良好效果。

（2）免疫抑制药 目前多数学者认为糖皮质激素不能显著地改善尿蛋白且有增强病毒复制的风险，应谨慎使用，使用过程中应密切监测乙肝病毒复制指标（HBsAg、HBV DNA、肝功能等）。其他免疫抑制药中不推荐使用环磷酰胺、硫唑嘌呤，目前部分小样本研究显示HBV-MN患者联合应用糖皮质激素、霉酚酸酯及抗病毒药物治疗效果较为满意，且无肝肾不良影响，病毒也不会复制。也有报道显示来氟米特联合激素治疗乙肝相关性肾炎的效果与霉酚酸酯联合激素效果相似。此外，雷公藤常常需在抗病毒和保肝治疗下使用。

（3）胸腺肽 属生物应答调节剂。推荐用法为1.6mg，每周2次，皮下注射，疗程6个月。其治疗乙肝相关肾病的效果仍有待临床研究探索。

（4）非特异性降尿蛋白治疗　可选用ACEI/ARB类药物、他汀类降脂药、抗凝药等。

（5）保肝治疗　有肝功能异常时可加用还原型谷胱甘肽、甘草酸二铵等保肝药。

（6）中医中药治疗　多以清热解毒祛湿、补益脾肾为治法，辨证施药，随症加减。单药黄葵在治疗乙肝相关肾病方面也有较好疗效。

干扰素治疗有哪些不良反应？

答：（1）流感样综合征　表现为寒战、发热、头痛、肌肉疼痛、乏力等。

（2）一过性的骨髓抑制　外周血细胞（中性粒细胞）和血小板减少。

（3）精神异常　可表现为抑郁、妄想症、重度焦虑和精神病。

（4）可诱导自身抗体和自身免疫性疾病的产生。

（5）其他　肾损害、心律失常、缺血性心脏病和心肌病、视网膜病变、听力下降和间质性肺炎等。

抗乙肝病毒治疗时出现耐药后如何处理及选用核苷酸类药物？

答：对于接受拉米夫定治疗的患者，一旦检测出基因型耐药或HBV DNA开始升高时，可联合阿德福韦酯治疗，结局较好；对于替比夫定、恩替卡韦发生耐药者，亦可联合阿德福韦酯治疗；对阿德福韦酯耐药者，可联合拉米夫定、替比夫定、恩替卡韦治疗；对于未应用过其他核苷酸类药物者，亦可换用恩替卡韦；对于核苷酸类药物耐药者，亦可考虑改用或加用IFN类药物治疗，但避免替比夫定与聚乙二醇（PegIFN）同用。同时定期检测HBV DNA，避免单药序贯治疗。

主任医师总结

① 目前HBV-MN治疗尚无成熟、统一的治疗方案。根据李英等学者的观点，可将HBV-MN分为三种情况处理。

a.HBV复制指标阴性、肝功能正常：可试用小剂量糖皮质激素与霉酚酸酯联合治疗，并定期观察HBV复制指标及肝功能变化。

b.HBV复制指标阳性、肝功能正常：可试用小剂量糖皮质激素与霉酚酸酯联合治疗，同时给予拉米夫定或干扰素抗病毒治疗，并密切观察HBV复制指标及肝功能变化，若HBV复制增强，出现肝功损害，立即停用免疫抑制药。

　　c.HBV复制指标阳性且肝功能异常：要禁用各种免疫抑制药，积极抗病毒及保肝治疗。

　　② 同样是乙型肝炎病毒相关性肾炎患者，有人会自发好转、自愈，但有的人会持续进展至终末期肾衰竭，因此根据患者具体病情，个体化治疗尤为重要。

　　③ 目前对于乙型肝炎病毒相关性肾炎治疗没有特效疗法，乙肝疫苗的接种、预防HBV的感染仍然是防治HBV-MN的关键。

查房笔记

第七章　高血压与血管疾病

头痛、头晕，伴胸闷气短、不能平卧3天
——恶性小动脉性肾硬化症

✽【实习医师汇报病历】

　　患者男性，36岁，因"头痛、头晕，伴胸闷气短、不能平卧3天"入院。3天前上呼吸道感染后出现头痛、头晕，伴胸闷气短、不能平卧，无发热，无恶心、呕吐，无尿量改变，无肉眼血尿及颜面、双下肢水肿，遂就诊本院门诊。查血常规：血红蛋白105g/L。尿常规：尿蛋白（+++），尿隐血试验（+++）。血肌酐435μmol/L，尿素氮21.3mmol/L，二氧化碳结合力19.0mmol/L。为进一步诊治以"肾功能衰竭"收住入院。患者发病来精神、饮食、睡眠差，大便每天1次，尿中泡沫稍多，尿量无明显增减。

　　既往史：既往体健，无高血压病史。否认肝炎、结核等传染病病史，无食物、药物过敏史，无重大外伤史及手术史，预防接种史不详。其父亲因高血压、脑卒中去世。

　　体格检查：呼吸29次/min，脉搏95次/min，血压200/140mmHg，神志清楚，痛苦面容，双眼睑无水肿，呼吸急促，双肺呼吸音粗，肺底可闻及少许细湿啰音，心率95次/min，律齐，心音有力，各瓣膜听诊区未闻及杂音，腹平软，无压痛，肝、脾未触及，肾区无叩击痛，双下肢轻度凹陷性水肿。

　　辅助检查：血常规示血红蛋白104g/L。尿常规：尿蛋白（+++），尿隐血试验（+++）。生化：胆固醇5.14mmol/L，低密度脂蛋白5.07mmol/L，肌酐442μmol/L，尿素氮24.3mmol/L。24h尿蛋白定量4.39g。甲状旁腺素17.32pmol/L；脑利钠肽629pg/ml；红细胞沉降率35mm/h；肌钙蛋白正常；抗肾小球基底膜抗体、自身抗体、乙肝5项及丙肝阴性。凝血功能：凝血酶原时间（PT）11.8s，活化部分凝血

酶时间（APTT）11.55s，INR 0.95，纤维蛋白原（Fib）3.47g/L；血浆D-二聚体1.03mg/L。心电图示急性冠脉综合征（ST段上移，T波倒置）。心脏彩超检查：左心室前间壁运动减低，左心室扩张，二尖瓣、三尖瓣少量反流。肾脏彩超检查：左肾10.5cm×5.8cm×3.9cm，右肾10.3cm×5.3cm×3.6cm，双肾皮质回声增强，与集合系统分界清，双肾段动脉、间叶动脉未见异常。肾小球滤过率检查：双肾肾小球滤过率减低 [总GFR 32ml/（min·1.73m^2）]。头颅CT未见明显异常。眼科会诊眼底检查：眼底可见棉絮状渗出及点状出血。

入院诊断：恶性高血压，急性肾损伤，急性冠脉综合征。

治疗：非洛地平（波依定）（5mg/次，2次/日），缬沙坦（80mg，1次/日）降压；阿托伐他汀（立普妥）（20mg，1次/晚）降脂；百令胶囊（0.6g/次，3次/日）保护肾小管；丹参川芎嗪注射液（20ml，1次/日）静滴改善微循环；单硝酸异山梨酯缓释片（依姆多）（30mg，1次/日）扩张冠脉等处理。必要时予血液透析。

主任医师常问实习医师的问题

该患者临床初步诊断是什么？

答：(1) 诊断　恶性高血压，急性肾损伤，急性冠脉综合征。

（2）诊断依据　患者青年男性，起病急，既往体健，有高血压家族史，以头痛、头晕、高血压、急性左心衰为主要临床表现，入院测血压200/130mmHg，辅助检查提示有血尿、蛋白尿、贫血、视网膜可见点状出血，肾功能短期内急剧升高，心电图示急性冠脉综合征（ST段上移，T波倒置），以上证据支持诊断。

如何诊断恶性高血压？预后如何？

答：(1) 诊断

① 血压持续性明显升高，一般舒张压需超过130mmHg。

② 伴有广泛的急性小动脉病变，中枢神经系统、心肾及其他组织器官，其中以肾脏损害最为显著。

③ 眼底检查有条纹状火焰状出血和棉絮状软性渗出，甚至视盘水肿，此为诊断所必需。

（2）预后　如不经治疗将在1～2年死亡，大多数死于尿毒症。

临床上高血压如何分级与分层？

答：目前我国采用正常血压（SBP＜120mmHg和DBP＜80mmHg）、正常高值［SBP 120～139mmHg和（或）DBP 80～89mmHg］和高血压［SBP≥140mmHg和（或）DBP≥90mmHg］进行血压水平分类。高血压定义为：在未使用降压药物的情况下，非同日3次测量诊室血压，SBP≥140mmHg和（或）DBP≥90mmHg。SBP≥140mmHg和DBP＜90mmHg为单纯收缩期高血压。根据血压升高水平，又进一步将高血压分为1级、2级和3级。高血压1级［SBP140～159和（或）DBP90～99mmHg］，高血压2级［SBP160～179和（或）DBP100～109mmHg］，高血压3级［SBP≥180和（或）DBP≥110mmHg］。注：当SBP和DBP分属于不同级别时，以较高的分级为准。

血压升高患者心血管风险水平分层见表7-1。

表7-1　血压升高患者心血管风险水平分层

其他心血管危险因素和疾病史	血压/mmHg			
	SBP130～139和（或）DBP85～89	SBP140～159和（或）DBP90～99	SBP160～179和（或）DBP100～109	血压SBP≥180和（或）DBP≥110
无		低危	中危	高危
1～2个其他危险因素		中危	中/高危	很高危
≥3个其他危险因素，靶器官损害，或CKD3期，无并发症的糖尿病	中/高危	高危	高危	很高危
临床并发症，或CKD≥4期，有并发症的糖尿病	高/很高危	很高危	很高危	很高危

CKD：慢性肾脏疾病。

什么是恶性小动脉性肾硬化症？

答：恶性小动脉性肾硬化症是恶性高血压引起的肾损害，除了恶性高血压的表现外，有血尿、蛋白尿、管型尿及无菌性白细胞尿，肾功能进行性恶化。

❀【住院医师或主治医师补充病历】

患者中年男性，以短期内出现头痛、头晕、伴胸闷、气短为主要症状就诊，入院时测血压200/140mmHg，眼底检查有出血，有高血压家族史。尿常规示蛋白（+++），隐血（+++），伴肾功能异常。肾穿病理回报：部分肾小球缺血性皱缩，肾脏入球小动脉纤维素样坏死，小叶间动脉肌内膜增厚呈洋葱皮样改变（图7-1），中度肾小管间质病变，符合恶性小动脉肾硬化。综合临床表现及病理结果，诊断恶性高血压、恶性小动脉性肾硬化症较明确。

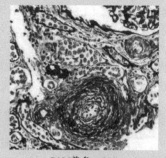

PAM染色 × 200

图7-1　小叶间动脉肌内膜增厚呈洋葱皮样改变

❓ 主任医师常问住院医师、进修医师和主治医师的问题

● 恶性高血压的病理特征有哪些？

答：恶性高血压也称急进型高血压，多见于青壮年。可由缓进型高血压恶化而来，或起病即为急进型高血压。临床上起病急，进展快，血压升高明显，常超过230/130mmHg。恶性高血压光镜下有两种特征性病理变化。

（1）入球小动脉的纤维素样坏死　为恶性小动脉肾硬化的病理学特征，表现为中层的肌肉纤维不存在，颗粒状纤维样物质沉积在小动脉壁中层，此类物质也可沉积在内膜，伊红-苏木精染色呈明亮的粉红色，Masson染色呈深红色，组织化学和免疫荧光技术之上其实为纤维蛋白；同时红细胞或其碎片渗进小动脉壁，造成肾表面点状出血；由于管壁增厚和血管内纤维蛋白血栓形成致使管腔狭窄，有时多形核白细胞和单核细胞亦渗入血管壁而表现为坏死性小动脉炎。

（2）小叶间动脉增生性动脉内膜炎　表现为内膜明显增厚引起管腔中度至重度狭窄，严重时内径仅为单个红细胞大小，偶尔还可以被纤维蛋白血栓完全闭塞。

恶性小动脉性肾硬化症有哪些临床表现？治疗原则是什么？

答：恶性小动脉性肾硬化症是恶性高血压引起的肾损害，其主要临床表现除了恶性高血压的表现（舒张压持续≥130mmHg，并有头痛、视物模糊、眼底出血、渗出和乳盘水肿）外有血尿（约1/5患者出现肉眼血尿）、蛋白尿（1/3以上患者出现大量蛋白尿，每日尿蛋白≥3.5g）、管型尿（红细胞管型及颗粒管型）及无菌性白细胞尿（约1/2以上患者有），肾功能进行性恶化，常于发病数周至数月后出现少尿，进入终末期肾衰竭。其治疗原则是：及时控制严重高血压，防止威胁生命的心、脑、肾并发症发生是救治的关键；如已出现肾衰竭，则应及时进行透析治疗。

恶性小动脉性肾硬化症该如何鉴别诊断？

答：（1）**高血压危象** 高血压患者受身心刺激后，血压急剧上升，出现头痛、头晕、恶心、呕吐、视物模糊、心悸、胸闷、多汗、皮肤潮红或苍白等症状，即称高血压危象。此时舒张压常超过130mmHg，眼底病变加重，并能诱发高血压脑病及急性左心衰竭等，故应与恶性高血压鉴别。高血压危象系交感神经亢奋、全身小动脉暂时性强烈收缩引起，所以只要去除诱因，积极降压治疗，危象常可较快解除，其高血压明显较恶性高血压容易控制；另外，高血压危象如发生在原发性高血压基础上，一般并不引起严重肾脏病变，如发生在肾实质高血压基础上时，肾脏病表现虽可加重（尿蛋白增加，肾功能恶化），但常为一过性加重，危象解除后多能恢复至原水平。这些特点均能与恶性高血压鉴别。

（2）**急进性肾小球肾炎** 两者都有血尿、蛋白尿、水肿、高血压及进行性肾功能损害，均能出现少尿性急性肾功能衰竭，故有时需要鉴别。但是，急进性肾炎患者临床上一般仅呈现中度高血压，无高血压心、脑并发症，眼底呈渗出性病变，病理学检查半数以上肾小球有大新月体（恶性小动脉性肾硬化症常常仅有少量新月体），而无恶性高血压小动脉病变，这些特点均可鉴别。

恶性高血压的降压策略有何讲究？如何操作？

答：恶性高血压必须迅速降压以预防严重合并症——高血压脑病、脑出血、急性肺水肿和急性肾功能衰竭等。首先应静脉紧急给药，常用的有硝普钠、硝酸甘油、乌拉地尔（压宁定），其中首选硝普钠。硝普钠

10 ~ 25μg/min，硝酸甘油10 ~ 50μg/min，乌拉地尔1 ~ 10μg/（kg·min），均应密切监测血压，根据血压调整剂量。为了安全，治疗初2 ~ 3h，一般血压开始下降幅度为20%或降至（160 ~ 170）/（100 ~ 110）mmHg，然后在监测患者无脑及心肌低灌注情况下，在12 ~ 36h逐步使舒张压降至90mmHg，降压不宜过快、过低，以免影响肾脏灌注（当然也影响脑及心脏灌注），加重肾脏缺血。待病情稳定即开始加用口服抗高血压药，口服药发挥作用并调整好剂量后再完全撤除静脉给药。口服药应以β受体阻滞药如琥珀酸美托洛尔缓释片、富马酸毕索洛尔等和ACEI（或ARB）为主，以对抗增高的血浆肾素及血管紧张素Ⅱ。

主任医师总结

① 恶性小动脉性肾硬化症起病急，进展快，短期内进入尿毒症，常伴有心、脑等多器官功能衰退，若未能及时治疗3个月内病死率达50%以上，1年内为90%，大多数死于尿毒症。

② 主要的临床表现有血压明显升高（舒张压超过130mmHg）、眼底病变（出血、渗出、视盘水肿）、蛋白尿、血尿（镜下或肉眼）、肾功能进行性恶化（肌酐、尿素氮升高）、神经系统损伤（头痛、眩晕等颅内压升高及脑水肿表现）、心血管系统损伤（心肌肥厚、冠状动脉粥样硬化、心肌缺血、心力衰竭和肺水肿）等。

③ 尽管恶性小动脉性肾硬化症病死率极高，但是治疗及时，措施得当，血压能较快控制时，仍有部分患者预后不错，肾功能损害也能获不同程度恢复。应遵循规律、合理、联合等原则选择及使用抗高血压药物，逐渐将血压降至理想范围。

④ 恶性高血压合并TMA：血乳酸脱氢酶升高，血中找到破碎红细胞，血小板减少，可考虑加用血浆置换治疗。

查房笔记

反复头晕十余年，发现尿蛋白7天
——良性小动脉性肾硬化症

✸【实习医师汇报病历】

患者男性，59岁，因"反复头晕10余年，发现尿蛋白7天"入院。10年前因头晕，测血压最高190/115mmHg，诊断"高血压病"，间断口服抗高血压药（具体不详），血压可控制在140/90mmHg左右。7天前体检时测血压170/100mmHg，眼底见视网膜动脉硬化Ⅲ级。空腹血糖5.0mmol/L。总胆固醇6.3mmol/L，查尿常规：尿蛋白（++），尿隐血试验（+）。尿镜检：红细胞1～3个/HP。心电图：ST-T段下移。为进一步治疗来本院。门诊拟"高血压肾病"收住入院。患者发病以来精神、饮食、睡眠尚可，大便每天1次。

既往史：否认肝炎、结核等传染病病史，无食物、药物过敏史，无重大外伤史及手术史。

体格检查：血压150/100mmHg，神志清楚，双眼睑无水肿，双肺呼吸音清，未闻及干湿啰音，心率78次/min，律齐，心音有力，各瓣膜听诊区未闻及杂音，$A_2 > P_2$，腹平软，无压痛，肝、脾未触及，肾区无叩击痛，双下肢无水肿。

辅助检查：血常规示白细胞6.34×10^9/L。尿常规：尿比重1.010，尿蛋白（+），尿隐血试验（+）。生化：肌酐124μmol/L，尿素氮6.3mmol/L，总蛋白73.8g/L，胆固醇6.75mmol/L，低密度脂蛋白5.05mmol/L。24h尿蛋白0.69g。甲状旁腺素10.3pmol/L。糖耐量试验正常。自身抗体、乙肝5项及丙肝阴性。凝血4项未见明显异常。心脏彩超示左心室间隔12.2mm（正常8～11mm），左心室舒张功能减低。泌尿系统彩超：双肾体积正常，双侧肾主动脉、段动脉、叶间动脉未见异常，双侧输尿管未见扩张，膀胱未见异常。肾穿刺病理：入球小动脉管壁增厚，玻璃样变性。

入院诊断：高血压病3级（很高危），高血压良性小动脉性肾硬化症。

治疗：硝苯地平控释片（拜新同）（30mg，1次/日）降压；贝那普利（洛汀新）（10mg，1次/日）降压及减少尿蛋白；阿托伐他汀（立普妥）（20mg，1次/晚）降脂；金水宝（0.99g/次，3次/日）保护肾小管等处理。

主任医师常问实习医师的问题

● 目前考虑诊断是什么？支持此诊断的依据是什么？

答：（1）诊断为高血压病3级（很高危）、良性小动脉性肾硬化症。

（2）诊断依据如下。

① 出现肾损害临床表现前已有高血压病史10余年。

② 蛋白尿轻，尿镜检有形成分少。

③ 心脏彩超提示左心室间隔增厚。

④ 有视网膜动脉硬化或动脉硬化性视网膜改变。

⑤ 肾穿刺病理示肾脏入球小动脉管壁增厚，玻璃样变性。

● 何谓良性小动脉性肾硬化症？其临床表现有哪些？

答：（1）良性小动脉性肾硬化症由长期未控制好的良性高血压引起，主要有肾小管浓缩功能障碍表现（夜尿多、低比重及低渗透压尿），并逐渐进展至终末期肾衰竭。同时常伴有高血压眼底病变及心、脑并发症。

（2）临床表现如下。

① 肾脏表现：夜尿增多（夜尿量超过24h总尿量的1/2或在750ml以上）为最早出现的症状，是由于肾小管缺血导致浓缩功能减退所致。早期尿常规检查蛋白可为阴性，随病程延长尿常规检查即出现蛋白，多为轻至中度，24h尿蛋白定量一般不超过1g，血尿少见。早期肾功能正常，随病情进展可出现氮质血症甚至尿毒症，伴随肾功能不全将出现肾性贫血，不过本病贫血相对较轻。

② 肾外表现：比肾脏症状出现早而重，并成为影响其预后的主要因素如脑出血或脑梗死、左心室肥厚、冠心病、心力衰竭以及眼底视网膜动脉硬化，一般与肾小动脉硬化程度相平行。

● 高血压的诊断思路是什么？

答：首先应确定患者是否为高血压。正常血压为120/80mmHg以下，（120～139）和（或）（80～89）mmHg为临界高血压，为正常高限；

（140～159）和（或）（90～99）mmHg为高血压1级；（160～179）和（或）（100～109）mmHg为高血压2级；180和（或）110mmHg以上为高血压3级。若收缩压≥140mmHg而舒张压＜90mmHg，则称为单纯收缩期高血压。

其次要确定患者有无高血压急症的表现，是否需要立即治疗。在确定患者有高血压后，要迅速鉴别患者是否有高血压急症的表现，如高血压危象、高血压脑病及恶性高血压综合征等并尽快给予对症处理。

再次要区别患者是原发性高血压还是继发性高血压。尽管原发性高血压约占高血压患者的90%以上，但在诊断原发性高血压前必须先排除继发性高血压。如无高血压阳性家族史的年轻高血压患者，常可能是肾性高血压，此类患者必须进行尿液的检查以证实或排除肾性高血压的可能；另外，也可能是由内分泌代谢疾病（如嗜铬细胞瘤等）、妊娠高血压综合征、真性红细胞增多症等导致的高血压。

最后要了解机体各器官的功能状况，确定高血压的危害及可能的治疗方案。为了解高血压患者靶器官的功能状态，应进行血常规、尿常规、肾功能、尿酸、血脂、血糖、电解质、心电图、胸部X线和眼底的检查。对靶器官功能的检查，主要是为了确定高血压的严重程度及其危害，确定高血压的分期，以便能尽快制订合适的治疗方案。

● 目前常用抗高血压药物有哪几类？

答：抗高血压药主要有以下五类。

① 钙通道阻滞药；

② 血管紧张素转化酶抑制药；

③ 血管紧张素Ⅱ受体拮抗药；

④ β受体阻滞药；

⑤ 利尿药。

除了以上五类主要药物，还可根据患者情况有选择地应用交感神经抑制药、α受体阻滞药。

● 此类患者在生活中应注意哪些方面？

答：① 精神乐观，注意劳逸结合，积极参加文体活动，脑力劳动者坚持做一定的体力活动等，有利于维持高级神经中枢的正常功能。

② 限制钠盐摄入，每人每天食盐量以不超过6g为宜；减少膳食脂肪，补充适量蛋白质，多吃蔬菜和水果，摄入足量钾、镁、钙；限制饮酒。

③ 坚持运动。运动不仅可使收缩压和舒张压下降（6～7mmHg），且对减轻体重、增强体力、降低胰岛素抵抗有利。可根据年龄及身体状况选择慢跑、快步走、太极拳等不同方式。运动频度一般每周3～5次，每次持续20～60min。

※ 【住院医师或主治医师补充病历】

> 患者为中老年男性，既往高血压病史10年，以无症状性蛋白尿为主要临床表现，辅助检查提示有微量白蛋白尿，眼底检查示视网膜动脉硬化Ⅲ级，肾穿刺病理：肾脏入球小动脉管壁增厚，玻璃样变性（图7-2）。故高血压良性小动脉性肾硬化症诊断明确。

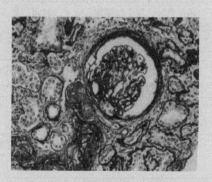

图7-2　入球小动脉玻璃样变

PASM-Masson × 200

？ 主任医师常问住院医师、进修医师和主治医师的问题

● 良性小动脉性肾硬化症的诊断要点有哪些？

答：① 出现肾损害临床表现前已有10年以上持续高血压病史；

② 病情进展缓慢，肾小管功能损害早于肾小球功能损害；

③ 尿蛋白轻，尿镜检有形成分少；

④ 常伴随高血压视网膜改变；

⑤ 能除外各种原发、继发肾脏疾病。

临床诊断困难时可以做肾穿刺活检，肾组织病理学检查对确诊有很大帮助。

● **该病如何鉴别诊断？**

答：（1）慢性肾小球肾炎继发高血压 慢性肾小球肾炎患者尿异常在前，高血压在后；而良性小动脉性肾硬化症患者高血压则先于肾损害十余年。对于病史不清，尤其已有肾功能不全的病例，鉴别常很困难，表7-2中资料可作鉴别参考。

表7-2 良性小动脉性肾硬化症与慢性肾小球肾炎继发高血压的鉴别

鉴别点	良性小动脉性肾硬化症	慢性肾小球肾炎继发高血压
高血压家族史	常阳性	阴性
年龄	中老年	青中年
尿化验	尿蛋白轻，尿中红细胞及管型少	尿蛋白较多，尿红细胞及管型常明显
水肿	常无	常见
肾功能损害	肾小管功能（如尿渗透压测定）异常在先	肾小球功能（如肌酐清除率测定）损伤在先
眼底改变	高血压眼底改变（小动脉硬化为主）	肾炎眼底改变（渗出性病变为主）
心、脑并发症	常有	高血压时间较短，可无
肾性贫血	相对轻	较明显
病程进展	较慢	较快
预后	多死于高血压心、脑并发症	多死于尿毒症
肾活检病理	入球小动脉玻璃样变	可出现IgA肾病、系膜增生、膜性肾病、膜增殖等改变

（2）慢性肾盂肾炎继发高血压 患者多为女性，常有间歇发作的泌尿系刺激征，尿白细胞增多，细菌培养阳性，而后出现肾功能损害（肾小管功能损害常较肾小球功能损害明显）及高血压。肾盂造影显示患侧肾脏形态异常，出现肾皮质瘢痕和（或）肾盏扩张、变形。由于慢性肾盂肾炎多为单侧肾脏疾患，故B超检查两肾大小常不相等，患侧肾脏变小；核素肾动态显像检查两肾肾小球滤过率及肾图也常不一致，患侧肾功能差。泌尿系感染史、高血压出现在尿异常后以及两肾影像及功能不一致等特点，均能与良性小动脉性肾硬化症鉴别。

（3）肾动脉狭窄引起血管性高血压 肾动脉狭窄多由大动脉炎、纤维肌性发育异常或动脉粥样硬化引起，前两者好发于青年，后者中老年多见。患者常出现严重高血压，达200/120mmHg以上，舒张压升高明显，而后出现轻度尿异常（轻度尿蛋白及有形成分），最后肾功能渐进减退。患者腹部有时可闻及收缩期或双期杂音。B超检查患侧肾脏缩小，肾静脉血化验患侧肾素活性增高，卡托普利核素肾图检查阳性，肾动脉造影发现主干或分支狭窄即可将本病确诊。高血压程度严重，肾脏损害出现较早，两肾影像及功能不一致，均与良性小动脉性肾硬化症不同，而肾动脉造影更能确切地将两病鉴别。

● ACEI在高血压良性小动脉性肾硬化症治疗中的利弊各有哪些？

答：血管紧张素转化酶抑制药（ACEI）除降低系统血压、改善肾脏血流动力学外，可改善高血压患者的胰岛素抵抗和糖代谢异常，对脂质代谢无不良影响，增加大、中血管顺应性，逆转心肌肥厚，改善阻力小动脉内皮的功能，维持肾脏对水钠平衡的调节。由于血管紧张素Ⅱ（AngⅡ）一方面刺激肾小球细胞合成细胞外基质（ECM），另一方面通过刺激纤溶酶原激活剂抑制物（PAI）生成，使金属基质蛋白酶（MMP）产生减少，导致细胞外基质的降解减少，ACEI阻断了AngⅡ生成，从而抑制了肾小球内细胞外基质的蓄积，减缓肾小球硬化。由于ACEI在多方面的卓越功能，已广泛应用于高血压及其肾损害的防治。但应注意在高血压肾损害后期，入球小动脉已发生明显狭窄，ACEI主要扩张出球小动脉，可使肾小球滤过率（GFR）明显下降；对血肌酐水平在265μmol/L（3mg/dl）以上的患者，ACEI可使肾功能进一步下降，应该禁用。另外当存在低血容量、肾动脉狭窄时有导致急性肾损伤的可能，还会加重高钾血症和贫血。由于ACEI还参与许多生物活性物质的作用，包括缓激肽、P物质、神经激肽以及多种促性腺激素等，ACEI可能会出现一些不良反应，如皮疹、咳嗽、味觉异常、粒细胞减少等，服用时应予注意。常用药物有依那普利、福辛普利、贝那普利等。

● 良性小动脉性肾硬化症在病理上的表现有哪些？

答：大体上见双肾对称，大小正常或轻至中度缩小，严重缩小者罕见，早期表面正常，后呈细颗粒状凹凸不平，肾盂肾盏系统正常。镜下见有两种具有一定特征的小动脉病变。① 肌内膜肥厚：常出现在弓形动脉和小叶间动脉，而以后者最为明显，表现为内弹力膜双轨征和中层肥厚。② 玻璃样变：以入球小动脉最明显，管壁玻璃样物质增厚，充以均匀一致的嗜伊红玻璃样物质，平滑肌细胞萎缩，管腔可狭窄。玻璃样物质由大量糖蛋白和胶原物质组成，故PAS染色阳性。应用免疫荧光技术可发现玻璃样变区域内有IgM、C1和C3沉着。

● **良性小动脉性肾硬化症的治疗要点是什么？**

答：（1）有效控制系统性高血压

① 去除诱因：戒烟酒、避免精神紧张和情绪激动、控制钠盐摄入，纠正高脂质血症。

② 合理应用抗高血压药物：选择既能降压又不损害肾脏的抗高血压药物，如ACEI、ARB和β受体阻滞药，或几类药物联合应用，使血压控制到靶目标值 [（125～130）/（80～85）mmHg]。

（2）抑制肾组织纤维化硬化，延缓肾功能不全进展 ACEI及ARB扩张出球动脉比扩张入球动脉明显，可减轻肾小球内高压、高灌和高滤"三高"现象，另外能改善肾小球滤过膜的选择通透性，减缓肾功能不全进展；由于ACEI解除"三高"现象，保护了残存肾单位，同时ACEI可抑制细胞外基质生成，增加细胞外基质降解，减轻肾小球硬化和间质纤维化。常用药物为福辛普利和贝那普利等。

（3）肾功能不全的处理 高血压肾损害表现为慢性肾衰竭时非透析措施和替代方法与其他慢性肾脏疾病相同。

● **如果发现高血压时间很短，没有达到5～10年，是否可以诊断高血压肾损害？**

答：总体上说，良性高血压患者发生肾硬化症的确需要一定时间，但是国内对高血压调研资料发现，我国高血压患者对自身疾病的知晓率很低，只有30.2%，治疗率和控制率更低，仅为24.7%和6.1%。因此，患者提供的高血压发生时间常常短于实际的患病时间。所以在详细询问病史的基础上，应该结合高血压其他靶器官（如眼底、心、脑）的损害程度进行综合分析和判断，必要时进行肾活检。

主任医师总结 ⋯⋯⋯⋯⋯⋯⋯⋯⋯⋯⋯⋯⋯⋯⋯⋯⋯⋯⋯⋯

① 良性小动脉性肾硬化症是由原发性高血压引起的小动脉硬化累及肾脏所致的病变。高血压持续5～10年即可出现良性小动脉性肾硬化症的病理改变，10～15年可出现临床症状。本病已成为导致终末期肾病的主要原因之一。

② 诊断的必要条件

a.为原发性高血压；

b.出现蛋白尿前一般已有5年以上的持续性高血压（程度一般＞150/100mmHg）；

c.有持续性蛋白尿（一般为轻至中度），镜检有形成分少；

d.有视网膜动脉硬化或动脉硬化性视网膜改变；

e.除外各种原发性、继发性肾脏疾病。

③ 辅助或可参考的条件

a.年龄在60岁以上；

b.有高血压性左心室肥厚、冠心病、心力衰竭；

c.有脑动脉硬化和（或）脑血管意外病史；

d.血尿酸升高；

e.肾小管功能损害先于肾小球功能损害；

f.病程进展缓慢。

④ 必要时给予肾穿刺，如病理提示动脉病变主要为入球小动脉壁玻璃样变，及小叶间动脉和弓状动脉壁肌内膜增厚，则可明确诊断。

⑤ 治疗方面，只要能满意地控制高血压都能预防高血压肾小动脉硬化的发生，但对具体患者应具体对待，如伴有休息时心率快、血管舒缩不稳定等高循环动力的年轻患者更适用β受体阻滞药；老年人和收缩压升高者更适用钙通道阻滞药；血浆肾素升高者更适用ACEI。另外，还要考虑药物的不良反应，如利尿药可升高血糖、胆固醇及尿酸，β_2受体阻滞药可使血清三酰甘油增加，并使高密度脂蛋白胆固醇降低，因此有相应疾病者应慎用。从保护肾脏角度讲，以选用ACEI和（或）ARB为好，但应注意血肌酐水平。

查房笔记

发热伴反复恶心、呕吐9天，排浓茶样尿7天
——溶血尿毒综合征

❋【实习医师汇报病历】

　　患者男性，8岁，因"反复恶心、呕吐9天，排浓茶样尿7天"入院。患儿于9天前无明显诱因发热伴恶心、呕吐、腹泻、大便带血，体温38℃左右，外院肌注退热药物后好转，但出现尿量减少，未继续治疗。近7天尿量明显减少，每日60ml左右，尿为浓茶色，皮肤出现暗紫色瘀斑及出血点，遂来本院就诊。

　　入院查体：身高120cm，体重32kg，体温36.9℃，脉搏100次/min，呼吸20次/min，血压117/67mmHg，神志清楚，精神差。全身皮肤、巩膜黄染，全身皮肤、黏膜可见出血点，压之不退色。口唇、眼结膜、甲床苍白。颈软，可见一长约4.0cm陈旧性手术瘢痕，双肺呼吸音清，未闻及干湿啰音。心率100次/min，律齐，心脏各瓣膜听诊区未闻及杂音。腹平软，无压痛、反跳痛，肝、脾肋下未触及，叩诊呈鼓音，双肾区无叩击痛，移动性浊音阴性，肠鸣音4次/min。双下肢无明显水肿。

　　入院后患者病情危重，予吸氧、心电监测，积极完善相关检查检验。血常规：白细胞计数16.09×10^9/L，大型不染色细胞百分比10.7%，大型不染色细胞数1.72×10^9/L，红细胞计数3.35×10^{12}/L，血红蛋白浓度77.0g/L，血小板计数50×10^9/L。尿常规：尿蛋白（++），尿隐血试验（+++）。尿相差检查：尿红细胞计数17～20个/HP，尿红细胞畸形率60%。外周血镜检：150个有核红细胞/100个白细胞，红系大小不一，可见嗜多色性红细胞，可见红细胞碎片及球形红细胞，血小板减少，异型淋巴细胞3%；网织红细胞计数12.37%。血生化：胱抑素C 2.65mg/L，尿酸1220μmol/L，尿素31.6mmol/L，肌酐185μmol/L，总胆红素71.7μmol/L，直接胆红素11.9μmol/L，α羟丁酸脱氢酶3620U/L，谷草转氨酶162U/L，碱性磷酸酶142U/L，乳酸脱氢酶3113U/L，腺苷脱氨酶60U/L，胆固醇6.69mmol/L，三酰甘油5.54mmol/L，高密度脂蛋白胆固醇0.72mmol/L，载脂蛋白A1 0.73g/L，

脂蛋白a 345mg/L，钾3.2mmol/L，磷1.73mmol/L，氯化物88mmol/L，钠134mmol/L。凝血功能：D-二聚体0.35mg/L，活化部分凝血活酶时间17.60s；C反应蛋白＜3.3mg/L；血沉18.0mm/h。血气分析：pH值7.550，标准剩余碱5.9mmol/L，氧饱和度99.5%，氧分压98.1mmHg，二氧化碳分压32.8mmHg。尿β_2-MG 25.6mg/L；血免疫球蛋白IgG 6.51g/L，补体C3 0.376g/L，C4 0.06g/L，超敏C反应蛋白0.65 mg/L。24h尿蛋白定量1.71～2.72g，中段尿培养阴性。Coombs阴性；葡萄糖-6-磷酸脱氢酶活性轻中度缺乏。乙肝两对半＋前S1：乙肝e抗体弱阳性，乙肝表面抗体阳性，乙肝核心抗体阳性，余各项阴性。心电图：窦性心律，左心室高电压。胸部X线片示未见明显异常征象。腹部彩超：餐后胆囊，肝、胰、脾未见明显异常，腹腔内未见明显积液；双肾未见明显异常，左肾大小8.82cm×4.11 cm×3.70cm，右肾大小8.26 cm×3.72 cm×3.95cm，双侧输尿管未见扩张，膀胱充盈差。腹部CT平扫＋三维重建未见明显异常。在B超引导下行右肾穿刺活检术。

入院诊断：溶血尿毒综合征，蚕豆病？重度贫血，低钾血症。

治疗：入院后立即行血液透析，血浆置换，同时抗炎，纠正贫血，维持水、电解质平衡，抗凝与纤溶治疗，控制高血压，共住院26天。出院复查：血红蛋白98g/L，血小板233×10^9/L，尿素氮6.1mmol/L，肌酐38μmol/L。尿常规：尿隐血试验（－），尿蛋白（＋）。出院后口服药物巩固治疗。

 主任医师常问实习医师的问题

● 什么是溶血尿毒综合征（HUS）？

答：溶血尿毒综合征是由多种病因引起，以微血管病性溶血性贫血、血小板减少及急性肾衰竭为主要特征的一种综合征。主要见于婴幼儿及学龄期儿童，是小儿急性肾衰竭的常见原因之一。

● 溶血尿毒综合征如何分类？

答：临床上依据有无腹泻，将HUS分成典型HUS及非典型HUS。

（1）典型HUS 多有血样便、水样便等消化道前驱症状，故又称腹泻相关性 HUS（D+HUS）。

（2）非典型 HUS 无明确的致病因子和季节性，病情易反复，预后不良，由于罕见腹泻等消化道前驱症状，又称非腹泻相关性 HUS（D-HUS）。D-HUS 的病因较复杂，临床上常将其分为原发性 HUS 和继发性 HUS。

● 继发性 HUS 有哪些诱发因素？

答：（1）药物相关的 HUS 通过过敏机制诱发的 HUS，以奎宁、噻氯匹定、氯吡格雷等药物多见；通过药物剂量相关毒性引起的 HUS，以丝裂霉素 C、喷司他丁、环孢素、长春新碱等抗肿瘤药物最为多见。

（2）感染相关的 HUS 少见，主要见于肺炎球菌性肺炎和免疫缺陷。

（3）自身免疫紊乱相关的 HUS 许多自身免疫功能紊乱疾病，如系统性红斑狼疮、抗磷脂抗体综合征、系统性硬化症及结节性多动脉炎等。

（4）移植相关的 HUS 文献报道骨髓、肾、肝等移植后可发生 HUS，可能是由于移植相关并发症（如严重感染或急性移植物抗宿主病）造成的。

❀【住院医师或主治医师补充病历】

患者大便中检出大肠杆菌 O157H17 和 Stx 毒素，并培养出产 Stx 大肠杆菌，血清学检查发现 Stx 及 O157 内毒素抗体。肾活检病理表现为广泛的肾小球血栓形成：系膜增宽，毛细血管壁增厚、内皮细胞肿胀、管腔狭窄、内皮下间隙扩大可出现双轨，可伴广泛毛细血管微血栓形成；小叶间动脉血栓形成、动脉内膜水肿、肌内膜细胞增生，伴肾小球缺血性改变。免疫荧光检查可见 IgM、C3 及纤维素沉积在肾小球血管壁；电镜可见毛细血管内皮细胞增生、肿胀和脱落，管腔内有红细胞碎片、血小板和凝集的纤维素。通过临床表现、辅助检查和肾活检病理，可以明确此患儿为 D+HUS 的诊断。

❓ 主任医师常问住院医师、进修医师和主治医师的问题

● HUS 的主要诊断依据是什么？

答：HUS 的诊断主要依靠典型临床表现。HUS 的主要诊断依据是：

① 严重溶血性贫血的依据；② 血小板减少；③ 急性肾功能衰竭；④ 外周血涂片有异型红细胞及红细胞碎片；⑤ 肾活检证实为肾脏血栓性微血管病（TMA）。而在腹泻后出现微血管病性溶血性贫血，急性肾功能不全和血小板减少，则典型的D+HUS诊断可确定。

该患者的诊断是否有不同意见？如何鉴别诊断？

答：依据急性发作性溶血性贫血、急性肾功能不全及血小板减少等临床表现做出HUS临床诊断并不困难，但需注意与以下疾病相鉴别。

（1）血栓性血小板减少性紫癜（TTP）　两者的病理变化均为内皮细胞损害、微血管内血栓形成，因此不少学者将之视为同一疾病的2种不同表现。当肾脏病变突出，以急性肾损伤表现为主，几乎无神经系统病变时称为HUS；当神经系统症状突出，血小板减少为主，肾脏改变轻时称为TTP。HUS和TTP合称为血栓性微血管病。TTP主要见于成人，而HUS主要见于儿童，特别是婴幼儿。但在临床实践中，HUS与血栓性血小板减少性紫癜（TTP）的临床区别并不绝对，HUS也可出现神经系统表现，而TTP患者也可有明显的肾功能异常。临床上鉴别不同类型的TMA，对判断预后和选择不同的治疗方法有重要意义。检测血浆中ADAMTS13活性，有助于HUS和TTP的鉴别。ADAMTS13活性下降主要见于TTP患者，而HUS患者ADAMTS13活性基本正常。HUS预后比TTP预后好。

（2）自身免疫性溶血性贫血　是指由于免疫功能紊乱，产生某种抗体能与自身正常红细胞表面的抗原结合或激活补体，引起红细胞过早破坏而导致的一组获得性溶血性贫血。临床患者有溶血的表现，球形红细胞亦明显增多。Coombs试验阳性，可与HUS鉴别。

（3）阵发性睡眠性血红蛋白尿　以睡眠后发生阵发性血红蛋白尿为主要临床表现。实验室检查，有慢性溶血表现，红细胞和血红蛋白减少，网织红细胞增多，白细胞通常减少，血小板正常或减少，约50%患者有血细胞减少。骨髓检查有核细胞增生活跃，以红系为主，部分有增生低下，酸化血清试验阳性是确诊本病的重要条件。尿内含铁血黄素试验阳性有重要辅助诊断价值。

HUS的发病机制是什么？

答：（1）肾脏局部DIC学说　某些致病因子（如细菌、病毒等）→致全身非特异性变态反应→造成肾小球毛细血管内皮细胞损伤→血小板在受损部位的内皮细胞表面黏附聚集，同时纤维蛋白亦在损伤部位沉积，形成丝网栓子，阻塞微血管→使血流中红细胞和血小板通过受损→红细胞碎裂溶血→出现微血管性溶血性贫血和血小板减少，在末梢血可见破碎异型红细胞（又被称为DIC细胞）。由于肾脏内微循环障碍及广泛肾脏内微血管的血栓栓塞，造成肾小球滤过率急剧下降，发展至急性肾衰竭。有人认为全身性DIC证据不足，仅在肾脏内见到DIC（即局部DIC）；而在其他器官（如中枢神经系统、脑等）亦可发现有坏死等病理变化。3P试验阳性，提示血凝亢进及代偿性纤溶，尿FDP增加，表明肾小球微血管内纤维蛋白沉积。

（2）免疫学发病机制　在胃肠道感染或呼吸道感染后，由于抗原抗体反应形成免疫复合物致免疫性肾脏损伤，肾脏免疫病理所见支持这一观点。

（3）细菌毒素引起的一系列反应　由大肠杆菌产生的志贺毒素结合到细胞三己糖酰基鞘氨醇受体上，然后内在化，干扰了内皮细胞蛋白的合成，几乎各器官系统均可受累，而主要的靶器官为肾脏，还可损伤中枢神经系统内皮细胞，使其抗血栓作用丧失。

● HUS的肾脏病理表现如何？

答：最早报道的HUS肾脏损害是肾皮质坏死，但目前发现肾皮质坏死在HUS中并不多见，仅占10%～25%。儿童病例（特别是小于2岁的小儿）肾脏病变主要累及肾小球；较大儿童及成人则主要累及小动脉和微小动脉，而肾小球病变以缺血为主，表现为肾小球毛细血管襻皱缩。

（1）光学显微镜检查　典型的肾小球病变为毛细血管壁增厚及基底膜内疏松层增厚导致双轨形成，内皮细胞增生明显，内皮下间隙增大和内皮细胞肿胀造成毛细血管腔缩小和闭塞。

（2）直接免疫荧光　以肾小球受累为主的儿童HUS患者，几乎所有肾小球均有纤维蛋白原沿肾小球毛细血管襻颗粒样沉积，在系膜区呈团块状沉积。而以动脉受累为主者，则较为少见。部分患者可见IgM、C3和C1q沿肾小球毛细血管襻颗粒样沉积，IgG和IgA则很少检测到。微小动脉和小动脉可有纤维蛋白原，分别沉积在血管壁和管腔内的血栓上。

（3）超微结构（电子显微镜检查）　肾小球毛细血管内皮细胞肿胀，胞浆内较为稀疏，除可见少数线粒体外，其他细胞器少见。突出的特点是内皮下不同程度地充填了大量稀疏的细绒毛样或细颗粒物质，致使毛细血管增厚。肾小球系膜细胞可有插入现象。内皮下增宽的程度不一，严重者可导致毛细血管腔闭塞。管腔内由纤维素和血小板形成的血栓并不常见。

● 溶血尿毒综合征的治疗原则有哪些？

答:（1）按急性肾衰竭治疗原则 针对水中毒、电解质紊乱、氮质血症和代谢性酸中毒进行治疗，根据病情需尽早开始透析疗法（腹膜透析或血液透析）。

（2）新鲜冰冻血浆 输入新鲜冰冻血浆可补充血浆中缺乏的抑制血小板凝集因子，而使病情缓解或改善。为防止血栓形成更进一步加重，应避免静脉输注血小板。血浆置换疗法为1～2个容量血浆/天。

（3）对症治疗 包括抗高血压药物的应用，如卡托普利（开搏通，血管紧张素转化酶抑制药）、利血平、苯磺酸氨氯地平（络活喜，钙通道阻滞药）、硝普钠（血管扩张药）等药物。

（4）对溶血难以控制的HUS危重症患儿的治疗 需及时采用甲泼尼龙静脉冲击15～30mg/（kg·d）可控制溶血危象并改善病情；应用激素同时需给予抗凝疗法配合，并需密切监测凝血酶原时间、尿激酶及末梢血象变化。

（5）抗血小板、抗凝和溶栓治疗 疗效不确切，可能增加出血风险。

（6）其他治疗 维生素E和丙种球蛋白治疗。

主任医师总结 ···

① 溶血尿毒综合征是多种病因引起血管内溶血的微血管病，临床上以溶血性贫血、血小板减少和急性肾衰竭为特点。本病好发于婴幼儿和学龄儿童，是小儿急性肾衰竭常见的原因之一。

② 本病病死率高，近年来病死率已明显下降，这与早期诊断和正确有效的综合治疗有关，特别是与开展了血液净化技术治疗有关。

③ 但目前HUS仍为急性肾功能衰竭中预后较差者，预后不良的因素有：家族性发病且反复发作者，显性遗传的病例，高龄，有高血压，中枢神经系统受累，肾损害严重，贫血严重需多次输血，透析不及时且伴有感染者，组织学上有广泛肾皮质坏死和（或）小动脉病变者，都易发展为终末期肾衰竭。所以，溶血尿毒综合征的预后除了与疾病本身有关外，还与早期诊断和正确治疗密切相关。

查房笔记

发热、关节痛、皮疹1个月余，水肿、尿少二十余天——血栓性血小板减少性紫癜

⚜ 【实习医师汇报病历】

　　患者男性，34岁，因"发热、关节痛、皮疹1个月余，水肿、尿少二十余天"，缘于入院前1个月余无明显诱因出现畏冷、发热，体温在39～40℃，伴全身关节疼痛，初表现为双膝关节肿痛，渐累及双踝关节、肩关节、肘关节，且胸背部出现散在红色小丘疹，高出皮肤，压之退色，无咳嗽、咽痛，无腰痛、肉眼血尿，无尿急、尿频、尿痛等，就诊某县医院，给予激素等处理，病情无好转，转诊某医院。查血常规：白细胞12.27×10⁹/L，中性粒细胞82.6%，血红蛋白132g/L，血小板193×10⁹/L。尿常规正常；生化全套大致正常；血沉73mm/h；ASO、RF均阴性；血培养阴性；肥达反应阴性；恙虫病抗体阴性、流行性出血热抗体阴性、钩端螺旋体抗体阴性；补体C3、C4、IgG、IgA、IgM均正常；血清ENA、ANA、抗ds-DNA以及ANCA抗体均为阴性。考虑"成人Still病"，予以"左氧氟沙星及硫酸依替米星"抗感染、"甲泼尼龙"抗炎、抗过敏及对症支持等处理。二十余天前开始出现恶心、纳差，尿量减少，全身水肿。查血常规：白细胞11.85×10⁹/L，血红蛋白62g/L，血小板35×10⁹/L；网织红细胞4%；热溶血试验阴性，Rous试验阳性；血肌酐渐升至414μmol/L。骨髓穿刺涂片报告为：溶血性贫血。B超示：双肾体积增大，实质回声增强。诊断"溶血性贫血、急性肾衰竭"，继续给予"甲泼尼龙""前列腺素E1"及血液透析等治疗，病情无显著改善，为进一步治疗转诊本院，门诊拟"急性肾衰竭，血栓性血小板减少性紫癜？"收住本科。患病以来，患者精神疲乏，食欲减退，睡眠尚可，大便正常，尿量明显减少。既往体健，无结核、肝炎等传染病病史，无糖尿病、冠心病、高血压等病史，无食物、药物过敏史，无重大外伤及手术史，预防接种史不详。

　　入院查体：血压140/80mmHg，神志清楚，背部可见散在小丘疹，压之退色，颜面轻度水肿，睑结膜苍白，巩膜无黄染，咽部无充血，双侧扁桃体无肿大，颈软，两肺听诊呼吸音清，未闻及干湿啰音，心

率86次/min，律齐，各瓣膜听诊区未闻及病理性杂音，腹平软，无压痛，肝、脾肋下未触及，移动性浊音阴性，肝、肾区无明显叩击痛，双下肢中度凹陷性水肿。

辅助检查：尿常规示尿蛋白（±），尿隐血试验（+++）。血常规示：白细胞11.85×10^9/L，血红蛋白62g/L，血小板35×10^9/L；网织红细胞4%。热溶血试验阴性，Rous试验阳性。血生化：肌酐650μmol/L，总胆红素26.7μmol/L，直接胆红素9.8μmol/L。血培养阴性；肥达反应阴性。恙虫病抗体、流行性出血热抗体及钩端螺旋体抗体阴性。补体C3、C4、IgG、IgA、IgM均正常。血清ENA、ANA、抗ds-DNA以及ANCA均为阴性。双肾B超示双肾体积增大、实质回声增强。骨髓穿刺涂片报告为溶血性贫血。

入院诊断：血小板减少性紫癜，血栓性血小板减少性紫癜？急性肾功能衰竭。

治疗：给予甲泼尼龙40mg，静滴，1次/日，保护胃黏膜，防治感染，还原型谷胱甘肽静滴及新鲜血浆对症支持等处理。

❓ 主任医师常问实习医师的问题

● 血栓性血小板减少性紫癜的五联征指什么？

答：血栓性血小板减少性紫癜的五联征指发热，血小板减少，微血管病性溶血性贫血、中枢神经症状和肾脏损害。

● 血栓性血小板减少性紫癜主要的病理生理改变是什么？

答：血栓性血小板减少性紫癜主要的病理改变为血栓性微血管病，其根本原因是内皮细胞损伤和异常的血小板聚集。

● 目前认为血栓性血小板减少性紫癜可能与哪个酶缺乏有关？

答：目前认为血栓性血小板减少性紫癜可能与遗传性假性血友病因子多聚体裂解蛋白酶（ADAMTS13）有关。

● 什么是血浆置换术？

答：血浆置换术属于血液净化技术的一部分，就是将患者的血液抽出体外后，将血浆中的致病成分选择性地分离后弃去，然后将血浆的其他成分以及所补充的平衡液或白蛋白输回体内，以清除血浆内的致病物质的一种血液净化方法。

● 临床上常见应用血浆置换术治疗的疾病有哪些？

答：肺出血肾炎综合征、免疫复合物介导的急进性肾炎、狼疮肾炎、血液黏滞性过高综合征、血栓性血小板减少性紫癜/溶血尿毒综合征、重症肌无力、急性吉兰-巴雷综合征（GBS）、肾移植排异反应等。

✵ 【住院医师或主治医师补充病历】

患者为青年男性，以皮疹、溶血性贫血及急性肾功能衰竭为临床表现。查血常规：白细胞8.9×10^9/L，淋巴细胞11.4%，中性粒细胞（GR）79.6%，红细胞1.93×10^{12}/L，血红蛋白55g/L，血小板100×10^9/L。血沉32mm/h。网织红细胞分析2.4%。尿常规：葡萄糖（+），蛋白（++++），红细胞（+++）。生化全套：尿素22.7mmol/L，肌酐415μmol/L，尿酸534μmol/L，白蛋白25g/L，谷草转氨酶63U/L，乳酸脱氢酶992U/L，α-羟丁酸脱氢酶679U/L，胆固醇6.83mmol/L，三酰甘油7.65mmol/L，氯化物86mmol/L，钙1.77mmol/L，无机磷2.69mmol/L。PT、APTT阴性。金标定量D-二聚体正常。入院第6日行肾穿刺检查，第7日突然出现肌肉颤动，继而出现两眼上视、牙关紧闭、口吐白沫，考虑"癫痫"。肾穿病理回报：肾小球内皮细胞肿胀，毛细血管腔内充满微血栓，局灶有小新月体及纤维素样坏死。考虑血栓性血小板减少性紫癜引起的肾损害。

❓ 主任医师常问住院医师、进修医师和主治医师的问题

● 该患者的诊断是否有不同意见？如何鉴别诊断？

答：（1）患者青年男性，发热，血小板减少，肾脏损害、微血管病性溶血性贫血［贫血、网织红细胞升高、乳酸脱氢酶（LDH）明显升高、Coombs试验阴性］、神经系统症状，既往无肾脏病史，已符合血栓性血小板减少性紫癜"五联征"，诊断血栓性血小板减少性紫癜明确。

（2）应与以下疾病进行鉴别诊断。

① 免疫性血小板减少性紫癜伴自身免疫性贫血（Evans综合征） 患者TTP最易误诊为Evans综合征。Evans综合征除肾功能损害，Coombs试验阳性，无畸形及破碎红细胞，神经症状不明显。患者有肾功能异常，血小板减少，但Coombs试验阴性、神经系统症状，与Evans综合征不符。

② 狼疮肾炎 该病多见于育龄妇女，除了肾损害外，还可伴有关节疼痛、皮疹、光敏感等，血清ANA、ENA抗体谱、抗ds-DNA等免疫指标可呈阳性，补体C3可降低。患者血清ANA、ENA抗体谱、抗ds-DNA阴性可以排除该病。

③ 弥散性血管内凝血 弥散性血管内凝血可引起溶血性贫血、血小板减少、神经系统症状，实验室检查可发现血小板减少，凝血因子减少，PT、APTT、Fg均明显延长或减少，纤维蛋白（原）降解产物（FDP）阳性。该病患者有严重的溶血性贫血、血小板减少，但凝血功能检查正常，基本可以排除。

④ 溶血尿毒综合征（HUS） 血栓性血小板减少性紫癜（TTP）与溶血尿毒综合征的临床表现有时颇相似，目前倾向于TTP和HUS是同一病的两种不同临床表现，是一种多基因疾病，并属于血栓性微血管病（TMA），HUS的病变以肾脏损害为主，大多数为4岁以下幼儿，成人偶见，发病时常有上呼吸道感染症状和消化道症状，以急性肾功能衰竭的表现最为突出，半数患者有高血压，除微血管病性溶血及血小板减少外，一般无精神症状。而TTP多见于10岁以上患者，以神经系统症状为主，肾脏损害较轻。

● 目前发现可能引起血栓性血小板减少性紫癜的病因有哪些？

答： 病因尚未完全阐明，发现的因素如下。

①感染，包括细菌、立克次体、病毒、支原体、HIV、流感病毒感染；

② 药物，如环孢素、他克莫司、抗血小板药物、氯喹、苯妥英钠、磺胺、避孕药；

③妊娠；

④自身免疫性疾病，如SLE、抗磷脂综合征、多动脉炎等；

⑤遗传性因素，如H因子和ADAMT13缺乏；

⑥其他，如肿瘤、心脏手术术后、蜂和狗咬等。

● 血栓性血小板减少性紫癜的诊断标准是什么？

答：（1）主要标准

① 溶血性贫血：末梢血涂片可见破碎红细胞。

② 血小板减少：< 100×10^9/L。

（2）次要标准

① 发热（体温超过38.3℃）；

② 特征性的神经系统症状；

③ 肾脏损害，包括肌酐>177mol/L（2mg/dL）和（或）尿检发现血尿、蛋白尿和（或）管型尿。

若有两个主要标准加上任何一个次要标准，诊断即可成立。

此例患者满足两条主要标准及一个次要标准，TTP临床诊断成立。

● 血栓性血小板减少性紫癜最常见的治疗手段有哪些？

答：首先要消除病因和诱因，其次可用血浆疗法（血浆置换或新鲜血浆输入）、免疫抑制药（糖皮质激素、长春新碱、抗CD20抗体等）、脾切除等。其中血浆置换是目前公认的首选治疗方法，而免疫抑制药、抗血小板药物可作为血浆疗法的辅助治疗和缓解后的维持治疗。

● TTP如何进行血浆置换治疗？

答：血浆置换前2天，每天置换1.5个血浆容量（60ml/kg）新鲜冰冻血浆，以后每天置换1个血浆容量新鲜冰冻血浆至疗程结束。缓解标准：美国血库协会（AABB）推荐每天血浆置换直到血小板计数达190×10^9/L以上2～3天，神经系统症状缓解。

● 血浆置换的并发症及处理是什么？

答：常见的并发症是变态反应、发热、低血压、低钙血症、出血等；严重的并发症有过敏性休克和肺水肿等。一旦发生，应立即停止血浆置换，并做相应的处理。血浆置换的不良反应主要与使用的置换液的成分及置换的速度有关，使用新鲜冰冻的血浆其并发症的发生率明显高于使用白蛋白置换液的患者；白蛋白置换液输注速度过快亦会引起较多的不良反应，一般血浆置换液的输注速度应控制在30～50ml/min为宜。此外，抗凝药使用不当会导致出血、低钙血症等；体外循环过程中操作不当或发生意外也会导致严重并发症的产生。

● TTP时如何应用糖皮质激素？

答：糖皮质激素可能稳定血小板和内皮细胞膜，抑制IgG产生，减轻血管内皮损伤，TTP时通常在血浆置换同时使用糖皮质激素缓解病情，一般采用甲泼尼龙10～20mg/kg静脉冲击3～5天，或泼尼松1～2mg/（kg·d）口服，缓解后逐渐减量至停药。

主任医师总结

① TTP病理表现为血栓性微血管病，其根本原因是内皮细胞损伤和异常的血小板聚集。其常见的致病因素有感染（细菌、外毒素和内毒素、病毒）、药物（如抗瘤药、抗血小板药物以及环孢素、他克莫司等），临床上常见继发性TTP的疾病有妊娠、系统性疾病、HIV、肿瘤化疗和器官移植等。

② TTP本身在临床上少见，近期资料提示发病率在（2～8）/1000000，因此，增加了诊断及治疗的难度，甚至造成了误诊或误治。

③ TTP诊断是临床性的，并无特异指标或金标准，血小板减少与微血管病性溶血性贫血二联征可见于每一位患者，而神经系统异常、肾脏异常、发热等的出现率均较低。

④ 血浆置换治疗仍为首选的治疗方法。血浆置换治疗不仅能够补充血浆中缺乏的酶，而且能去除导致内皮损伤和血小板聚集的细胞因子或自身抗体，因而可有效缓解症状。

⑤ TTP预后差，病程短，未及时治疗者病死率达80%～90%，随着血浆置换的应用，目前病死率降至10%～20%。

⑥ TTP容易复发，维持治疗预防复发是改善临床预后的保证，但目前仍无有效的维持治疗方法。

查房笔记

血压升高2年余，加重伴头痛、头晕3天
——肾动脉狭窄

✳ 【实习医师汇报病历】

　　患者男性，44岁，因"血压升高2年余加重伴头痛、头晕3天"入院。患者于2年多前体检时发现血压高，最高达200/130mmHg，平时予抗高血压药物治疗（具体不详），平素血压控制不详。3天来患者间断无诱因出现头痛、头晕不适，发作时自觉头部憋胀伴视物模糊，休息后症状自觉缓解。曾于上述不适发作时测血压为210/136mmHg，经调整抗高血压药物后效果欠佳，为进一步治疗门诊以"高血压病3级"收住院。

　　体格检查：血压200/125mmHg。双肺未闻及干湿啰音。心界不大，心率95次/min，律齐，各瓣膜听诊区未闻及病理性杂音。腹平软，肝、脾肋下未触及，双肾区无叩击痛，腹部未闻及血管杂音。双下肢无水肿。既往吸烟史16年，每天20支。无高血压病家族史。

　　辅助检查：血常规、尿常规正常。血生化：尿素氮7.1mmol/L，肌酐105μmol/L，总胆固醇7.08mmol/L，低密度脂蛋白3.85mmol/L，高密度脂蛋白1.20mmol/L，三酰甘油3.32mmol/L。肾脏彩超：双肾大小、形态正常，包膜光滑，结构清，实质回声均匀，双肾盏、肾盂无扩张，未见结石、积液及占位性病变。心电图：窦性心律，部分ST-T改变。

　　治疗：入院后予酒石酸美托洛尔、硝苯地平缓释片降压，阿托伐他汀（立普妥）调脂，脉络宁改善脑循环等治疗。

　　上述药物联合使用1周，血压控制在（180～160）/（100～120）mmHg，仍未降至正常。怀疑该患者高血压病因为继发性。查肾动脉超声：右侧肾动脉血流速度减低。肾动脉CTA：右肾动脉起始段狭窄大于80%。同位核素检查：右肾稍缩小，血流灌流减低，功能严重受损。见图7-3。

　　诊断：肾动脉狭窄，肾血管性高血压。

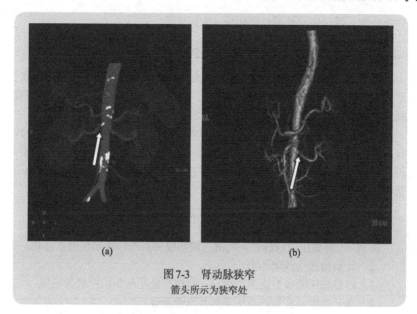

(a) (b)

图7-3 肾动脉狭窄
箭头所示为狭窄处

主任医师常问实习医师的问题

● 什么是肾动脉狭窄？

答：临床上所谓肾动脉狭窄（RAS）是指一侧或两侧肾动脉主干或主要分支狭窄≥50%。

● 肾动脉狭窄常见的病因有哪些？

答：肾动脉狭窄常见的病因有以下几项。
① 肾动脉粥样硬化。
② 纤维肌性发育不良。
③ 大动脉炎。
④ 其他原因：有肾动脉瘤、肾动脉栓塞、肾动脉损伤和腹主动脉瘤压迫、肾移植术后移植肾动脉狭窄等。

● 肾动脉狭窄的危险因素有哪些？

答：肾动脉狭窄的危险因素主要包括老年、吸烟、动脉硬化、高血压、高脂血症、糖尿病及外周血管病变、家族史等。

肾动脉狭窄的主要临床表现有哪些？

答：（1）常引起肾血管性高血压　高血压进展迅速，舒张压明显升高，常超过110～120mmHg，为本病特点，并可表现为恶性高血压；腹部或腰部可闻及血管杂音；B超提示患侧肾缩小。

（2）动脉粥样硬化所致的肾狭窄还能引起缺血性肾脏病，肾缺血导致肾小球硬化，肾小管萎缩及肾间质纤维化，先出现肾小管浓缩功能损伤，而后肾小球功能受损，肾功能进行性减退；有轻度蛋白尿、少量红细胞及管型，肾渐进、不对称性缩小。

肾血管性高血压的临床特点有哪些？

答：（1）高血压的病程短，病情进展快或高血压病程长但突然恶化。

（2）无高血压病的家族史。

（3）以舒张压明显升高为特点，一般抗高血压药物治疗效果不佳。

（4）部分患者可在腹部或腰部闻及血管杂音。

（5）眼底改变。

（6）大动脉炎或纤维肌性发育异常好发于青年女性，50岁以上男性患者多为动脉粥样硬化所致。

【住院医师或主治医师补充病历】

患者入院后经血管外科会诊，考虑肾动脉狭窄，肾血管性高血压，行右肾动脉球囊扩张支架置入术，术中见右肾动脉严重狭窄。术后观察5天，患者生命体征良好，血压控制平稳。

主任医师常问住院医师、进修医师和主治医师的问题

临床上出现哪种情况时需考虑肾动脉狭窄？

答：临床上对有下列情况者应考虑肾动脉狭窄：① 30岁以前或55岁以后出现高血压，或恶性高血压；② 三种以上正规足量抗高血压药不能较好地控制的高血压；③ 既往高血压控制良好，而近期出现难以控制，

反复发作的肺水肿；④ 应用ACEI后短期内肾功能恶化；⑤ 持续低钾血症、代谢性碱中毒、伴周围血管疾病的症状或体征及不能解释的肾功能恶化；⑥ 60岁以上不明原因或有明确的全身动脉粥样硬化，出现氮质血症；⑦ 腹部或腰部有血管杂音；⑧ B超示双肾长径相差1.5cm以上。

如何诊断肾动脉狭窄？

答：肾动脉狭窄的诊断主要依靠如下5项检查，前2项检查仅为初筛检查，后3项检查才为主要诊断手段，尤其是肾动脉血管造影常被认为是诊断的"金指标"。

① 彩色超声多普勒B超能测定双肾大小和肾动脉主干、肾内血流变化，间接提示肾动脉狭窄。

② 放射性核素卡托普利显像试验检查示肾动脉狭窄侧肾对核素摄入减少，排泄延缓，而提供诊断间接信息。

③ 磁共振显像。

④ 螺旋CT血管造影。

⑤ 肾动脉血管造影能准确地显示肾动脉狭窄部位、范围、程度及侧支循环形成情况，是诊断的"金指标"。

肾动脉狭窄的治疗原则是什么？

答：肾动脉狭窄的治疗原则是做血管成形术或者外科手术治疗；不宜手术或者手术失败的肾血管性高血压病患者，则只能药物治疗控制高血压，单侧肾动脉狭窄呈高肾素者，现常首选血管紧张素转化酶抑制药或血管紧张素受体Ⅱ拮抗药。

单侧肾动脉狭窄与双侧肾动脉狭窄病理生理学有何区别？

答：一般认为人类单侧肾动脉狭窄与二肾一夹模型十分类似，均有缺血侧肾脏分泌肾素增加和肾素依赖性的特点，肾动脉狭窄后，肾内血液供应减少和肾内压降低，促使肾素分泌增多，导致血管紧张素Ⅱ（Ang Ⅱ）升高而产生高血压，另一侧肾动脉不狭窄的肾脏遭受到高灌注压，产生压力性尿钠增多反应，即通过排钠降低血压。然而，压力的降低又减少了狭窄动脉一侧的肾脏灌注。反过来，肾脏灌注压的降低又驱使了肾素的释放。另一侧肾动脉不狭窄肾脏的压力性尿钠增多反应的能力受到损伤，有一部分是血管紧张素Ⅱ水平升高的结果。后者不但直接刺激醛固酮分泌和远侧肾小管钠的重吸收，而且导致肾血管收缩，减少肾血浆流量和在近端和远端肾小管增强钠的重吸收。因此，这种肾性高血压模型是依赖血管紧张素Ⅱ，具有血浆肾素活性升高的特点。

而双侧肾动脉狭窄的病理机制十分复杂，但迄今为止大多数研究显示，血循环中肾素分泌情况也不太清楚，可降低、升高或正常，目前能肯定的是双侧肾动脉狭窄患者的肾素分泌，主要在缺血较严重的肾脏。双侧肾动脉狭窄患者除了有肾素因素外，尚有许多证据提示存在血容量的扩张，如这些患者的心排血量明显高于单侧肾动脉狭窄患者，其反复发生肺水肿的情况较多，双侧肾动脉狭窄或孤立肾患者在成功的肾血管重建后，一般都有一个利尿过程，但在单侧肾动脉狭窄的患者不会出现。总的来说，双侧肾动脉狭窄往往有肾素和血容量双重因素的共同参与。在这点上与一肾一夹的模型完全不同，后者往往是高度容量依赖性。这种区别的主要原因是，双侧肾动脉狭窄的发展并不对称，常常可以见到两侧肾脏大小不同和非对称性肾动脉肾素分泌。

● 肾动脉狭窄的治疗主要有哪些方面？

答：肾动脉狭窄的治疗包括药物治疗、外科手术治疗及经皮血管腔内肾动脉成形术等。

（1）药物治疗 适用于狭窄＜50%、临床症状较轻，血运重建可能无效或风险过大以及血运重建前后的辅助治疗。治疗目标一般将血压控制在140/90mmHg以下，如果患者伴有糖尿病、蛋白尿或心、脑血管病变则血压应控制在130/80mmHg以内。控制血压不能过度，以免肾灌注下降、肾功能受损。降压治疗主要减少靶器官损害，ACEI、ARB、长效二氢吡啶类钙通道阻滞药、β受体阻滞药和小剂量利尿药等抗高血压药均可以使用或联合使用。但ACEI与ARB是利弊并存的双刃剑，可特异性作用于肾素-血管紧张素系统，有效控制肾血管性高血压；其又阻断出球动脉收缩，导致患肾的肾小球滤过压下降、肾功能受损。因此，对单侧肾动脉狭窄、肾功能正常者，可考虑从小剂量开始使用，逐渐加量，密切监测血清钾和血清肌酐水平。肾损害已不可逆，ACEI的应用可加速患肾萎缩，达到"药物性患肾切除"的目的。对双侧或独肾肾动脉狭窄或伴有失代偿性充血性心力衰竭的患者可诱发急性肾损伤，要禁用，此时采用长效二氢吡啶类钙通道阻滞药更为安全、有效。血压控制经常需要多药联合方案。除此，还需并用降脂、控制糖尿病和抗凝等治疗。

（2）外科手术治疗 包括主-肾动脉旁路重建术、肾动脉再植术、非解剖位动脉重建术、自体肾移植术、肾动脉内膜剥脱术以及肾切除术等。

传统的外科手术治疗并发症多，风险大，目前已较少运用。

（3）近些年来逐渐发展起来的经皮血管腔内肾动脉成形术加支架置入术成为治疗肾动脉狭窄的首选方法。介入治疗能改善肾缺血，稳定及改善肾功能作用，但有部分肾功能恶化，其主要原因与对比剂肾病或支架内再狭窄等相关。慢性肾功能不全是发生对比剂肾病的独立危险因素，肾功能正常者对比剂肾病的发生率仅为0.6%～3.0%，术后再狭窄直接影响介入后疗效，其主要与置入部位所能获得最大直径及晚期管腔丢失有关，支架后最小腔径越小则再狭窄可能性越大。经皮血管腔内肾动脉成形术加支架置入术能良好地扩张血管，减轻了成形术引起的阻塞性内膜肿胀和血栓形成，极大地提高了治愈率及好转率，以及降低了再狭窄率。因肾动脉支架手术成功率高、再狭窄率低、并发症非常少，已被临床广泛应用。

肾动脉狭窄介入治疗的手术指征有哪些？

答：肾动脉狭窄介入治疗手术指征：

2014年美国心血管造影和介入学会发布了肾动脉支架置入术专家共识，解剖指征：对于血管直径狭窄＞70%为重度狭窄，视为介入治疗指征；将50%～70%的狭窄视为临界狭窄，结合症状及辅助检查结果考虑有肾血流动力学异常时可介入治疗；＜50%以药物治疗为主。

介入治疗适应证为：① 心功能障碍综合征（急性肺水肿或急性冠脉综合征）伴重度高血压；② 顽固性高血压（至少使用包括利尿药在内的3种降压药最大耐受剂量不能控制血压或无法耐受降压药物）；③ 慢性肾脏病伴缺血性肾病，肾小球滤过率（eGFR）＜45ml/（min·1.73m^2）或无法解释的全肾缺血（双肾重度肾动脉狭窄或孤立肾伴单侧重度肾动脉狭窄）。

主任医师总结

对于肾动脉狭窄，我们需做到以下几点。

① 肾动脉狭窄是一种进展性疾病，症状隐匿，进展较快，危害大，对肾动脉狭窄所致的肾血管性高血压和肾衰竭的早期可治愈性以及不经干预进展至终末期肾衰竭的严重性，迫使临床医师对患者应做到早发现、早诊断、早治疗，以尽快改善肾脏血运，最大限度地保护肾功能，对提高患者的生存率和改善生活质量具有重要的临床意义。

② 目前临床上对于肾动脉狭窄的认识正在不断加深，其诊断方法已日臻成熟，对怀疑肾动脉狭窄的患者首先进行彩色多普勒超声筛查，随后进行CTA或MRA等检查。

③ 需要进行干预的患者可以给予介入治疗，介入治疗可改善大多数肾动脉狭窄患者的肾功能，并可有效控制血压。肾动脉介入治疗具有成功率高、创伤小及手术安全性高等优势，已成为肾动脉狭窄患者的首选治疗方法。

④ 肾动脉狭窄治疗的目标是控制血压和延缓肾功能损伤。在进行性肾功能恶化的病例中，肾动脉支架置入术的指征必须个体化并充分考虑患者的预后。

查房笔记

双下肢水肿4个月，腰腹部疼痛、肉眼血尿、少尿1天——肾静脉血栓形成

【实习医师汇报病历】

患者男性，56岁，因"双下肢水肿4个月，腰腹部疼痛、肉眼血尿、少尿1天"于2008年5月入院。缘于4个月前因双下肢水肿化验提示大量蛋白尿、低蛋白血症，诊断"肾病综合征"，肾穿刺病理结果示：膜性肾病Ⅱ期。服泼尼松55mg/d及双嘧达莫抗凝，间断用呋塞米、白蛋白等治疗，疗效差。入院前1天突发剑突下及左侧腰部钝痛，伴肉眼血尿、少尿。既往史无特殊。

体格检查：血压110/60mmHg，颜面及双下肢轻度水肿，心肺未见异常，左肾区叩击痛阳性。

辅助检查：尿常规示红细胞满视野，蛋白（+++），24h尿蛋白定量3.4g。血常规正常。血生化：白蛋白20g/L，尿素21.58mmol/L，肌酐223.2μmol/L，尿酸552μmol/L，胆固醇7.8mmol/L，三酰甘油1.96mmol/L。凝血功能：PT 11.8s，APTT 11.55s，INR 0.95，Fib 5.47g/L。血D-二聚体定量4.03mg/L。彩超：右肾11.3cm×5.3cm，左肾13.84cm×5.98cm，左肾体积稍大，包膜光滑，实质回声增强，皮髓质分界尚清楚，集合系统光点未见明显分离，未见明显异常回声。双肾彩色血流图分布正常，右肾叶间动脉（RI）0.61，左肾叶间动脉（RI）0.84。腹部CTA+CTU扫描：左肾静脉充盈缺损，管腔变窄，肠系膜上动脉同腹主动脉夹角约78°。排泄期：双侧肾盂肾盏及输尿管均显示良好，输尿管走行正常，管腔未见狭窄或扩张，膀胱壁光整，充盈尚可，其内未见负影。考虑左肾静脉血栓形成。

入院诊断：肾病综合征合并急性肾损伤，左肾静脉血栓形成。见图7-4。

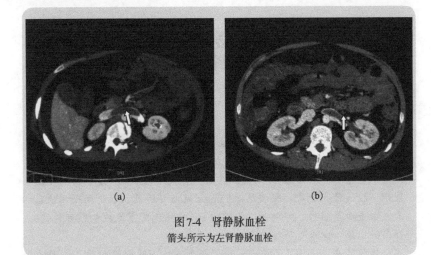

(a)   (b)

图7-4 肾静脉血栓

箭头所示为左肾静脉血栓

主任医师常问实习医师的问题

● 什么是肾静脉血栓？

答：肾静脉血栓形成是指肾静脉主干和（或）分支内血栓形成，导致肾静脉部分或全部阻塞而引起一系列病理改变和临床表现。可发生于单侧或双侧、主干或分支肾静脉，常从肾内小静脉开始，逐渐向肾静脉主干蔓延。根据阻塞发生的急缓可分为急性肾静脉血栓和慢性肾静脉血栓。

● 急性肾静脉血栓形成的典型三联征是什么？

答：急性肾静脉血栓形成的典型三联征是剧烈腹痛或腰痛、肉眼血尿、肾功能突然恶化（肾小球滤过率下降）。

● 肾静脉血栓的诊断金指标是什么？

答：肾静脉血栓诊断金指标为选择性肾静脉血管造影，可见肾静脉充盈缺损。

● 急性肾静脉血栓形成的临床表现有哪些？

答：发生急性肾静脉血栓的多为青年，血栓多发生于肾静脉主干，有时可完全阻塞。常见的临床表现如下。

（1）全身表现　可表现为发热，白细胞增高，单侧肾静脉血栓形成可表现为严重高血压、恶心呕吐。

（2）局部症状　胁部疼痛、肿胀感或腹痛，可表现一过性腰痛或剧烈疼痛，肾区叩击痛。

（3）尿液检查　可表现为一过性肉眼血尿，尿蛋白骤然增加。

（4）肾功能　常伴尿素氮和血清肌酐升高，肌酐清除率下降。双侧急性肾静脉血栓形成甚至出现少尿和急性肾衰竭。

（5）血清乳酸脱氢酶升高，此多见于婴幼儿急性起病者。

⚙ 【住院医师或主治医师补充病历】

> 患者为中老年男性，原发病为肾病综合征（膜性肾病），治疗期间使用激素、利尿药，此次因腰痛、肉眼血尿就诊，腹部CTA提示左肾静脉血栓形成。入院当日给予尿激酶30万单位静脉滴注q12h，低分子肝素5000U皮下注射q12h，氯吡格雷75mg qd，同时甲泼尼龙30mg/d静脉滴注。

🔲 主任医师常问住院医师、进修医师和主治医师的问题

⬤ 哪些情况可出现肾静脉血栓？

答：在新生儿及婴儿期，肾静脉血栓主要因脱水、窒息、休克或脓毒症等引起。婴儿期以后，肾静脉血栓主要因肾病综合征，抗磷脂综合征，妊娠，产后，口服避孕药，脱水，肿瘤，脓肿，腹膜后纤维化导致肾静脉受压，肾移植术后等。肾静脉血栓的形成有急慢性之分，具体原因见表7-3。

表7-3　肾静脉血栓原因

急性	慢性
高凝：肾病综合征，脱水，肿瘤，妊娠，产后，避孕药	肾病综合征特别常见
抗磷脂抗体综合征	—
继发于肾静脉介入，如造影或外科手术	血流障碍，静脉受压（肿瘤、脓肿、硬化肾，移植肾）

续表

急性	慢性
腹部创伤	腹膜后纤维化
下腔静脉闭塞	静脉闭塞性疾病
急性血管移植排斥	—
自发性	—

● **肾病综合征时高凝状态及肾静脉血栓形成的发生机制有哪些？**

答：（1）凝血与抗凝系统 肾病综合征时大量蛋白质随尿液排出而丢失，尤其是抗凝血酶Ⅲ、抗凝血因子蛋白C、蛋白S、抗胰蛋白酶等抗凝物质分子量均较小（5.4万～6.9万道尔顿），易随尿液排出而丢失，造成抗凝活性下降，而凝血因子Ⅴ、Ⅶ、Ⅷ及纤维蛋白原等均为大分子量蛋白质（20万～80万道尔顿），不易由肾脏排出，却能随肝脏合成的代偿性增加而增多，使凝血活性增强。

（2）纤维溶解系统 纤溶系统的正常活性作用是与凝血系统构成血液流动状态的动态平衡，防止机体出血或血栓形成的发生，肾病综合征的患者纤溶酶原丢失过多（分子量小），而纤溶酶抑制物（如 α_2-巨球蛋白等）因分子量大难以从尿中排出，血浆浓度增高，又使纤溶酶的灭活增加，因此，肾病综合征时纤溶活性下降，易于形成血栓。

（3）其他致高凝因素

① 部分肾病综合征患者血小板计数可增加或正常，也有部分患者表现为血小板聚集功能增强，此作用可能也与血浆的蛋白含量下降和血脂增高有关，具体机制尚未明了。

② 长期大量皮质醇治疗，刺激血小板生成，使某些凝血因子含量增高，使高凝状态加重。

③ 不恰当地使用利尿药可以导致血管内有效容量减少，血液黏滞度增高，促进血栓形成。

④ 肾病综合征患者由于间质和细胞内水肿，使血管内皮功能受损，内皮细胞内前列环素（PGI_2）与血栓素 A_2（TXA_2）之间的平衡受破坏，有利于血栓的形成。

⑤ 也有学者推测膜性肾病固有的免疫损伤也可能参与肾静脉血栓形成，进一步证据还有待研究。

● **具有肾静脉血栓易患因素的患者，出现哪些情况时应行进一步检查以明确诊断？**

答：① 突然出现剧烈腰痛。

② 难以解释的血尿增多。

③ 难以解释的尿蛋白增加。

④ 难以解释的肾功能急剧下降。

⑤ 不对称的下肢水肿。

⑥ 肾病综合征患者出现顽固性的激素抵抗。

⑦ 肾病综合征患者出现肺栓塞或其他部位栓塞。

出现上述症状者，再加实验室检查和影像学检查符合本病特点，可对肾静脉血栓做出诊断。

● **肾静脉血栓形成治疗措施有哪些？**

答：（1）纠正病因、对症治疗 治疗脱水，纠正血液浓缩。

（2）抗凝、溶栓治疗

① 溶栓治疗：起病3天内给予尿激酶，每日50万～70万单位静脉滴注。

② 抗凝治疗：溶栓治疗同时给予抗凝治疗。首选低分子肝素钙，每次5000U，每日2次，皮下注射，用7～14天。

③ 抗血小板聚集药物：如双嘧达莫，每次100mg，每日3次，口服。

（3）介入治疗 肾静脉血栓介入治疗的目的主要有：① 置管直接在局部给予大剂量溶栓药物；② 直接清除深静脉内血栓；③ 置入滤器，防止溶栓过程中血栓脱落引发肺栓塞。

（4）手术治疗 手术摘除血栓主要使用于急性肾静脉大血栓形成，尤其是双侧肾静脉血栓或右侧肾静脉大血栓伴肾功能损害，行非手术治疗无效者。

● **肾病综合征患者哪些化验指标可作为抗凝治疗的指征？**

答：以下情况可以作为抗凝治疗的指征。

① 血浆白蛋白＜20g/L；

② 血浆纤维蛋白原浓度＞6g/L；

③ 抗凝血酶-Ⅲ（AT-Ⅲ）活性＜70%；

④ 血浆D-二聚体水平＞1mg/L；

⑤ 膜性肾病患者。

肾静脉血栓的预后如何？

答：肾静脉血栓的预后与血栓形成的时间、治疗开始的时间有密切关系，及早的溶栓和抗凝治疗可减少并发症，减轻肾功能损害，未能及时溶栓或溶栓不成功者，可能死于肾功能衰竭的并发症和肺栓塞，急性肾静脉主干血栓对肾功能影响大，且可有高血压危象等并发症，近期预后较差，缓慢形成的血栓可因良好的侧支循环形成而减轻病理改变，预后良好。

影响肾静脉血栓预后的因素包括两个方面：① 栓塞并发症的出现，如增加了肺栓塞的发生率而预后差；② 对肾功能的影响，肾静脉大血栓可使肾功能恶化，增加蛋白尿，加重肾脏负担。

肾静脉造影可能造成哪些严重的并发症？

答：肾静脉造影是肾静脉血栓确诊的方法，但肾静脉造影可以造成以下严重的并发症，应予注意。

① 使肾静脉血栓脱落引起肺栓塞。

② 对比剂肾病，严重者使肾小管坏死，可引起少尿甚至无尿或急性肾功能不全。

③ 穿刺部位血栓形成，肾病综合征时存在血液高凝状态，血管壁损伤易形成局部血栓形成，如下肢深静脉血栓。

肾病综合征导致的血栓栓塞为什么会常累及静脉？

答：以下三个因素可以解释血栓栓塞容易出现在静脉。

① 血流缓慢：静脉血流较动脉缓慢，故较动脉容易出现血栓。

② 血液高凝：肾病综合征高凝状态。

③ 血管壁损伤：静脉位置较动脉表浅，容易出现损伤，损伤后出现白细胞趋向因子，使白细胞移向血管壁。同样，内皮细胞层出现裂隙，基底膜下的内膜下胶原的显露，均可使血小板移向血管内膜，导致凝集现象的发生，从而出现栓塞。

主任医师总结

① 肾病综合征是肾静脉血栓最常见原因。若患者突然出现剧烈腰痛，或难以解释的血尿增多，难以解释的尿蛋白增加，难以解释的肾功能急剧下降，同时有不对称的下肢水肿，顽固性的激素抵抗等症状者，应高度怀

疑合并肾静脉血栓的可能，根据彩超、MRI和CT、选择性肾静脉造影等实验室和影像学检查做出诊断。

②一旦肾静脉血栓临床诊断成立，治疗措施除纠正脱水、改善血液浓缩等治疗外，最主要是及时积极的溶栓、抗凝治疗。

③对不明原因的肾静脉血栓形成，经抗凝治疗效果不好、肾功能完全丧失时，对侧肾功能良好者可行患肾切除术，以免造成严重后果。

查房笔记

反复左腰部酸胀3个月余——左肾静脉压迫综合征

✸【实习医师汇报病历】

> 患者男性，23岁，学生，以"反复左腰部酸胀3个月余"为主诉入院。3个多月来无明显诱因出现左腰部酸胀，伴有排泡沫样尿，尤以活动后明显加重，休息后可以缓解，既往体健，否认结核、尿路感染、肾炎及泌尿系结石病史。
>
> 体格检查：身高172cm，体重约65kg，瘦长体型。
>
> 入院辅助检查：晨尿尿常规示尿蛋白及尿红细胞（+）。血常规及血生化检查未见异常。腹部多普勒彩色超声检查：双肾位置、形态、大小均正常。双肾核素扫描：双肾血流灌注、肾小球滤过率值正常，左侧排泄缓慢（左侧40.35ml/min，右侧55.35ml/min）。
>
> 入院诊断：尿检异常待查，左肾静脉压迫综合征？

❓ 主任医师常问实习医师的问题

● 该患者的病史有哪些特点？

答：患者为青年人，瘦长体型，活动后症状明显，休息后症状好转。

● 目前考虑什么诊断？

答：左肾静脉压迫综合征即胡桃夹综合征。

● 还需要哪些进一步检查来证实诊断？如何判定？

答：还需做卧立位试验及左肾静脉及脊椎后伸位多普勒彩超。以下诊断标准可供参考。

① 尿红细胞形态为非肾小球性。

② 24h尿钙排泄量＜4mg/kg。

③ 左肾静脉肾门部与腹主动脉肠系膜上动脉夹角部位内径比值为3.0～5.0。

④ 左肾静脉在腹主动脉和肠系膜上动脉夹角部位与肾门处血流峰速度比值为 2.0～5.0。

⑤ 单纯性血尿和（或）直立性蛋白尿，体位性蛋白尿患者脊柱前突实验阳性。

⑥ 肾功能正常（需排除肾脏疾患及其他疾病所致的肾损害）。

若上述检查仍不确诊，可行肾静脉造影或血管内超声检查。这两种检查为有创检查，若左肾静脉和下腔静脉压力差＞3mmHg 可确诊，是确诊胡桃夹综合征的金标准，但通常用于症状严重者。

● **蛋白尿常见病因有哪些？**

答：根据蛋白尿的形成机制，病因可分为以下几个。

（1）肾小球性蛋白尿　由于肾小球滤过屏障异常引起的蛋白尿，见于各种肾小球疾病。再根据滤过膜损伤程度及蛋白尿的组分分为选择性蛋白尿、非选择性蛋白尿。

（2）肾小管性蛋白尿　由于肾小管重吸收蛋白的能力下降，使得正常时从肾小球滤过的小分子蛋白没能有效地被肾小管重吸收，从而出现的蛋白尿称为肾小管性蛋白尿。最常见各种原因引起的间质性肾炎、重金属盐类中毒等。

（3）溢出性蛋白尿　血液循环中存在大量的可以从正常的肾小球滤过的小分子蛋白，超过了肾小管的重吸收极限，从而出现蛋白尿，多见于多发性骨髓瘤时的轻链尿、横纹肌溶解时的肌红蛋白尿、血管内溶血时的血红蛋白尿。

（4）组织性蛋白尿　为肾组织破坏及分泌所产生的蛋白，一般尿蛋白量小于 0.5g，可见于肾盂肾炎、尿路肿瘤等疾病。

（5）功能性蛋白尿　是一种轻度良性蛋白尿，原因去除后可很快消失，24h 尿蛋白定量一般不超过 0.5g，其产生机制目前尚不清楚，可能是肾脏受到内外因素影响引起肾血管痉挛、充血、肾小球滤过率增加所致，见于剧烈运动、长途行军、高温环境、发热、严寒环境、精神紧张、充血性心力衰竭等。

（6）体位性蛋白尿　其特点是蛋白尿的出现与体位有关，长期站立、行走、脊柱前凸等。体位性蛋白尿是由于肾静脉扭曲或前凸的脊柱压迫左肾静脉，引起暂时的循环障碍所致，卧位 1h 尿蛋白消失或减少。

❀ 【住院医师或主治医师补充病历】

　　该患者入院后（多次）平卧位尿常规：尿蛋白及尿红细胞（+）。活动（直立后）尿常规：蛋白（++）～（+++），红细胞（++），镜检红细胞畸形率60%，未见脓细胞。腹部彩超［图7-5（a）、（b）］示左肾静脉起始段（肠系膜上动脉右侧）内径0.87cm，肠系膜上动脉与腹主动脉间内径0.28cm，背伸体位20min后复查左肾静脉起始段内径1.27cm，其肠系膜上动脉后方内径0.24cm。腹部螺旋CT加三维重建［图7-5（c）］：左肾静脉于肠系膜上动脉和腹主动脉之间明显受压（前后径3mm），其远端肾静脉明显增粗（最大径11mm），双肾未见异常。肠系膜上动脉与腹主动脉夹角18°。

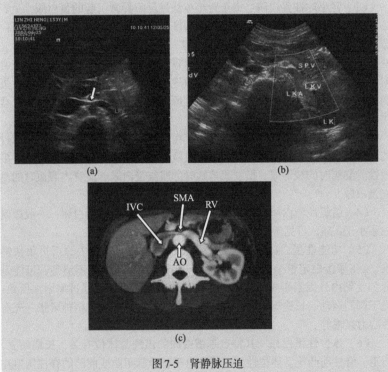

图7-5　肾静脉压迫

主任医师常问住院医师、进修医师和主治医师的问题

● 该患者的诊断是否有不同意见？

答：该患者晨尿尿常规示尿蛋白（＋），尿隐血试验（＋）；尿红细胞畸形率为71%。运动后尿常规：尿蛋白波动于（＋＋）～（＋＋＋），血尿（＋＋）。血尿可能为肾小球源性或混合性，虽然腹部彩超提示左肾静脉受压，但仍应考虑是否合并有原发性肾小球疾病，有必要进一步行肾脏组织病理学检查确诊，以免误诊、漏诊，延误诊治。

● 左肾静脉压迫综合征引起血尿的机制是什么？

答：一方面，因左肾静脉回流受阻，左肾静脉内压增高，导致薄壁的静脉破裂，血液流入尿收集系统引起血尿。另一方面，扩张的静脉窦与邻近的肾盏形成的交通支亦会引起血尿。此外，是否出血还和局部解剖及肾脏有无病理状态有一定关系，如肾盏穹隆部静脉窦壁菲薄，位于肾小盏终末端易于破裂而出血；穹隆部黏膜炎症、水肿等也可能与出血有关。

● 左肾静脉压迫综合征的解剖学基础是什么？

答：下腔静脉位于腹主动脉右侧，右肾静脉直接汇入下腔静脉，其行程短而直，而左肾静脉则需穿行于腹主动脉与肠系膜上动脉之间形成的夹角，跨越腹主动脉前方后注入下腔静脉。正常情况下此夹角为45°～60°，而且被肠系膜脂肪、淋巴结等充塞使左肾静脉不受挤压。但在某些情况下，如青春期身体生长过快、脊椎过度伸展、淋巴结肿大以及肿瘤压迫等，左肾静脉受到挤压，回流受阻，内压增高，形成左肾淤血，淤血的静脉系统与尿收集系统间发生异常交通，或肾盏穹隆部静脉窦壁变薄破裂而引起相应的临床表现。

● 左肾静脉压迫综合征目前有哪些诊断方法？

答：左肾静脉压迫综合征的临床表现缺乏特异性，易与IgA肾病和Alport综合征等肾小球源性疾病相混淆。

（1）尿红细胞形态检查　左肾静脉压迫综合征时尿红细胞为正常形态即非肾小球性血尿；镜检红细胞90%以上为正常形态红细胞。尿蛋白定性结果：晨尿（－）～（±），活动后（＋＋）～（＋＋＋）；24h尿蛋白定量＜1g；24h尿钙定量＜4mg/kg。

（2）彩色多普勒超声检查　是诊断左肾静脉压迫综合征首选的无创性非侵袭性检查。能清晰地观察到左肾静脉受压时的解剖关系，同时还可除外先天性肾畸形、外伤、肿瘤、结石、感染性疾病及血管异常造成的血尿。检查时需空腹、站立位或侧卧位反复探测。左肾静脉扩张部直径是狭窄直径3倍以上可诊断。

（3）肾静脉造影　被用于直接观察左肾静脉受压及扩张，但肾静脉造影因受血流动力学及某些技术因素的影响可引起假阴性，同时不易观察肾静脉的侧支循环。

（4）动脉数字减影血管造影（DSA）　能清晰地显示左肾静脉受压及扩张的远端左肾静脉，同时可显示肾静脉的侧支循环情况，对诊断左肾静脉的压迫综合征较为准确和全面。在左肾动脉期造影下还可排除其他血管畸形、肿瘤病变。

（5）腹部CT　CT对左肾静脉的压迫综合征亦有一定的诊断价值，在相应平面增强扫描常能显示肠系膜上动脉和腹主动脉与受压的左肾静脉三者的解剖关系，有时能发现卵巢或精索静脉曲张。

左肾静脉压迫综合征的治疗措施有哪些？

答：青春期左肾静脉压迫综合征如为无症状性血尿及直立性蛋白尿表现的患者，无需特殊治疗，随访观察病情发展。但鉴于某些诱因如剧烈运动、感冒可诱发血尿或使血尿反复发作，故应避免上述诱因。国内部分专家认为左肾静脉压迫综合征符合中医学血瘀而致出血的理论，遂采用中药活血化瘀治疗，血尿情况有一定改善。国内也有部分专家认为ACEI或ARB可降低肾小球内压，可能对左肾静脉压迫导致肾小球压力增高有一定缓解作用。

18岁以下儿童保守治疗24个月无好转，成人经6个月保守治疗无改善或加重者考虑外科干预。有肾功能损害者及出现并发症，如腰酸、头晕、乏力者可考虑外科治疗。

随着外科微创化，介入治疗左肾静脉压迫综合征越来越受到重视，目前通常采用肠系膜上动脉移位手术或左肾静脉内人造支架置入手术。

主任医师总结 ·········

左肾静脉压迫综合征并非常见病，临床表现缺乏特异性，故在临床上易被误诊为急慢性肾小球肾炎、肾结石等，因此，应引起重视，以减少误诊率，提高患者的治愈率。

（1）临床上以下患者要考虑诊断为左肾静脉压迫综合征。

①反复发作的血尿、蛋白尿。

②用治疗不易解释的尿检变化。

③间歇性血尿、蛋白尿。

④运动后的血尿、蛋白尿。

⑤瘦长体型者的血尿、蛋白尿。

⑥长期无水肿的蛋白尿。

⑦长期查无明显原因的镜下血尿。

均应严格做立卧位尿沉渣检查，排除左肾静脉压迫综合征诊断。

本例患者为体型瘦长的青少年，运动、劳累后反复出现蛋白尿、血尿者，首先要明确血尿的来源，左肾静脉压迫综合征引起的血尿为非肾小球源性血尿，蛋白尿也多为体位性蛋白尿。

（2）及时给予超声检查或CT检查以进一步排除本病的可能。

（3）治疗上一般无特殊治疗，随儿童年龄增大或侧支循环建立可自发缓解。

（4）无论儿童或成人，左肾静脉压迫综合征均有可能与慢性肾小球病变同时存在。持续至成年人中的LRVES，由于长期的血尿和（或）蛋白尿乃至肾病综合征的存在，应防止由此导致肾小球的慢性化损害。

（5）成人左肾静脉综合征患者；血尿为肾小球源性或混合性；平卧位即出现血尿和（或）蛋白尿（不论体位试验阳性或阴性）；表现为大量蛋白尿或肾病综合征等。出现上述表现临床上无法单用左肾静脉综合征来解释，有必要进一步行肾脏组织病理学检查确诊，以免误诊、漏诊，延误诊治。

（6）同时左肾静脉压迫综合征还可合并其他肾脏疾病，如合并肾结石、尿路感染、慢性前列腺炎等，临床上宜行必要的化验检查以明确诊断。

第八章　遗传及先天性肾脏疾病

尿检异常15天——Fabry病

【实习医师汇报病历】

患者男性，38岁，以"尿检异常15天"入院。缘于入院前15天无明显诱因出现腰酸，在当地医院就诊。查尿常规：蛋白（++），红细胞（++）。生化：ALB、TB、肌酐、尿素正常。无肉眼血尿、腰痛、尿频、尿急、尿痛等不适，无颜面皮疹，红斑、脱发、关节疼痛，无水肿、少尿、无尿，未予以治疗。1周后复查尿常规：蛋白（++），红细胞（++）。为进一步诊断及治疗收住院。既往史、家族史无明显异常。

体格检查：神志清楚，全身皮肤黏膜未见黄染、瘀斑等，无肝掌及蜘蛛痣。颜面无水肿，口腔无溃疡，双肺呼吸音清，未闻及干湿啰音。心率99次/min，律齐。腹部膨隆，无压痛，肝、脾肋下未触及，移动性浊音阴性，肾脏未触及，双肾区无明显叩击痛，肠鸣音无异常。双下肢无水肿。

辅助检查：生化示胆固醇6.07mmol/L，低密度脂蛋白胆固醇4.1mmol/L，二氧化碳28.2mmol/L，钾3.5mmol/L。"乙肝二对半"：乙肝表面抗体（+）。免疫球蛋白M 1.16g/L；免疫球蛋白G1 5.7g/L；免疫球蛋白A 4.24g/L；类风湿因子9.19U/ml；补体C4 0.317g/L；补体C3 1.24g/L；C反应蛋白＜3.3mg/L。粪常规：未见异常。血常规：未见明显异常。抗心磷脂抗体检测（±）；D-二聚体0.01mg/L；凝血四项未见异常。ANCA四项未见异常。尿常规：尿蛋白（+++）；尿隐血试验（++）。尿β_2-MG 0.91mg/L。尿相差检查：尿红细胞计数3～4个/HP。心电图：窦性心律，左心室肥厚。行放射检查：两上肺结节影，考虑陈旧性病灶。肾脏穿刺病理学检查：光镜观察，肾小球总数9个，球性硬化1个，节段硬化2个，足细胞肿胀、增生、泡沫变。间质血管未见明显病变。免疫荧光：IgA阳性，IgG、IgM、C1q、C3、纤维蛋白相关抗原（FRA）均阴性。电镜：肾小球足细胞内见大量板层小体。病理诊断：Fabry病。

入院诊断：Fabry病。

治疗：雷公藤10mg/次，3次/日；肾炎舒0.81g/次，3次/日；福辛普利10mg，1次/日降蛋白治疗。

 主任医师常问实习医师的问题

● 什么是Fabry病？

答：Fabry病是一种少见的X连锁遗传性先天性鞘糖脂代谢异常病，α-半乳糖苷酶A缺乏引起鞘糖脂代谢障碍，致使三己糖酰基鞘脂醇（Gb3）、二己糖酰基鞘脂醇在组织中积聚而发病。男性半合子呈完全表现型，女性杂合子表现轻微或无症状。病变基因（GLA基因）位于X染色体长臂的Xq21.33～Xq22（亦有Xq21～Xq24）之间。本病通常在青少年期发病，主要出现在男性儿童。主要临床特点是出现发作性的肢端疼痛和皮肤血管角皮瘤，在疾病中后期逐步出现肾脏、脑和心脏等器官的损害，其中脑血管病是此病出现脑损害的主要原因。其诊断主要依靠生化检查发现α-半乳糖苷酶A活性显著下降或缺乏、基因检查发现GLA突变以及病理学检查发现细胞内特征的嗜锇性包涵体。

● Fabry病肾脏表现有哪些？

答：（1）主要临床表现　尿液浓缩功能障碍是Fabry病肾脏受累最早的临床表现，患者可出现多尿、夜尿，但多数患者直到出现显性蛋白尿才会前往肾脏科就诊。较少伴血尿，多数患者与蛋白尿同期出现渐进性慢性肾功能不全，50%以上的男性半合子在50岁之前进展至ESRD。女性杂合子的临床表现多样，病情多轻于男性半合子，部分患者病程中始终无显性蛋白尿，即使有蛋白尿，其肾功能也往往维持稳定，进展至ESRD的比例远低于男性半合子。

（2）肾脏病理学检查　鞘糖脂异常堆积可出现在肾脏各种细胞内。在肾脏受累早期往往表现为肾脏体积增大，典型肾脏病理改变为肾小球及肾小管细胞尤其是足突细胞及远端肾小管上皮细胞的胞质内大量鞘糖脂沉积；在肾组织石蜡包埋过程中二甲苯处理可使脂质溶解，因此光镜下表现为广泛的细胞空泡样改变［图8-1（a）］；半薄切片行甲苯胺蓝染色则可见胞质内大量深染颗粒。Fabry病肾脏免疫荧光表现多为阴性或非特异性物质沉积。电镜下的特征性表现是Fabry病确诊手段之一，各种肾内细胞，尤其是肾小球足突细胞、肾小管上皮细胞及血管内皮细胞的胞质内均可见大量直径1～3μm的"葱皮样"或"斑马纹"状包涵体，见图8-1（b）。

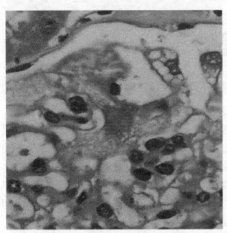 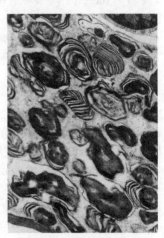

(a) 肾小球足细胞肿胀并见泡沫状微
小空泡(PAS×400)

(b) 髓鞘样包涵小体大小不等，
圆形，明暗相间，呈板层状
或漩涡状(电镜×10.0K)

图8-1　Fabry病

Fabry病常见的肾外表现有哪些？

答：（1）皮肤病损　为本病特征性改变，是由于皮肤血管内皮细胞及平滑肌因鞘糖脂沉积而弱化后扩张所致。

（2）神经系统　疼痛常为本病最早出现的症状。周围神经、自主神经及中枢神经均可累及。最多见的是周围神经受累表现。典型表现是发作性痉挛性肢端剧烈疼痛，持续可仅数分钟也可数日（称Fabry危象）；并常伴肢体远端感觉异常，有时呈烧灼足征。紧张、运动、疲倦或冷热等刺激可诱发疼痛，有时还伴体温升高。虽疼痛剧烈，但常规体检常缺乏异常的神经体征。

（3）眼部病变 可累及角膜、晶状体和眼底。角膜表面有尘状、芥末样螺状混浊；晶状体前被膜、后被膜混浊；结膜可呈血管瘤样扩张；眼底血管扭曲。角膜病变几乎见于全部患者，且杂合者更重。

（4）心血管受累 心肌细胞、血管内皮、传导系统和瓣膜均可累及。症状多于30岁后出现。受累最多发生于左心室心肌、二尖瓣和左心房心肌。主要表现为室壁增厚。瓣膜受累由鞘糖脂沉着和纤维化而致。二尖瓣增厚或脱垂常见于年轻患者，主动脉瓣和主动脉根部异常则见于年长者。血管受累可有肾血管性和全身性高血压。冠状动脉受累可有心绞痛发作和（或）心肌梗死。

（5）其他系统器官 Fabry病患者除以上临床表现外，还可出现进行性感觉神经性听力丧失（78%）；面部出现水肿，嘴唇增厚，唇皱褶增多畸形（56%）。此外，部分患者可出现溶血性贫血、淋巴结病、肝脾大、骨无菌性坏死、肌病、肺功能减退、免疫功能低下、血小板聚集增强而易发生血栓与栓塞。

● **Fabry病的确诊依据是什么？**

答：主要是α-半乳糖苷酶A活性检测及基因检测。

① 酶活性检测可通过中性粒细胞、血浆及原代培养的皮肤成纤维细胞等进行，其中以中性粒细胞酶活性检测在临床使用最广。

② 基因检测是Fabry病诊断的金指标，目前已有超过400种突变被报道，包括错义突变、无义突变、剪切突变、缺失或插入突变等各种类型。基因诊断对于家系筛查具有重要意义。此外，基于基因进行蛋白质折叠及空间结构的研究对于进一步揭示发病机制及探讨治疗策略同样有重要意义。

❀ 【住院医师或主治医师补充病历】

患者外院GAL基因检测有异常，α-半乳糖苷酶A活性检测低下；加之肾脏病理改变，诊断Fabry病明确，本例患者临床表现较轻，以蛋白尿为主要症状，而光镜形态学上除了特征性的足细胞内蜂窝状的空泡之外，还出现了局灶节段性硬化，IgA沉积，如果由于经验不够对特征性的病变认识不足，光镜下易误诊为IgA肾病。

主任医师常问住院医师、进修医师和主治医师的问题

● **临床上Fabry病常需与哪些疾病鉴别？**

答：（1）风湿病 Fabry病可引起多器官损害如皮损、心脏受累，临床上常易误诊为风湿热，风湿热临床较为常见，一般有先期的链球菌感染史，抗"O"增高、皮下结节、关节炎及舞蹈病等症状体征，抗风湿治疗有效。

（2）药物性眼损害 Fabry眼损害，常需与药物性眼损害相鉴别，药物性眼损害有明确的服药史，如氯喹可引起与Fabry病相似的角膜混浊现象。

（3）心脑血管性疾病 年轻人出现严重的痛性神经病变或有抽风偏瘫、人格与行为改变，伴进行性肾脏、心血管和脑血管的功能障碍，应想到本病，MRI可早期发现脑损害。

（4）此外，注意与其他原因引起的肾小球肾炎和肾小管功能障碍的疾病相鉴别。

● **Fabry肾脏病变的机制有哪些？**

答：在肾脏血管，Gb3主要堆积于肾动脉、小动脉、毛细血管的内皮细胞、血管平滑肌细胞与外膜细胞；在肾小球，主要堆积于肾小球上皮细胞、内皮细胞中；在肾小管，主要堆积于远端肾小管上皮细胞。Gb3堆积使次级溶酶体扩大，形成多层薄片、螺纹状小体，细胞内充满脂质呈空泡状，细胞结构与功能丧失。HE形态上除了特征性的上皮细胞内弥漫空泡变性外，随着疾病进展，肾小球可见局灶节段性甚至球性硬化。

● **目前Fabry病的治疗进展有哪些？**

答：（1）酶替代治疗 酶替代治疗的出现是溶酶体蓄积病诊治进展中里程碑式的事件，由此开拓了对这一领域广泛而深入的研究，大大提高了诊治水平。目前治疗Fabry病的人工重组酶主要有两种，即agalsidase alfa（Replagal）和agalsidase beta（Fabrazyme）。

（2）酶增强治疗 GAL基因突变主要有两种类型：靠近酶蛋白分子活性位点的突变以及远离活性位点但影响蛋白质分子折叠的突变，蛋白质的异常折叠导致其转运及降解过程的异常。近年来与蛋白质异常折叠相关的一系列疾病得到越来越多的重视，分子伴侣在这一类疾病中发挥的作用也得到许多研究者的关注。

（3）基因治疗 基因治疗在溶酶体蓄积病治疗方面具有非常好的前

景。这一类疾病均为病因明确的单基因病，不存在非常复杂的调节机制，且只需要达到正常15%～20%的酶活性就可实现临床疗效。通过载体介导的将正常酶基因转移到Fabry病患者中具有非常好的应用前景。其他可能的治疗方式有静脉输注结构修饰后的α-半乳糖苷酶A、骨髓移植、调节蛋白质内稳态等。

（4）底物减少疗法（SRT）和底物毒性干扰疗法 该治疗通过抑制三己糖酰基鞘酯醇（GL3）的合成或干扰底物GL3的毒性作用以保证底物堆积的程度不足以导致疾病的发生。SRT最常用的是葡萄糖神经酰胺合成酶抑制剂，从而阻断细胞内鞘糖脂积蓄，缓解临床症状。底物毒性干扰疗法是针对该病活性氧（ROS）或非偶联内皮型一氧化氮合酶（eNOS）增加，采取ROS清除剂或eNOS的亲耦合分子干扰底物GL3毒性作用。

主任医师总结 ···

① Fabry病累及多系统，临床表现多样，临床分为经典型和轻型，后者又称为迟发型。经典型于幼年起病，有发作性肢端疼痛、少汗、皮疹及心、肾受累，相对容易鉴别。而迟发型患者的病变往往局限于心脏和（或）肾脏，非特异性的临床表现易导致漏诊、误诊。

② 肾活检是确诊Fabry病的手段之一。近年来随着肾脏穿刺技术的普及，电镜技术的进一步成熟，病理学检查越来越多地运用于Fabry病的诊断。可选择肾脏、心肌、皮肤或神经组织进行观察，光镜下显示相应组织细胞呈空泡样改变，电镜下显示其内充满嗜铒性髓样小体，是Fabry病特征性病理表现。

③ 基因检测可作为Fabry病诊断金标准。

查房笔记

颜面部及双下肢间断水肿2个月余
——脂蛋白肾病

✿【实习医师汇报病历】

　　患者女性，20岁，因"颜面部及双下肢间断水肿2个月余"入院。患者缘于2个多月前无明显诱因出现颜面部及双下肢水肿，就诊于当地医院。尿常规示蛋白（+++），隐血试验（+）。生化示白蛋白20g/L。诊断为肾病综合征，给予醋酸泼尼松45mg口服，1次/天治疗，并配合降脂、抗凝、保胃、补钙等药物应用，效果欠佳，仍反复间断出现颜面及双下肢水肿，并伴有血压轻度升高，波动于（130～150）/（80～90）mmHg，为进一步诊治就诊于本院。

　　体格检查：双下肢中度凹陷性水肿，其余无明显阳性体征。

　　辅助检查：尿常规示蛋白（+++）、隐血试验（++），余阴性。血常规：血红蛋白94g/L。生化：总蛋白57g/L，白蛋白24g/L，胆固醇6.96mmol/L，三酰甘油3.05mmol/L，高密度脂蛋白0.91mmol/L，低密度脂蛋白3.58mmol/L，载脂蛋白（Apo）A 0.95g/L，载脂蛋白B 1.21g/L，脂蛋白a 723mg/L。免疫球蛋白、补体、ANA、抗ds-DNA等均（-）。入院后行肾穿刺活检，病理示：肾穿刺组织可见30个肾小球，体积均有所增大，呈分叶状改变，肾小球系膜细胞及基质轻至中度弥漫增生，肾小球毛细血管管腔弥漫性高度扩张，管腔内充满淡染、无定形的网眼状物质的"栓子"，肾小管上皮细胞空泡及颗粒样变性，约有10%肾小管萎缩；免疫组化ApoE染色阳性，见图8-2。电镜报告：肾小球毛细血管扩张，袢腔内含脂质成分的、呈层状改变的巨大蛋白栓子，肾间质无特殊病变。

　　诊断：脂蛋白肾病。

　　入院后处置措施：低盐优质低蛋白饮食、降脂、利尿、ARB降蛋白尿等治疗。

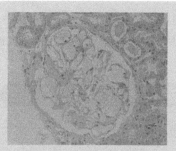 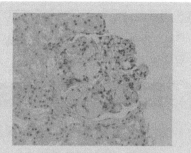

(a)肾小球毛细血管管腔弥漫性高度　　(b)毛细血管腔内ApoE染色色阳性
扩张,管腔内充满淡染、无定形的　　　（Elivision法×400）
网眼状物质的"栓子"（HE×400）

图8-2　脂蛋白肾病

 主任医师常问实习医师的问题

● **此患者有哪些临床特点？**

答：① 青年女性，病程短，起病缓。

② 临床表现为肾病综合征，合并贫血，血压轻度升高。

③ 肾脏病理突出特点表现为肾小球体积均有所增大，呈分叶状改变，肾小球毛细血管管腔弥漫性高度扩张，管腔内充满淡染、无定形的网眼状物质的"栓子"。

● **脂蛋白肾病的临床特点有哪些？**

答：① 脂蛋白肾病发病年龄4～69岁不等，男女比例接近2：1，多数患者为散发性，少数伴有明显的家族倾向。

② 临床表现为中重度蛋白尿，常表现为肾病综合征，绝大多数患者伴镜下血尿，肾功能进行性减退。

③ 多有不同程度的贫血，为正细胞正色素性。

④ 部分患者血压可升高，但恶性高血压少。

⑤ 血脂异常，血清胆固醇处于正常范围或升高，但三酰甘油的浓度均增高，主要特点是血浆ApoE水平升高。

⑥ 血黏度增高，查凝血时间较正常缩短。

⑦ 已出现肾功能不全者，双肾体积可以不缩小。

● 脂蛋白肾病有无系统受累表现？

答：脂蛋白肾病系统受累的临床表现罕见，动脉粥样硬化、肝功能异常等病变也不常见。

 主任医师常问住院医师、进修医师和主治医师的问题

● 实验室检查最具特征性的指标是什么？

答：最具有特征性的实验室指标是血清ApoE水平异常升高，常高于正常的2倍以上。

● 脂蛋白肾病的病理特点主要包括哪些？

答：（1）光镜 脂蛋白肾病的病理改变主要集中在肾小球，表现为肾小球体积明显增大，毛细血管袢高度扩张，袢内充满淡染的、大小不一的层状及网眼样不嗜银的"栓子"（脂蛋白栓子），有时呈现为"指纹样"外观，可见巨大"栓子"，袢内物质行特殊染色，包括PAS、PASM、Masson染色等均为阴性。毛细血管内有大量"栓子"的肾小球系膜增生不明显，而毛细血管内没有大量"栓子"的肾小球系膜增生明显，可见系膜区轻至重度增宽，并可见系膜溶解，肾小球可呈现分叶状改变。肾小球基底膜可增厚、分层，晚期肾小球则呈现局灶节段性或球性硬化。无论在小球或间质几乎都见不到反映脂质存在的泡沫细胞，也没有在其他肾脏脂质沉积病中见到明显的肾血管改变和特殊的间质损伤。

（2）免疫组化/免疫荧光 肾组织切片油红O染色阳性，苏丹Ⅲ可为阳性，只有抗人脂蛋白血清和抗人间接免疫荧光法证实袢腔内存在含脂蛋白的"栓子"才能确诊。特殊免疫荧光染色可发现栓子内有ApoB、ApoE和ApoA沉积，尤其是ApoB和ApoE，不仅可在袢腔中染色呈团块状的强阳性，也可在系膜区及毛细血管袢分布。此外，常可见免疫球蛋白及补体沿肾小球毛细血管袢沉积，但这些都是非特异性的，肾小管间质和血管一般无明显免疫球蛋白沉积。

（3）电镜 肾小球毛细血管高度扩张，袢腔内充满层状排列的不同数量、不同大小的低电子密度的嗜锇酸物质（脂蛋白"栓子"），内含有许多颗粒和大小不等的空泡，红细胞和内皮细胞被挤压至毛细血管袢边，基膜增厚、分层，膜内除可见插入的系膜细胞胞浆及新形成的基膜外，尚见破碎的细胞器（如溶酶体等）及不同电子密度及不同形态的致密物。间质区域明显增宽，较多Ⅲ型胶原纤维。其他非特异性超微结构改变包括上皮细胞足突融合、微绒毛化、胞浆内富含溶酶体等。

● 如何诊断脂蛋白肾病？

答：部分患者表现为肾病综合征，血脂变化易被忽视。其脂代谢紊乱类似于Ⅲ型高脂血症，但无Ⅲ型高脂血症的系统受累的临床表现，如弓状角膜、黄色瘤及跟腱增厚，动脉粥样硬化等病变也不常见。除非做肾穿刺活检，否则极易漏诊。以下特点有助于诊断：① 临床表现为中重度蛋白尿，常表现为肾病综合征，绝大多数患者伴镜下血尿；② 脂质和脂蛋白成分中，中密度脂蛋白偏高，与Ⅲ型高脂血症相似；③ 临床上脂质沉积症的系统表现不突出，肝功能异常和肾动脉硬化亦少见；④ 有遗传背景史，常见家族发病，亲属中可见蛋白尿、肾功能异常；⑤ 最具诊断价值的是肾脏组织学检查，光镜见毛细血管袢扩张，袢内充满淡染的网眼状物质，称为脂蛋白栓塞。电镜下毛细血管袢腔内大量脂质颗粒和空泡，层状排列呈指纹状形成脂蛋白栓塞，红细胞和内皮细胞被挤压在脂蛋白栓塞和基膜之间。

● 目前治疗脂蛋白肾病的措施有何进展？

答：脂蛋白肾病目前尚无满意的治疗方案。降脂药如甲基戊二辅酶还原酶抑制药可以改善高脂血症，但减少蛋白尿、肾脏保护效果不肯定。有研究用激素、免疫抑制药和抗凝治疗，均无显著效果。一些新的疗法如血浆置换、免疫吸附治疗也存在争议，但目前有报道应用免疫吸附方法进行治疗的患者，不仅尿蛋白明显减少，且重复肾活检肾小球内脂蛋白栓塞完全消失，但对于这种治疗的复发问题还需进一步探索。有报道使用肝素诱导体外脂蛋白沉淀机采法治疗1例病例2年，血浆脂蛋白浓度明显降低，肾功能得到稳定改善。从目前资料来看，本病为慢性进展疾病，可走向终末期肾功能衰竭，肾移植后可复发。

主任医师总结 ·····························

① 脂蛋白肾病并不是一个十分罕见的疾病。该病在临床表现上并没有显著的特点，由于部分患者表现为肾病综合征，血脂水平的变化较易被忽视。如果患者不做肾穿刺活检，很有可能使一部分患者漏诊，而长期按慢性肾炎治疗。脂蛋白肾病的诊断必须依靠肾活检。

② 脂蛋白肾病的发病机制目前尚不清楚。由于所有患者血浆ApoE水平均异常升高，加之部分患者有明确的家族史，目前普遍认为ApoE蛋白的异常以及ApoE基因变异在本病的发生中可能起了重要的作用。

③ 脂蛋白肾病目前尚无满意的治疗方案，降脂药物可改善高脂血症，但减少蛋白尿的效果并不肯定。激素、免疫抑制药和抗凝药物均无显著疗效。有证据显示免疫吸附疗法不仅使患者临床症状得以缓解，而且可以使肾小球局部沉积的脂蛋白从组织中移出。当然，该疗法尚需在扩大病例的基础上加以提高和完善，对于这种对症治疗后疾病的复发问题还需做进一步的探索。脂蛋白肾病治疗以控制脂代谢异常、降低蛋白尿、延缓肾功能不全的进展为主要目标。

查房笔记

发现镜下血尿2年余，蛋白尿8天
——Alport综合征

🏵【实习医师汇报病历】

　　患儿男性，2岁9个月。因"发现镜下血尿2年余，蛋白尿8天"就诊于本院。缘于2年前当地医院儿科体检发现镜下血尿。尿相差检查：红细胞19～20个/HP，畸形率为76%。尿蛋白（-）。全身无水肿，无发热，无咳嗽、咳痰，无呕吐、腹泻，无尿频，无尿少，无肉眼血尿、泡沫尿。当时诊断：镜下血尿。予口服复方芦丁片、双嘧达莫片。治疗后镜下血尿未见好转，其后就诊本院儿科门诊。尿相差检查：尿红细胞畸形率64%，尿红细胞计数18～20个/HP。彩超提示"左肾静脉压迫"可能，双肾结构未见明显异常。门诊考虑"左肾静脉压迫征"可能，嘱随诊。8天前发现患儿尿液混浊。尿常规：尿蛋白（+），尿隐血试验（+++）。尿相差检查：红细胞140～144个/HP，畸形率80%。血常规：白细胞10.09×10⁹/L，血小板293×10⁹/L，血红蛋白114.0g/L。生化：尿素氮3.8mmol/L，肌酐22μmol/L，白蛋白40g/L，钾4.5mmol/L，钠144mmol/L，钙2.30mmol/L。补体C3 0.92g/L，补体C4 0.195g/L；抗"O"12.7U/ml；类风湿因子＜10.1U/ml。泌尿系彩超：双肾结构、膀胱未见明显异常，双侧输尿管未见扩张。左肾静脉未见压迫声像。家族史：父亲体健；母亲诉"血压高"，既往"尿蛋白阳性"；有一姐姐12岁，哥哥10岁，均体健。其叔"急性肾炎"病史，其姨因"肾炎"去世。家族中无传染病及遗传病史。

　　体格检查：体温36.5℃，血压100/75mmHg。右侧下眼睑稍水肿，可见瘀斑，左侧眼睑正常，结膜无充血，巩膜无黄染，双侧瞳孔等大等圆，直径约3mm，对光反应灵敏。咽稍充血，双侧扁桃体Ⅰ度肿大，未见异常分泌物。胸廓无畸形，双肺呼吸音粗，未闻及干湿啰音。心前区无隆起，心率96次/min，律齐，各瓣膜听诊区未闻及杂音。脊柱、四肢无畸形，四肢肌力、肌张力正常。

　　辅助检查：血常规示白细胞10.09×10⁹/L，血小板293×10⁹/L，血红蛋白114.0g/L。生化：尿素3.8mmol/L，肌酐22μmol/L，白蛋白

40g/L，钾4.5mmol/L，钠144mmol/L，钙2.30mmol/L；补体C3 0.92g/L，
补体C4 0.195g/L；抗"O" 12.7U/ml；类风湿因子＜10.1U/ml。尿常
规：尿蛋白（+），尿隐血试验（+++），尿红细胞1200个/微升。尿相差
检查：红细胞140～144个/HP，畸形率80%。泌尿系彩超：双肾结构、
膀胱未见明显异常，双侧输尿管未见扩张。双肾彩超检查：双肾结构未
见明显异常，左肾静脉未见压迫声像。

入院诊断：血尿、蛋白尿待查。

主任医师常问实习医师的问题

● 该患儿血尿可考虑哪些疾病？

答：患儿尿红细胞畸形率多次高于75%，考虑肾小球源性血尿可能性
大。肾小球源性血尿可见于原发性（慢性肾小球肾炎、急性链球菌感染后
肾小球肾炎、原发性肾病综合征、急进性肾小球肾炎、IgA肾病、小儿家
族性复发型血尿综合征、Alport综合征等）、继发性（乙肝相关性肾炎、溶
血尿毒综合征、紫癜性肾炎、狼疮肾炎等）、单纯性血尿和剧烈运动后血
尿等。

（1）IgA肾病　IgA肾病是以肾小球系膜区有显著IgA沉着为特点的肾
小球疾病。多数患儿表现为复发性血尿，尿中红细胞除呈肾小球性严重变
形外，在发作期也可呈非肾小球性。部分小儿血清IgA升高。确诊有赖于
肾活检。

（2）薄基底膜肾病　有家族史，以良性过程的单纯性血尿为临床特
点，行尿常规及尿相差检查，为尿中畸形红细胞，确诊有赖于病理学电
镜检查，可见弥漫性肾小球基底膜菲薄，亦称"良性家族性血尿"。

（3）Alport综合征　早期可仅见单纯性血尿，但根据家族史、高频神
经性聋、进行性肾功能减退等特点可以鉴别。

（4）过敏性紫癜性肾炎　好发于儿童及青少年，有典型的皮肤紫癜，
可伴关节痛、腹痛、黑粪，多在皮疹出现后1～4周出现血尿和（或）蛋白
尿，该患儿2岁9个月，无紫癜皮疹、关节痛等症状，可排除。

（5）急性链球菌感染后肾小球肾炎　多见于儿童及青少年，表现呈急
性起病，有链球菌感染的血清学证据，以血尿为主，可伴不同程度的蛋白
尿，可伴水肿、高血压和急性肾功能不全，该患儿虽有轻度水肿、蛋白

尿，但抗"O"及补体正常，暂不予考虑，必要时可行肾穿刺术以明确病理诊断。

● 本病例经上述鉴别分析，血尿、蛋白尿的原因，不能排除薄基底膜肾病和Alport综合征，那么为了进一步明确诊断还应做哪些必要的检查？

答：眼底检查与听力检测可为鉴别诊断薄基底膜肾病和Alport综合征的诊断提供重要线索。而肾活检是进一步鉴别各种原发性或继发性肾小球疾病金指标。此外，一些神经、血液方面的检查可为疾病的鉴别提供线索。

❀【住院医师或主治医师补充病历】

患儿为幼年男性，以肾小球性血尿为主要临床表现，根据临床相关检查，基本排除急性链球菌感染后肾小球肾炎、过敏性紫癜性肾炎。患儿有肾脏疾病家族史；听力计检测听力下降，下降范围在2000～8000Hz；眼底检查可见视网膜赤道部暗淡、苍白的斑点状病灶。肾活检报告：光镜下可见系膜弥漫轻度增生 [图8-3（a）]；免疫荧光阴性；电镜结果提示Alport综合征肾损害，肾小球基底膜损害伴节段系膜增生 [图8-3（b）]。综合以上结果，该患儿可诊断为Alport综合征。

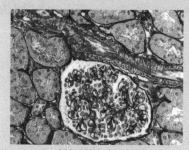
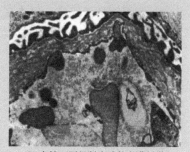

(a) 光镜下肾小球系膜增生　　　　(b) 电镜下可见肾小球基底膜断裂

图8-3　Alport综合征肾活检

主任医师常问住院医师、进修医师和主治医师的问题

● **什么是Alport综合征？**

答：Alport综合征为遗传性家族性肾脏疾病。临床上以再发性血尿、神经性聋及慢性进行性肾功能衰竭为特点，部分患者合并有眼部疾病。本病是一进行性、遗传性肾小球基底膜病变，主要为X连锁显性遗传。发病机制目前考虑是基因疾病导致Ⅳ型胶原异常而引起全身性基底膜病变。

● **Alport综合征有哪些常见的临床表现？**

答：本病多在儿童早期发病，平均年龄6岁左右，常见表现如下。

（1）肾病变　主要表现为持续性或反复发作的镜下血尿或肉眼血尿。尿沉渣检查可见红细胞管型。尿蛋白早期轻微，常随病程进展而加重。表现为大量蛋白尿者不常见。

（2）耳病变　部分患者伴有高频神经性聋，且双侧对称。多于10岁前发病，男性多见，其严重性大致与肾脏病变相关。听力丧失通常为渐进性。

（3）眼病变　部分患者可出现斜视、近视、眼球震颤及圆锥形晶状体等眼部异常，少数患者伴有白内障或视神经萎缩。眼底检查可见圆锥形晶状体及黄斑周围改变，围绕陷凹区可见有明亮的白色或黄色致密颗粒，双眼对称。

（4）弥漫性平滑肌瘤　可表现为食管、气管和女性生殖道平滑肌受累。

（5）其他器官病变

① 大脑功能障碍，多神经病；

② 巨大血小板减少性紫癜；

③ 食管气管平滑肌瘤病；

④ 甲状腺功能低下；

⑤ 高氨基酸尿症。

● **Alport综合征的肾脏病理改变如何？**

答：光镜下Alport综合征患者肾脏组织无特征性病理变化，10岁前表现轻微，可见系膜及毛细血管壁损伤，晚期可见全肾小球硬化，肾小管基底膜增厚、萎缩以及间质纤维化；常规免疫荧光学检查无特异性变化（可见系膜区及基底膜颗粒状C3和IgM沉积），有时甚至完全阴性。

电镜显微镜下，Alport综合征典型病变为，肾小球基底膜致密层厚薄不均，并有分层、断裂。疾病早期（如儿童患者）、基因携带者（如性连锁遗传型中的女性），电镜下肾小球基底膜（GBM）仅表现出弥漫性变薄。因为中性脂肪和黏多糖堆积，肾小管细胞可呈泡沫样。

如何诊断Alport综合征？

答：① 阳性家族史，遗传方式包括X染色体显性遗传（最多）、常染色体显性遗传（次之）、常染色体隐性遗传（少见）。

② 肾脏病变（肾小球性血尿、进行性肾功能不全）。

③ 耳病变（高频性神经性聋）。

④ 眼病变（前锥形晶状体，点状视网膜病变，黄斑区中心凹周围有明亮的白色或黄色致密微粒，双眼对称，黄斑异常色素沉着）。

⑤ 确诊依据为肾脏活检病理学检查时电镜发现肾小球基底膜（GBM）异常。光镜无特异性；免疫荧光检查通常为阴性，因没有体液免疫参与致病，为排除性诊断性检查。神经、肌肉、血液、内分泌系统都可能有病变，但不具有特异性。

是否只有在患者眼部和（或）听力受累的情况下才可诊断为Alport综合征？

答：Alport综合征的眼部病变多于20～30岁时出现，文献显示也可在幼儿时发病。Alport综合征视网膜病变与晶状体病变并非同步，但视网膜病变的发生较晶状体病变更为早期。听力障碍发生于耳蜗。Alport综合征患者中发生感音神经性聋的比率各家报道略有不同，一般男性比女性高发。由此可见，Alport综合征是一种异质性疾病，患者肾脏损害与眼部、听力损害并非同步，各个患者的发病情况存在差异，因此在诊断Alport综合征时，应充分考虑相关疾病的鉴别诊断。

Alport综合征的发病机制如何？

答：Alport综合征作为遗传性疾病，致病基因均为编码基底膜Ⅳ型胶原不同α链的基因。编码6种Ⅳ型胶原α链的基因分别命名为COL4 A1～COL4 A6，分成3对，分别定位于3条染色体上。

不同遗传型的Alport综合征Ⅳ型胶原α链基因突变不同：X连锁显性遗传型Alport综合征COL4 A5/COL4 A6基因突变；常染色体隐性遗传型

Alport综合征COL4 A3或COL4 A4基因突变。

● Alport综合征的治疗原则有哪些？

答：Alport综合征为基因相关性疾病，尚无特效治疗。针对肾病症状及肾外症状的对症治疗可延缓病情进展速度。在终末期肾衰竭到来之前，应预防感染，防止过度劳累，避免使用肾毒性药物。

● Alport综合征预后如何？

答：本病预后不佳。对于男性青少年型，具有听力障碍和眼疾者或蛋白尿进行性加重者均提示预后不佳；肾小球、肾小管及间质病变、GBM增厚和断裂的程度、GBM抗原性缺乏均提示疾病的严重性。

● Alport综合征患者肾移植的可行性如何？

答：Alport综合征患者在肾脏移植后，患者体内可对被移植的正常肾脏基底膜产生抗体，发生抗肾基底膜肾炎，致使移植失败。移植后抗肾基底膜肾炎的发生率为3%～4%，大多数在1年内发生。

主任医师总结 ···

①Alport综合征是一种以进行性肾功能减退和肾小球基底膜结构异常，伴神经性聋和眼病为临床特征的遗传性肾病。

②Alport综合征的发生与基底膜主要成分Ⅳ型胶原α3～α5链编码基因COL4 A3、COL4 A4和COL4 A5突变有关。

③Alport综合征并非罕见，目前尚缺乏针对性的治疗方案。药物治疗的主要目的是减少蛋白尿并延缓肾功能衰竭的进展。而作为一种遗传性疾病，患者的平均发病年龄早，这就极大限制了某些有不良反应药物的长期使用。

④随着研究的深入，基因疗法将成为治疗该病的未来趋势。

查房笔记

发现"多囊肾"3年余，腰痛伴血尿18天
——常染色体显性多囊肾病

⊕【实习医师汇报病历】

患者男性，35岁，以"发现'多囊肾'3年余，腰痛伴血尿18天"为主诉入院。3年前无明显诱因出现腰部酸痛，无尿频、尿急、尿痛，无畏冷、发热，无腹痛、腹泻，无恶心、呕吐等。就诊于当地医院。血生化：尿素10.9mmol/L，肌酐220μmol/L。B超提示"多囊肾"。在当地县医院诊断为"多囊肾，慢性肾功能不全"。给予口服药物保肾治疗（具体不详）。此后，仍时有腰部酸痛，不规则治疗（具体不详）。18天前因外伤后再次出现腰部酸痛，伴有肉眼血尿，无尿频、尿急、尿痛，无畏冷、发热，无腹痛、腹泻，无恶心、呕吐，求诊于当地医院。腹部CT：双侧多囊肾出血，双肾小结石。给予"止血、输血，留置导尿，持续膀胱冲洗"等治疗，症状改善不明显。今转诊本院，门诊拟"双侧多囊肾出血，慢性肾功能不全"收住本科。自发病以来，精神、睡眠差，小便如前述，大便未见异常。既往史：2年前曾在当地县医院行"右侧肾囊肿切除术"，手术顺利，术后恢复尚可。无肝炎、结核等传染病接触史和病史，无糖尿病、冠心病等病史，无食物、药物过敏史，无重大外伤史，预防接种史不详。家族史：父亲有"多囊肾"病史，三个姐妹均有"多囊肾"病史。

体格检查：体温37.3℃，脉搏108次/min，血压136/87mmHg。贫血外观，睑结膜苍白。腹部平软，无腹壁静脉怒张，未见胃肠型及蠕动波，右腰部可见一长约15cm手术瘢痕，愈合良好。左肾明显肿大，达左肋下10cm，质较硬，轻触痛，右肾肿大，达右肋下6cm，质较硬，轻触痛。全腹无反跳痛，肝、脾肋下未触及，移动性浊音阴性，双肾区叩击痛（+），肠鸣音正常（4～5次/min）。

辅助检查：外院CT示双侧多囊肾并出血、双肾小结石。血常规：红细胞$2.11×10^{12}$/L，血红蛋白60g/L。尿素25.5mmol/L，肌酐479μmol/L。

诊断：①常染色体显性多囊肾病（ADPKD）并出血；②慢性肾

脏病5期；③双肾小结石；④右肾囊肿切除术后。

治疗：低盐优质低蛋白低磷饮食，绝对卧床休息。予止血、膀胱冲洗、对症及支持等治疗；必要时给予输血治疗。

？ 主任医师常问实习医师的问题

● 本病的诊断依据是什么？

答：①患者病史：反复腰部酸痛3年，腰痛伴血尿18天。

②体征：双肾肿大、质较硬、轻触痛、双肾区叩击痛等。

③家族遗传病史：父亲与姐妹均有"多囊肾"病史。

④结合血生化及B超、CT检查，诊断成立。

● 该患者肾功能不全应与哪些疾病进行鉴别？

答：（1）急进性肾炎 一般患者可有上呼吸道感染，起病急，病情急剧进展，尿量常减少，常表现为急性肾炎综合征伴肾功能急剧恶化。本病患者肾功能急剧恶化，无尿，水肿，必要时可查ANCA、抗GBM抗体、血循环免疫复合物及冷球蛋白可排除。

（2）流行性出血热 多发于春季，常有黑线姬鼠排泄物接触史，有典型"三红""三痛"表现，血尿异常。必要时可查流行性出血热抗体。

（3）肾前性急性肾衰竭 有呕吐、腹泻、大出血等血容量减少病史，患者发病前无上述症状，肾前性急性肾衰竭基本可排除。

● 该患者血尿应与哪些疾病相鉴别？

答：（1）慢性肾小球肾炎 尿检异常（血尿、蛋白尿、管型尿），水肿及高血压病史1年以上。血尿多为肾小球源性血尿，可行尿沉渣检查红细胞畸形率有助判断血尿来源。肾活检是确诊肾小球肾炎的主要方法。

（2）泌尿系结核 患者多有低热、盗汗、消瘦等结核症状，在泌尿系可表现为尿频、尿急、尿痛等膀胱刺激症状，可查抗结核抗体及结核杆菌培养、静脉肾盂造影明确诊断。

（3）全身系统疾病在泌尿系的表现 如血小板减少性紫癜、血友病、再生障碍性贫血等。

● **本病有可能发生哪些并发症？**

答：（1）泌尿系感染 女性较男性多见，主要表现为膀胱炎、肾盂肾炎、囊肿感染和肾周脓肿，逆行感染为主要途径。

（2）尿路结石 15%～20%患者存在尿路结石，成分多为草酸钙或尿酸钙。

（3）肾囊肿出血 患者可出现血尿或季肋部疼痛。

（4）肝囊肿感染 一般为血源性感染，病原菌单一。

❈ **【住院医师或主治医师补充病历】**

> 患者为中年男性，有反复腰部酸痛病史，此次以"发现肉眼血尿"为主诉入院。查体可发现双肾肿大，质较硬，轻触痛，双肾区叩击痛等。此外，其父亲与姐妹均患有"多囊肾"。结合患者主诉、体征、家族史，以及B超、CT检查结果，不难得出多囊肾的诊断。

主任医师常问住院医师、进修医师和主治医师的问题

● **本患者多囊肾出血后使用垂体后叶素止血治疗，为什么会出现低钠血症？**

答：垂体后叶素的有效成分为抗利尿激素（血管加压素，AVP）。AVP作用于肾脏远曲小管与集合管细胞的V1型受体，激活腺苷酸环化酶，通过cAMP途径，增加远曲小管和集合管对水的再吸收，发挥抗利尿激素作用，但又不影响尿钠排出，形成高渗尿；同时细胞外液的增加使醛固酮分泌减少，进而远曲小管对钠的重吸收减少，水被保留而尿钠排出增多，大量钠排出体外，导致体内缺钠，而水分大量重吸收后潴留在体内，造成稀释性低钠血症和血浆渗透压减低。

● **什么是肾脏囊性疾病？肾囊肿是如何形成的？**

答：肾脏囊性疾病是指在肾脏出现单个或多个内含液体的良性囊肿的一大组疾病。其中，以单纯性肾囊肿最为常见，其次是多囊肾病。

肾囊肿是从肾小球囊至集合管任何一段的局部扩张，当扩张直径达几毫米时，就与原来的肾小管分离，形成独立的、充满液体的囊肿。

怎样鉴别单纯性肾囊肿与多囊肾？

答：单纯孤立性肾囊肿通过 B 超、CT 等影像学检查容易和多囊肾鉴别，但两侧多发性单纯性肾囊肿有时不容易与多囊肾鉴别，二者的鉴别要注意单纯性肾囊肿的特点：① 囊肿分布不规则；② 囊与囊之间有较多的肾实质；③ 肾功能正常；④ 无肝、脾、胰腺囊肿的肾外表现；⑤ 无多囊肾家族遗传史；⑥ 多囊肾的囊肿基因连锁分析阴性。

ADPKD 的病因及病理特征是什么？

答：ADPKD 主要病因是上代将致病基因遗传给下代，约占 60%，代代发病，子代发病概率 50%，男女患病相等，其余 40% 无家族遗传史，系患者自身基因突变所致。目前已知引起多囊肾病的突变基因有 2 个，分别为 *PKD1* 和 *PKD2*。其病理特征为双肾广泛形成囊肿，囊肿进行性增大至正常的 5 ～ 6 倍，皮质和髓质均可见散在分布的单腔液性囊肿，直径大小可从肉眼看不见至数厘米不等，囊壁起源于肾单位的一部分。

多囊肾常见的肾外表现有哪些？

答：（1）肾外囊肿　最常见肝囊肿，超过半数的患者合并肝囊肿。与肾囊肿不同，肝囊肿引起肝脏结构破坏，但不引起肝功能损害。还有可能出现胰腺囊肿、脾囊肿以及食管、甲状腺、子宫内膜、精囊等器官的囊肿。

（2）心脏疾病　包括瓣膜异常、心脏肥大和先天性心脏病。

（3）憩室和胃肠综合征　患者可有结肠憩室，可并发穿孔和炎症，尤其当免疫抑制治疗或维持性透析时。

（4）动脉瘤　可发生于颅内动脉、腹主动脉、胸主动脉、房间隔和冠状动脉处。

ADPKD 的治疗原则如何？

答：作为基因突变导致的遗传性肾病，治疗 ADPKD 的理想方法是采用正常基因替换突变基因，纠正蛋白功能异常，但目前尚无法实现。但是随着技术的进步，第三代试管婴儿技术的出现，因能在胚胎植入前进行遗传诊断，筛选不携带致病基因突变的胚胎植入母体，使得母婴间遗传有可能被切断。

目前 ADPKD 的治疗仍以对症治疗为主，重点在治疗并发症，缓解症状，保护肾功能。延缓 ADPKD 肾衰竭进展的措施包括控制高血压、治疗高脂血症，低蛋白饮食，纠正酸中毒，预防高磷血症。除了常规对症治疗外，2015年2型加压素受体拮抗剂托伐普坦获得欧洲药品管理局批准，用于快速进展型的ADPKD的治疗，但使用同时需检测肝功能变化。。

● **决定多囊肾患者肾衰竭进展速度的因素有哪些？**

答：① 基因型：*PKD1*基因突变引起的ADPKD患者发生ESRD较*PKD2*基因突变引起的ADPKD患者早10 ～ 20年。

② 遗传方式：有母亲遗传致病基因的男性患者进入ESRD较早。

③ 种族：黑种人发生ESRD较白种人早。

④ 性别：女性患者肾衰竭的发生较男性晚10年，合并多囊肝时其发生提前。

⑤ 高血压：合并高血压的患者肾功能恶化提前。

⑥ 血尿。

⑦ 囊肿大小、数量。

⑧ 尿路感染：男性尿路感染与肾功能不全相关。

⑨ 妊娠：控制妊娠次数可改善女性患者预后。

⑩ 性激素：睾酮可促进囊肿增大，与肾功能恶化有关。

⑪ 发病时间：发病早的患者预后不良。

主任医师总结 ....

① ADPKD是一种系统性疾病，可累及多个器官。肾脏以双肾出现多个液性囊泡为主要特征，是人类最常见的遗传性肾脏疾病。该病发病率为1/1000 ～ 1/400，我国有150万～ 300万患者。60岁时50%的ADPKD患者将进入终末期肾衰竭。

② 根据临床表现，如腰部疼痛（腹部疼痛易漏诊）、血尿、蛋白尿、肾功能损害等，结合"多囊肾"家族史，多为代代遗传，则需高度怀疑ADPKD的可能性，B超有助于明确诊断，CT虽不作为首选，但可检出直径为0.3 ～ 0.5cm的小囊肿，有助于早期诊断。近年来，逐渐成熟的分子诊断可以在疾病前以及产前进行早期诊断，为多囊肾的筛查和预防提供了有利的依据。

本病目前无有效治疗措施，临床上主要以对症、保肾治疗，预防和处理并发症，延缓肾功能减退为主。肾脏体积、囊肿与正常肾组织体积比值是监测多囊肾病进展的敏感指标，也可以作为药物疗效的观察指标。外科治疗则主要为传统的手术或腹腔镜下多囊去顶减压术，在缓解疼痛、降压方面取得了一定的疗效，但是手术对于肾功能的影响以及是否能有效延缓囊肿扩大，尚待进一步研究。

腰部酸痛6个月余——薄基底膜肾病

⊛【实习医师汇报病历】

　　患者女性，39岁，因"腰部酸痛6个月余"入院。缘于6个月前无明显诱因出现腰部酸痛，无头痛、发热，无尿频、尿急、尿痛，就诊于当地医院。查尿红细胞8～10个/HP，诊断为"隐匿性肾炎"，予以"血尿安胶囊""至灵胶囊"治疗，症状未缓解，为求进一步治疗转诊本院。家族史：其女，12岁，反复镜下血尿8年，随访至今肾功能正常，曾在本院行肾活检，电镜示肾小球毛细血管基底膜广泛或节段性变薄，仅为正常肾小球基底膜厚度的2/3，诊断为"薄基底膜肾病"。

　　体格检查：体温37.0℃，心率76次/min，呼吸18次/min，血压116/78mmHg。神志清楚。全身皮肤黏膜无黄染，全身浅表淋巴结无肿大，全身水肿，视力、听力无异常，咽部无红肿，扁桃体无肿大，心、肺未及异常，肝、脾未触及，双肾区无叩击痛，生理反射存在，病理征阴性。

　　辅助检查：尿常规示尿蛋白（-）。尿相差检查：红细胞13～16个/HP，畸形率78%。肾功能、血脂、免疫球蛋白、补体C3、补体C4、CH50检查及肾图均无异常。肾活检报告（图8-4）：光镜下

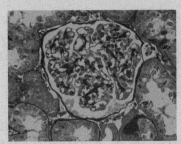

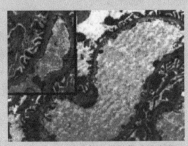

(a) 光镜下肾小球无明显病　　　　(b) 电镜下肾小球基底膜变薄(左上角为
变(PASM，×400)　　　　　　　　正常对照基底膜，电镜×6700)

图8-4　薄基底膜肾病

见肾小球25个，系膜区局灶节段轻度增宽，肾小管和肾间质无异常；免疫荧光镜下见肾小球6个，阴性；电镜下见肾小球毛细血管基底膜（GBM）弥漫性变薄，系膜细胞无明显增生，上皮细胞足突未见融合，肾小管和肾间质无特殊病变。

❓ 主任医师常问实习医师的问题

● 对此患者如何做出诊断？

答：本病的诊断有赖于肾脏超微结构病理的观察。凡单纯性血尿（特别是持续性镜下血尿）伴或不伴轻度蛋白尿，肾功能正常和血压正常，若家族中有镜下血尿成员，临床上应除外"薄基底膜肾病"的可能。该患者的女儿同时患病，且母女两人的超微结构最突出的表现即为肾小球毛细血管基底膜变薄，在8年的随访时间内，其女肾功能正常、稳定，符合判断此病的标准。

● 该病是否为遗传相关性疾病？

答：目前研究认为2/3的薄基底膜肾病患者为常染色体显性遗传，另一些为新生基因突变所致。薄基底膜肾病的遗传学研究发现该病患者的病变部位位于Ⅳ型胶原α3、α4、α5链（与Alport综合征遗传基因变异部位相似，但蛋白表型差异甚大）。

● 现在应如何治疗该患者？

答：薄基底膜肾病一般预后良好，很少发展到尿毒症阶段，故无需特别的治疗。但是肾脏病变一般在劳累或感染后可能会加重。因此，生活中应当避免劳累，预防感冒等感染因素的发生，并避免剧烈运动，不服用对肾脏有损害的药物。薄基底膜肾病主要以单纯性血尿为主，很少伴有蛋白尿，当出现蛋白尿时应该做尿沉渣检查和24h尿蛋白定量检查，因为大量的蛋白尿是造成肾小球硬化的因素。若仅有少量蛋白尿，可用ACEI或ARB类药物减少尿蛋白，起到保护肾脏功能的作用。

✳【住院医师或主治医师补充病历】

患者为中年女性，以"反复镜下血尿"为主要临床表现，除腰部酸痛外无其他不适主诉。有血尿家族史，其女在8年随访中肾功能稳定。实验室检查无特殊阳性发现，可排除结石、肿瘤、感染因素导致的镜下血尿。而肾活检光镜下无明显病变，电镜结果提示肾小球毛细血管基底膜（GBM）弥漫性变薄，系膜细胞无明显增生，上皮细胞足突未见融合，肾小管和肾间质无特殊病变。据此可排除一些常见的原发性或继发性肾小球疾病，诊断为薄基底膜肾病。

主任医师常问住院医师、进修医师和主治医师的问题

此病的诊断标准是什么？

答：目前此病无统一的诊断标准，国内测定的薄基底膜肾病患者基底膜厚度为（207±36）nm［正常人GBM厚度通常在（320±40）nm］，并建议采用小于或等于正常肾小球基底膜厚度的均值减去3倍标准差为标准诊断薄基底膜肾病，同时提出诊断标准：① 临床、实验室检查（包括可疑患者的电测听和眼科检查）和病理学改变排除继发性肾小球疾病、泌尿外科疾病和Alport综合征，属原发性肾小球疾病患者；② 基底膜变薄范围≥80%；③ 基底膜的平均厚度≤280nm（正常人基底膜厚度均值减去3倍标准差为限）。

该病需要与哪些疾病鉴别？

答：① 与一些外科性血尿（结石、肿瘤、结核和泌尿系感染）等鉴别。

② 一些原发和继发的肾小球疾病（如微小病变性肾病，局灶节段性肾小球损伤，以及某些类型的SLE）也会导致GBM变薄，可从光镜、免疫荧光和临床体征几方面相鉴别。

③ IgA肾病以单纯性血尿为主要症状，但是IgA肾病肾穿刺免疫病理可见大量IgA和以IgA为主的免疫球蛋白沉积于肾小球系膜区，不难与之鉴别。

④ Alport综合征是一种遗传性肾脏病，以血尿为主要临床表现。

此病如何与Alport综合征鉴别？

答：Alport综合征是一种以血尿为主要临床表现的遗传性肾脏病，并伴有蛋白尿、进展性肾衰竭，可并有眼部病变或感音神经性耳聋，临床表现较薄基底膜肾病重，预后差。与薄基底膜肾病基底膜弥漫变薄不同，电

镜下 Alport 综合征患者基底膜不规则变薄、增厚，撕裂、分层。使用抗Ⅳ型胶原 NC1 区的单克隆抗体对肾组织冰冻切片染色显示 α3、α4、α5 缺失，或呈间断分布，而薄基底膜肾病则显示分布正常。

● **只要电镜下观察到基底膜变薄就可以诊断为薄基底膜肾病了吗？**

答：电镜下见到薄基底膜，未必一定就是薄基底膜肾病。在诊断肾脏病的时候，首先要排除继发疾病，再考虑遗传病和原发病。目前有研究发现微小病变性肾病、局灶节段性肾小球损伤以及某些类型的系统性红斑狼疮肾炎肾脏病理亦可发现局部 GBM 变薄；IgA 肾病患者也有部分存在薄基底膜样病变，这种情况是两种疾病并存，还是 IgA 肾病导致基底膜的病变，学术上尚有争议。

主任医师总结

对于薄基底膜肾病的诊断与治疗，临床要注意以下几点。

① 该病可发生于任何年龄，绝大部分患者以血尿为主要临床表现，通常血压正常，听力正常，无眼部病变。如患者有高频神经性聋应认真排除 Alport 综合征。

② 绝大多数患者尿红细胞位相差显微镜检查为大小不一、多种形态的肾小球源性血尿，少数可有红细胞管型。实验室常规检查如尿细菌培养（包括结核杆菌）、尿素氮、肌酐清除率、尿浓缩功能、泌尿系统检查和肾脏 B 超、静脉肾盂造影等均属正常。

③ 光镜检查与免疫荧光检查均没有明确的具有诊断意义的病理学指标，基底膜弥漫性变薄是薄基底膜肾病唯一或最重要的病理特征，但不是此病诊断的绝对指标。

④ 绝大部分薄基底膜肾病呈良性过程，预后良好。对于仅表现为血尿，而血压正常、肾功能正常的患者，无需特殊药物治疗；而对于出现大量蛋白尿或肾病综合征者，可用激素治疗；如合并有高血压者，应将血压控制在正常范围；已有慢性肾功能衰竭者，可按肾衰竭治疗，应避免感冒和过度劳累，定期监测血压和肾功能，避免肾毒性药物。

查房笔记

多饮、多尿、发作性肌无力2年
——Bartter综合征

◎【实习医师汇报病历】

患儿男性，6岁，因"多饮、多尿、发作性肌无力2年"于2008年1月13日入院。患儿2年前无明显诱因出现烦渴、多饮，每日喝水2500～4000ml，尿频，白天排尿6～10次，夜间3～4次，每次量多。发作性全身无力伴恶心呕吐，每次持续1周至1个月，无抽搐、昏迷。于2006年3月6～13日在外院住院，生化提示低钾血症，考虑"尿崩症"；予补钾等对症治疗，症状好转出院。出院后患儿仍反复出现多饮、多尿及发作性肌无力，经补钾治疗症状好转。患儿嗜好咸食，伴阵发性恶心和呕吐。生长发育史、既往史、家族史无特殊。

体格检查：体温36.8℃，呼吸25次/min，脉搏105次/min，血压92/60mmHg，体重18kg，身高106cm，营养不良。神志清楚，皮肤肤色正常，轻度脱水征。颈无抵抗，甲状腺不大。胸廓无畸形，无鸡胸及漏斗胸。双肺呼吸音清，未闻及啰音。心率105次/min，律齐，心尖部第一心音低钝，未闻及杂音。腹软，全腹无压痛，未触及包块，肝右肋下2cm，质软，脾未触及。四肢肌张力正常，活动正常。膝反射减弱，双侧巴宾斯基征（-），布鲁津斯基征（-）。

入院后患儿饮水量2500～3500ml/d，尿量为2000～4000ml/d。实验室检查示血清钾明显降低，最低为1.9mmol/L，血钠、氯偏低，钙、镁正常；尿比重偏低，为碱性尿。24h尿钠、钾、钙、氯定量升高。血气分析结果提示代谢性碱中毒；肾素活性（卧位）3.5ng/ml，血管紧张素Ⅱ 115.0ng/ml，醛固酮230.5pg/ml。尿浓缩稀释试验提示肾小管浓缩功能不良。B超示双肾锥体呈强回声改变，考虑肾钙质沉积症。肾上腺未见占位病变。

初步诊断：低钾血症，代谢性碱中毒，考虑Bartter综合征可能。

治疗：对症支持治疗，给予氯化钾纠正低钾血症，维持水、电解质平衡。

？ 主任医师常问实习医师的问题

● 该患儿的病例有哪些特点？目前考虑可能什么诊断？

答：该患儿发病年龄小，生长发育迟缓，有多饮、多尿、恶心呕吐、发作性肌无力等症状，实验室检查可发现有低钾性代谢性碱中毒，血浆肾素和醛固酮水平升高，高尿钾、钠、钙、氯，目前考虑可能诊断为Bartter综合征（BS）。

● 还需要做哪些检查来证实诊断？

答：还应进一步监测血压，必要时可行肾脏穿刺病理活检术，肾脏病理可表现为肾小球旁器增生。如实验室条件允许，可行 *NKCC2*、*ROMK*、*CLCNKB*基因检测。

⊛ 【住院医师或主治医师补充病历】

患儿为幼年男性，以多饮、多尿、发作性肌无力为主要临床表现，并有营养不良、发育迟缓等表现；血气分析结果提示代谢性碱中毒；检验结果提示肾素活性增强，血管紧张素Ⅱ和醛固酮水平升高以及反复发作低钾血症。尿浓缩稀释试验提示肾小管浓缩功能不良。肾穿刺病理结果提示：肾小球系膜细胞和基质无明显增生，基底膜有空泡变性，无明显增厚，部分肾小球可见球旁器，细胞有增生、密集，肾小管上皮细胞有空泡变性，间质和小管无明显病变。综合以上资料，该患儿可诊断为Bartter综合征。

？ 主任医师常问住院医师、进修医师和主治医师的问题

● Bartter综合征可分为哪三型？

答：① Ⅰ型Bartter综合征，可因 *NKCC2*基因变异；

② Ⅱ型Bartter综合征，可因 *ROMK*基因变异；

③ Ⅲ型Bartter综合征，可因 *CLCNKB*基因变异。

● Bartter综合征的病因是什么？

答：Bartter综合征是由于编码肾小管上几个关键离子泵的基因突变，导致相应离子转运障碍所致。Bartter综合征可因*NKCC2*、*ROMK*或*CLCNKB*的任何一个基因突变而致病，表现为常染色体隐性遗传。若*NKCC2*基因变异，使NaCl在髓袢升支粗段（TAL）重吸收障碍；*ROMK*基因变异，由于K^+不能补充到髓袢升支粗段管腔中，Na^+-K^+-Cl^-转运也不能进行；若*CLCNKB*基因变异，使Cl^-不能从管腔中分泌到血管内，髓袢升支粗段细胞内Cl^-浓度大量上升，从而抑制了Na^+-K^+-Cl^-转运，NaCl重吸收减少。

● 经典型Bartter综合征有哪些临床表现？

答：Bartter综合征的临床表现多种多样，典型的症状为在6岁前起病，多数患者有肌无力，甚至抽搐；多尿、多饮、呕吐、便秘、喜盐、易脱水等；可有生长发育迟缓及轻重不一的智力发育障碍，母亲妊娠时可有羊水过多及早产史。

● Bartter综合征常需与哪些疾病进行鉴别？

答：（1）假性Bartter综合征　关键的鉴别点在于尿氯排泄量，假性Bartter综合征尿氯排泄量低，而Bartter综合征尿氯排泄量明显增高，且假性Bartter综合征无肾小管病变。

（2）原发性醛固酮增多症　该病亦表现有低钾性碱中毒，但血肾素、血管紧张素Ⅱ水平降低，同时多合并高血压，肾上腺结节样增生。

（3）肾素分泌瘤　除低钾性碱中毒外，还有恶性高血压、高肾素、高醛固酮，肾脏病理可见颗粒细胞肿瘤样改变。

（4）Liddle综合征　为家族性疾病，临床表现为高血压、低醛固酮、低肾素，血钾也可降低，但应用Amiloride或氨苯蝶啶可明显降低高血压。

（5）Gitelman综合征（GS）　与经典型Bartter综合征（BS）的表型有重叠和交叉，二者都表现为低血钾性碱中毒，肾性失钾，RAS激活，血压不高。但BS可表现为尿钙增高，而GS尿钙降低；BS尿量增多，GS尿量正常；BS表现为容量不足，而GS一般容量为正常。GS是编码远曲小管表达的*NCCT*基因突变，BS是由于编码髓袢升支粗段的离子转运体（包括*NKCC2*、*ROMK*、*CLCNKB*）的基因突变。

● Bartter综合征的病理表现如何？

答：肾脏大体表现在早期无明显异常，后期可出现萎缩肾。光镜下可见：肾小球旁器的普遍增生肥大，肾小管上皮细胞呈大空泡变性乃至萎缩。电镜下可见肾小球旁器增生肥大，含有肾素的分泌颗粒增多。继发性Bartter综合征有时可在肾小球内发现电子致密物。其中肾小球旁器普遍的增生肥大是Bartter综合征的主要病理学特点。

● 应如何治疗Bartter综合征？

答：环加氧酶抑制药是本病的一线治疗药物，吲哚美辛应用最为广泛，但对Gitelman综合征无明显作用，对怀疑有Bartter综合征的胎儿的母亲不宜使用吲哚美辛，多推荐在胎儿出生后4～6周使用。本病尚无特殊根治手段，以对症为主，氯化钾是主要的治疗药物，补钾量视患者肾脏丢失钾量和每日需钾量而定，必要时加保钾利尿药如螺内酯，以改善低钾血症及伴随的症状，但保钾利尿药会使尿钙升高及发生尿钙沉着症。血镁降低者，应注意补充氯化镁。

主任医师总结 ···

① Bartter综合征于1962年由Bartter首先报道，到目前国内已报道40余例。Bartter综合征是常染色体隐性遗传病，又称先天性醛固酮增多症、血管紧张素反应缺失症、肾小球旁器增多症、先天性低钾血症、肾小管碱中毒症等，是一种伴有低钾血症，低氯性碱中毒，肾素、血管紧张素 Ⅱ、醛固酮增高，同时又有前列腺素增多，但血压正常，血管对外源性血管紧张素反应低下等特点的疾病。

② Bartter综合征的治疗目标是纠正低钾血症，通过药物以减轻高醛固酮和高前列腺素分泌的影响，并应重视疾病的整体发展过程。

查房笔记

反复尿混浊伴双下肢畸形十余年
——范可尼综合征

❀【实习医师汇报病历】

> 患儿男性，12岁，因"反复尿混浊伴双下肢畸形十余年"于1999-06-16收入院。患儿2岁时无诱因出现尿混浊，有时尿呈石灰水样，尿量及次数无变化，并伴有膝外翻、X型腿。曾多次到医院就诊，查尿氨基酸、尿磷酸盐、尿糖、血碱性磷酸酶均升高，前后给予磷酸盐合剂、骨化三醇等药物治疗，病情无明显改善并逐年加重，8岁时需借助外力方能行走。父母为近亲结婚。
>
> 体格检查：体温37℃，脉搏104次/min，呼吸23次/min，血压130/75mmHg，智力尚可，轻度鸡胸，心肺正常，腹软，肝、脾肋下未扪及，双膝外翻，呈X型腿。
>
> 辅助检查：尿蛋白0.75g/L，尿糖17mmol/L，血碱性磷酸酶995 U/L；24h尿钙4.16mmol，尿磷4.30mmol，尿糖定量17.75mmol，尿蛋白定量0.66g，尿氨基氮240mg，尿磷酸盐（+++），血β_2-微球蛋白2.45mg/L，尿β_2-微球蛋白0.21mg/L，尿白蛋白81.37mg/L，IgG 43.26mg/L，转铁蛋白11.89mg/L，肌酐清除率66.8ml/（min·1.73m^2）。B超示：右肾8.5cm×3.7cm，左肾8.2cm×3.9cm，形态位置正常。双下肢X线片：双侧膝、踝、腕关节干骺端均呈喇叭口状改变，骨干皮质变薄，似铅笔划线样，干骺端呈毛刷状改变，符合范可尼综合征的表现。
>
> 入院诊断：范可尼综合征。
>
> 治疗：以对症治疗为主，在于消除致病代谢产物或毒性物质，补充尿中所丢失的各种物质，骨软化症和佝偻病可用大剂量维生素D治疗。

❓ **主任医师常问实习医师的问题**

● 什么是范可尼综合征？

答：范可尼（Fanconi）综合征指包括多种病因所致的多发性近端肾

小管重吸收功能障碍的临床综合征，因近端肾小管重吸收障碍，尿中丢失大量葡萄糖、氨基酸、磷酸盐、重碳酸盐等，而导致酸中毒、电解质紊乱（低钾、低钠、低磷）、多尿、尿钙增多，低分子蛋白尿，儿童表现为佝偻病及生长发育迟缓，成年人则出现骨软化症和骨质疏松等。

● 如何诊断范可尼综合征？

答：具备以下典型表现即可诊断：肾性糖尿、全氨基酸尿、磷酸盐尿、尿酸盐尿及碳酸盐尿等，并相应出现低磷血症、低尿酸血症及近端肾小管性酸中毒，并可因此引起骨病（骨痛、骨质疏松及骨畸形）等。其中肾性糖尿、全氨基酸尿、磷酸盐尿为基本诊断条件。

● 范可尼综合征如何分类？

答：（1）特发性范可尼综合征　成人和儿童均可发病，遗传模式不一。疾病进行性进展至肾衰竭，异体移植后可复发。

（2）遗传性疾病引起的继发性范可尼综合征　可见于氨基酸贮积症，半乳糖血症，遗传性果糖不耐受，糖原贮积病，酪氨酸血症，Wilson病，Lowe综合征，细胞色素C氧化酶缺陷等疾病。

（3）非遗传性疾病引起的继发性范可尼综合征　后天获得性因素引起的继发性范可尼综合征相当常见。后天因素主要包括：铅、镉中毒，使用过期四环素、甲苯、庆大霉素、顺铂、马兜铃酸，多发性骨髓瘤、干燥综合征以及轻链沉积病等。

● 范可尼综合征的并发症有哪些？

答：肾小管酸中毒、低钾血症、继发性甲状旁腺功能亢进症、肾性骨病、骨畸形、骨软化症、肾结石等。

✤ 【住院医师或主治医师补充病历】

患儿为幼年男性，以"反复尿混浊"为主诉入院。尿液检查发现尿中氨基酸、葡萄糖、磷酸盐、钙等明显升高，而尿蛋白、血尿并不明显，推断肾脏病变部位在小管间质，而非肾小球。四肢X线检查呈骨质疏松表现，且对症治疗后，病情好转，因此考虑患者诊断为范可尼综合征。

主任医师常问住院医师、进修医师和主治医师的问题

● 范可尼综合征的发病机制如何？

答：范可尼综合征的发生机制尚未完全阐明。目前主要有四种假说：细胞膜缺陷假说、能量代谢异常假说、细胞旁反流假说以及特异性亚细胞异常假说。其中，细胞膜缺陷假说认为细胞膜存在内在缺陷，最可能是细胞膜刷状缘的多种载体的钠结合位点异常或不同载体移入或插入刷状缘的过程发生异常。能量代谢异常假说认为近端肾小管侧膜钠-钾ATP酶存在异常可导致能量代谢异常。

● 范可尼综合征的病理生理特点如何？

答：范可尼综合征的病理生理特点可用图8-5清晰表示。

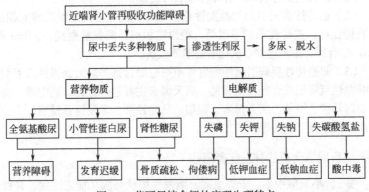

图8-5 范可尼综合征的病理生理特点

● 原发性范可尼综合征应与哪些类似疾病相鉴别？其鉴别要点有哪些？

答：原发性范可尼综合征应与以下类似疾病相鉴别，见表8-1。

● 范可尼综合征的治疗原则是什么？

答：（1）对因治疗 如半乳糖血症。遗传性果糖不耐受和酪氨酸血症时应避免摄入致病食品；应用青霉胺和其他铜螯合剂治疗Wilson病；应用螯合疗法治疗重金属中毒等。

表8-1 原发性范可尼综合征与其他疾病的鉴别

病名	遗传方式	酶缺陷	高氨基酸尿症	葡萄糖尿症	磷酸盐丢失	小管PAH转运	肾脏表现 肾小球滤过率	肾外表现	治疗
原发性范可尼综合征	AD AR XLR	不明	++	++	++	正常	减低	偶有白内障、耳聋	对症
胱氨酸病	AR	不明	++	++	++	+/++	进行性减低	角膜胱氨酸结晶、身材矮小	对症
酪氨酸血症Ⅰ型	AR	对羟苯丙酮酸氧化酶	++	++	++	正常	正常	肝病	低苯丙氨酸低酪氨酸饮食
糖原贮积病Ⅰ型（Fanconi-Bicket）	AR	不明	+++	+++	+++	正常	正常	肝大、身材矮小	对症
半乳糖血症	AR	1磷酸半乳糖酶B	+	+	+	+	轻度减低	白内障、肝病	去除半乳糖
Lowe综合征	XLR	不明	+	+	+	正常	缓慢减低	白内障、牛眼症、智力迟钝	对症
果糖不耐受症	AR	1磷酸果糖酶B	++	+	+	正常	轻度减低	肝病、低血糖	去除果糖
Wilson病	AR	不明	++	+	+	+	正常	肝病、脑病、角膜K-F环	青霉胺
细胞色素C氧化酶缺陷症	不明	细胞色素C氧化酶	++	++	+	不明	正常	严重肌病、乳酸性酸中毒	对症

注：PAH—对氨基马尿酸；+—轻度受损；++—中度受损；+++—重度受损；AD—常染色体显性；AR—常染色体隐性；XLR—X连锁隐性遗传。

（2）针对继发性溶质丢失

① 补碱：近端肾小管酸中毒需大量补碱（10～15mmol/L）。

② 补钾、镁：肾小管酸中毒时应用枸橼酸钾盐补钾。

③ 骨病：口服磷酸盐1～3g/d使血清磷恢复正常，同时使用活性维生素D_3治疗佝偻病和骨软化症，在补充维生素D后仍有低钙血症时，要补充钙剂。

④ 高氨基酸尿症、葡萄糖尿症、蛋白尿和高尿酸尿症无需特殊治疗。适当补充左旋肉碱补偿尿丢失，以改善肌肉功能和脂质代谢。

（3）有肾功能不全者，参照慢性肾功能衰竭治疗。

主任医师总结

范可尼综合征为先天性或获得性病变引起的多发性肾小管功能障碍。主要是近端肾小管对于滤过液中的磷酸盐、葡萄糖、HCO_3^-及氨基酸，甚至蛋白质的重吸收障碍，由尿中排除，出现尿糖阳性、蛋白尿，尿排磷增加，肾小管回收率减低，尿排氨基酸增多及碱性尿，表现酸中毒，尿pH下降并继发高尿钙，同时还可能有维生素D代谢障碍，血钙亦降低，最后钙、磷乘积减低而发生佝偻病。治疗上缺乏特效疗法，继发性病例须积极治疗原发病。一般为综合对症治疗，补充碱性液体、枸橼酸钾、枸橼酸钠、大剂量维生素D或活性维生素D治疗。

查房笔记

第九章 肾小管间质疾病

口干、多饮、多尿、乏力1周——肾小管酸中毒

❀【实习医师汇报病历】

患者男性，76岁，因"口干、多饮、多尿、乏力1周"入院。1周前无明显诱因出现口干、多饮、多尿，夜尿次数增多，肢体乏力，以双下肢为甚，伴吞咽困难，无咳嗽、咳痰、胸闷、胸痛，无恶心、呕吐、腹胀、腹泻，无尿频、尿急、尿痛等，遂就诊于本院门诊。患者发病以来精神、饮食、睡眠欠佳，大便正常，小便如前述，体重无明显变化。既往史：曾在当地医院诊断为低钾血症、周期性麻痹及肾结石；否认乙肝、结核等传染病病史，无糖尿病、冠心病、高血压等病史，无食物、药物过敏史，无重大外伤史及手术史，预防接种史不详。

体格检查：血压115/80mmHg，体型矮小，神志清楚，被动卧位，心肺无异常，腹软，肝脾肋下未触及，肾区无叩击痛；四肢关节无畸形，双上肢肌力3级，双下肢肌力2级，四肢腱反射减弱，余未见明显异常。

辅助检查：血钾1.42mmol/L，血钠137mmol/L，氯化物106mmol/L，血镁1.11mmol/L，血钙2.04mmol/L，血磷0.58mmol/L。二氧化碳结合力17.6mmol/L。肾功能：尿素氮6.9mmol/L，肌酐111μmoL/L。尿常规：pH 7.5，比重1.004。血气分析：pH 7.304、BE −8.5mmol/L、HCO_3^- 11.9mmol/L。腹部B超：双侧肾盂、肾盏结石。骨密度检查：重度骨质疏松。卧、立位肾素和醛固酮均正常，甲状腺功能正常，葡萄糖耐量试验（OGTT）未见异常。

入院诊断：Ⅰ型肾小管酸中毒（RTA）。

治疗：患者存在严重低钾血症，先给予静脉补充10%氯化

钾，患者肢体乏力症状改善后使用10%枸橼酸钾分次口服，定期复查血钾水平；给予碳酸氢钠静滴纠正酸中毒；给予活性维生素D₃（0.25～0.5μg，qd）改善骨质疏松。

❓ 主任医师常问实习医师的问题

● 补钾的基本原则是什么？

答：(1) 见尿补钾，尿量必须在30～40ml/h以上或尿量大于500ml/d方可静脉补钾。

(2) 补钾的剂量不宜过多，参考血清钾水平，每天补钾40～80mmol，即氯化钾3～6g。

(3) 钾的浓度不宜过高，一般不超过40mmol/L，即1000ml液体中氯化钾含量不超3g。禁止以高浓度含钾液体直接静脉注射，以免导致心脏骤停。

(4) 静脉补钾的速度不宜过快，一般速度限制在0.75～1.5g/h。

(5) 少数缺钾者应用较大剂量钾静脉滴注时，需进行床边心电监护，及时观察患者变化。

● 何谓肾小管酸中毒？

答：肾小管酸中毒（renal tubular acidosis，RTA）的病理生理机制通常是肾小管分泌氢离子（H^+）或重吸收碳酸氢根（HCO_3^-）障碍，但肾小球滤过功能并未减低。其临床特点是：血氯增高，低钾（部分有高钾），代谢性酸中毒，碱性尿，肾脏泥沙样结石。

● 肾小管酸中毒常见的类型有哪些？

答：(1) 远端肾小管酸中毒（Ⅰ型RTA） 远端肾小管泌H^+障碍。

(2) 近端肾小管酸中毒（Ⅱ型RTA） 近端肾小管重吸收HCO_3^-障碍。

(3) Ⅲ型肾小管酸中毒 为混合型，同时具有近端和远端肾小管酸中毒的特点。

(4) 合并高血钾的肾小管酸中毒（Ⅳ型RTA） 可能继发于醛固酮不足或肾小管对醛固酮不敏感。

● **诊断肾小管酸中毒的实验方法有哪些？**

答：诊断肾小管酸中毒的实验方法有以下几项。

（1）氯化铵负荷试验。

（2）尿铵测定。

（3）U-B PCO$_2$测定。

（4）尿PCO$_2$测定。

（5）中性磷酸缓冲液静滴试验。

（6）硫酸钠静滴试验。

（7）酸负荷试验。

（8）碱负荷试验等。

● **该患者需要与哪些疾病相鉴别？**

答：（1）慢性肾功能不全致代谢性酸中毒 既往有肾脏疾病史，有明显尿检异常，常伴贫血与高血压，血Cl$^-$多正常而血肌酐增高，血与尿pH一致性降低。

（2）家族性周期性麻痹 有家族史，男性多见，尿检正常，无酸中毒，发作之前常有饱餐、高糖饮食、剧烈运动、外伤、感染等诱因。

（3）家族性低磷血症性抗维生素D佝偻病 佝偻病症状与体征突出，但无酸中毒及其他RTA表现。

✸ **【住院医师或主治医师补充病历】**

　　患者为老年男性，以烦渴、多饮、多尿及夜尿增多为临床表现，发病前无饱餐、高糖饮食、剧烈运动、外伤、感染等诱因，无佝偻病症状与体征，家族中无类似病史。尿铵＞40mmol/d，氯化铵负荷试验尿pH＞6.5，碱负荷试验尿HCO$_3^-$排泄分数＜3%。

 主任医师常问住院医师、进修医师和主治医师的问题

● **各型RTA有何特点？如何鉴别？**

答：各型RTA的特点和鉴别要点见表9-1。

表9-1　各型RTA的特点和鉴别要点

项目	Ⅰ型	Ⅱ型	Ⅲ型	Ⅳ型
生长发育落后	常见	常见	常见	常见
高氯性酸中毒	+	+	—	+
肌无力	+	+	+	—
并发症	肾结石、钙化	佝偻病	不定	少
血钾	减少或正常	减少或正常	减少或正常	增加
尿pH	>6	<5.5	>6	<5.5
尿TA、NH_4^+	减少	正常	减少	正常或减少
尿HCO_3^-	正常	增加	正常或增加	正常

Ⅰ型、Ⅱ型RTA的诊断要点是什么？

答：（1）Ⅰ型RTA　凡有引起Ⅰ型RTA的病因者，均有可能患病，应予考虑；高氯性酸中毒，可除外其他原因者；尿铵＞40mmol/d、氯化铵负荷试验尿pH＞6.5、碱负荷试验尿HCO_3^-＜3%～5%；UPCO₂不升高或小于30mmHg，可诊断本病。

（2）Ⅱ型RTA　高氯性酸中毒，除外非肾源性疾病所致者。如代谢性酸中毒严重，血浆HCO_3^-＜15～18mmol/L，而晨尿pH≤5.5，NH_4^+排量＞40μmol/（min·1.73m²），且排除自胃肠道丢失HCO_3^-，可诊断本病；不明原因的低钾血症、低磷血症，尿糖阳性、尿钾升高、尿磷升高和高尿酸盐尿症；尿pH＞6.0；酸、碱负荷试验阳性。

临床中RTA误诊的原因有哪些？

答：（1）以肌无力、肢瘫为主要表现者，最常误诊为低钾型周期性麻痹。由于对Ⅰ型RTA疾病认识不足，或仅满足于诊断为低钾型周期性麻痹而致误（漏）诊。

（2）以烦渴、多饮、多尿、夜尿增多及低比重尿为主要表现者，最常误诊为尿崩症。未常规进行血电解质的检查，对血电解质及尿pH异常视而不见，或对代谢性酸中毒认识不足，血pH值已通过呼吸代偿于正常范围，而掩盖了代谢性酸中毒的实质造成误诊。

（3）以骨痛及关节痛症状为主要表现者，最常误诊为骨质疏松或类风湿关节炎，本病60%～70%的患者RF阳性，加之骨质疏松为中老年人和绝经后妇女的常见现象，又有关节症状，故极易误诊。

（4）以血压偏高、低血钾为主要表现者，常误诊为原发性醛固酮增多症，主要因为部分医院未能检测血醛固酮水平，且对已有检查结果未能正确判断所致。

（5）甲亢并发RTA时，抗甲状腺抗体与集合管有交叉反应，并在集合管造成免疫反应，致肾小管变性。因此不明原因的心悸、气短、乏力，最常误诊为"甲亢"，需常规进行电解质及血气分析等方面的检查以避免误诊。

如何治疗RTA？

答：（1）碱剂的应用　重症酸中毒可静滴碳酸氢钠。一般病例常用枸橼酸钠、钾混合液。若有高钙尿者应注意防止肾钙化和肾结石形成。

（2）补钾　用于Ⅰ型和Ⅱ型。原则上重症低钾患者应先补钾再纠酸，可选用10%氯化钾静滴；一般病例可选用10%枸橼酸钾分次口服，预防低血钾可选用枸橼酸合剂长期口服。

（3）维生素D　适用于Ⅰ型RTA伴骨病者，剂量每天5000～10000U，根据骨病恢复情况考虑停用。

（4）利尿药　适用于重症或单用碱剂治疗效果不佳者，可与碱剂联合使用。利尿药常用氢氯噻嗪，每天1～3mg/kg，分2～3次口服。

该患者在临床症状改善、实验室指标正常后能否停药？

答：原发性远端肾小管酸中毒是终身性疾病，需长期治疗。补碱治疗能有效改善患者的生长发育并阻止各年龄段患者肾钙化的进展，因此早期发现、早期治疗并坚持长期治疗，是改善患者预后的关键。

主任医师总结

肾小管酸中毒在临床上并非少见，因其临床症状复杂且缺乏特异性，临床上应提高对肾小管酸中毒的警惕性。要详细询问患者有无药物、毒物损伤史，重金属接触史；有无自身免疫性疾病史；有无遗传因素或家族史等。对有症状或疑似病例，应进行鉴别诊断，重视肾小管功能系列的实验室检查，对非特异性的临床表现应尽量采取一元化的分析。

肾小管酸中毒的治疗，应在积极查找病因的基础上，对症治疗为主，无法根治病因的患者，要终身服药治疗，定期随访。在治疗过程中，要经常复查各项生化指标，以免矫枉过正。当高血氯性酸中毒、高钙尿症、尿pH等正常后，患者亦应追踪观察，每年复查上述指标至少2次以上。

查房笔记

"感冒"1周，中上腹持续性疼痛3h
——急性间质性肾炎

❀【实习医师汇报病历】

　　患者女性，55岁，以"'感冒'1周，中上腹持续性疼痛3h"入院。缘于1周前因"感冒"，自服对乙酰氨基酚（扑热息痛）2片/次，3次/日，共服用5天后出现全身红色斑丘疹，伴瘙痒，停药后自行消退。入院前3h无明显诱因出现中上腹部疼痛，呈阵发性加剧，无畏寒、发热，无恶心、呕吐、呕血、腹泻、黑粪。

　　体格检查：体温36.5℃，脉搏80次/min，呼吸21次/min，血压120/70mmHg；轻度贫血貌，面色苍白，唇及结膜稍苍白，腹部平软，中上腹压痛，无反跳痛、肌紧张，双肾区无叩击痛。急查血常规、血淀粉酶、尿淀粉酶、肾功能、电解质、尿常规、肌钙蛋白、肌红蛋白、随机血糖均未见异常。以"腹痛原因待查"收住院。

　　入院第3天患者仍为持续性腹痛，并呕吐3次咖啡样胃内容物，量约400g，腹泻，呈黄色稀水样便，约250g，中上腹、脐周、右下腹、中下腹压痛，墨菲征（-），双肾区叩击痛，肠鸣音稍活跃，双下肢无水肿，查血常规、电解质、肝肾功能、凝血象、血尿淀粉酶、癌谱、肌钙蛋白、血脂、粪常规和隐血实验均未见明显异常。尿常规：蛋白（+++），白细胞（+++），红细胞（+++）。腹部X线立卧位平片，腹部、泌尿系统、妇科彩超，下腹部及盆腔CT均未见异常。胃镜提示：食管炎，浅表性胃窦炎。患者于2011年7月15日出现少尿，约300ml/d，血压120/60mmHg，颜面水肿，伴恶心，无呕吐。查肾功能：尿素氮26.6mmol/L，肌酐702μmol/L，血气分析提示代谢性酸中毒。考虑"急性肾功能衰竭"，给予血液透析治疗，并予相应对症治疗，患者血肌酐逐渐下降，腹痛、腹胀、腹泻、恶心、呕吐等症状消失。2011年8月5日复查肾功能：尿素氮8.54mmol/L，肌酐143μmol/L，病情好转出院。随访半年余，尿检和肾功能恢复正常。

　　诊断：急性间质性肾炎，急性肾功能衰竭。

　　治疗：停用对乙酰氨基酚等药物，予糖皮质激素，碳酸氢钠注射液纠正酸中毒，血液透析替代治疗。

主任医师常问实习医师的问题

● **目前考虑什么诊断？**

答：诊断是急性间质性肾炎，急性肾功能衰竭。

● **诊断的依据是什么？**

答：有明确的"扑热息痛"用药史，用药后出现全身红色斑丘疹，瘙痒，停药后消退。出现腹痛、腹胀、腹泻、恶心、呕吐等消化道症状。出现尿检异常和短时间内急性肾损伤，停药后肾功能未恢复且呈进行性恶化。故该病考虑为药物相关急性间质性肾炎，确诊需依靠肾活检病理学检查。

 【住院医师或主治医师补充病历】

> 患者为中年女性，以中上腹持续性疼痛为主要临床表现，并伴有全身性红色斑丘疹，有对乙酰氨基酚用药史。入院后，肾活检：肾间质轻度水肿，多灶状嗜酸粒细胞、淋巴细胞、单核细胞浸润，伴有灶状纤维化；肾小管上皮细胞坏死、脱落，伴部分空泡样变性，管腔内蛋白、细胞管型。病理诊断为急性过敏性间质性肾炎。根据临床表现和肾穿刺病理可以明确诊断为急性间质性肾炎。

主任医师常问住院医师、进修医师和主治医师的问题

● **急性间质性肾炎可分为哪几类？**

答：急性间质性肾炎可分为以下三类。

（1）药物相关性急性间质性肾炎（DAIN）。

（2）感染相关性急性间质性肾炎，包括肾实质感染和全身感染所致的急性间质性肾炎。

（3）特发性急性间质性肾炎，临床表现为可逆性非少尿型急性肾衰竭，肾脏病理的组织学特征为典型急性间质性肾炎，但临床难以确定特异病因。

● **急性间质性肾炎的诊断要点是什么？**

答：该病例表现为药物相关性急性间质性肾炎。DAIN的临床诊断至今尚无统一标准，关键在于由于患者的用药情况常较复杂，有时难以确定致病药物与发病的关系，而且临床表现不特异。曾有学者提出，凡患者临床表现为急性肾功能不全伴发热、皮疹或嗜酸粒细胞增高三联征时应怀疑本病。20世纪80年代，北京大学第一医院提出其诊断依据为：① 有过敏药物使用史；② 全身变态反应；③ 尿检异常，无菌性白细胞尿（包括嗜酸粒细胞尿），可伴白细胞管型，镜下血尿或肉眼血尿，轻度至重度蛋白尿；④ 于短期内出现进行性肾功能减退，近端和（或）远端肾小管功能部分损伤及肾小球功能损害。B超示双肾大小正常或偏大。凡具备以上①、② 及③ 和（或）④ 者，临床诊断即可成立。但目前相当多的DAIN患者中并不具备所谓药物过敏的典型三联征，因此应用这一临床诊断标准需进一步斟酌。其确诊依靠肾活检病理学检查。

● **急性间质性肾炎的临床表现有哪些？**

答：其临床表现缺乏特异性。绝大部分患者的肾脏损伤表现出现在应用致病药物2 ～ 3周以后，可自1天至2个月不等。常表现为迅速发生的少尿型或非少尿型急性肾损伤，患者常主诉双侧或单侧腰痛，尿检异常包括血尿、白细胞尿及蛋白尿。全身表现包括：① 药物性发热（简称为药物热），特征为用药后3 ～ 5天出现，或感染性发热消退以后再出现第二个体温高峰；② 药物性皮疹（简称为药疹），常呈多形性红色斑丘疹或脱屑样皮疹；③ 外周血嗜酸粒细胞增高。具有以上典型三联征者少于10% ～ 30%。

● **急性间质性肾炎在实验室检查上有什么特点？**

答：血清学检查常见肌酐、尿素氮升高，若同时存在急性肾小管坏死，可出现与肾功能衰竭程度不平行的高钾血症及酸中毒。药物相关性急性间质性肾炎特征性表现为血、尿嗜酸粒细胞增多，其在 β-内酰胺类抗生素相关性急性间质性肾炎中阳性率为80%。其他还有IgE升高、血沉增快及贫血。尿检能为诊断提供重要线索，急性间质性肾炎尿蛋白通常为（＋）～（＋＋），一般药物相关性急性间质性肾炎镜下血尿的发生率＜50%，而90%的 β-内酰胺类抗生素相关性急性间质性肾炎可出现镜下血尿；约50%的药物相关性急性间质性肾炎出现镜下白细胞尿，新青霉素Ⅱ引起的急性间质性肾炎几乎100%出现镜下白细胞尿，伴或不伴有白细胞管型。

● 急性间质性肾炎在影像学检查上有什么特点？

答：肾脏B超或CT检查有时可发现双侧肾脏体积增大、皮质回声增强，国外曾报道B超检查发现肾脏体积可增加到原来的2倍。

● 急性间质性肾炎在病理学检查上有什么特点？

答：病理学检查是诊断急性间质性肾炎的金标准。急性间质性肾炎的主要病理特点是肾脏组织间隙有淋巴细胞、单核细胞及少量嗜酸粒细胞、浆细胞、巨噬细胞浸润，有时可伴有肉芽肿形成甚至纤维化。可根据浸润的细胞成分帮助判断急性间质性肾炎的病因：肾间质有大量嗜酸粒细胞浸润可能为药物相关性急性间质性肾炎；肾间质有大量中性粒细胞浸润可能是细菌感染相关性急性间质性肾炎；肾间质有大量浆细胞浸润可能是人类疱疹病毒感染相关性急性间质性肾炎。在急性间质性肾炎的早期阶段，肾间质炎症和水肿；如果炎症未得到及时控制，将出现间质纤维化及肾小管萎缩。药物相关性急性间质性肾炎免疫荧光检查为阴性。免疫荧光检查在肾小管基底膜可看到颗粒状或线状免疫复合物沉积，一般考虑自身免疫相关性急性间质性肾炎，如干燥综合征、系统性红斑狼疮等。

● 急性间质性肾炎的治疗原则及治疗方法是什么？

答：治疗原则为去除病因，支持治疗以防止并发症以及促进肾功能恢复。尽早停用致敏药物是治疗的关键，并避免再次使用；糖皮质激素可以迅速缓解全身过敏症状，并加快肾功能的恢复；少数重症患者伴有急性肾衰竭，如应用糖皮质激素治疗2周病情仍无明显改善，可使用免疫抑制药；大约有1/3患者需要透析支持治疗，抗肾小管基底膜抗体阳性的患者，可以考虑采用血浆置换。

主任医师总结

该病的诊断应首先注意鉴别患者为急性或慢性肾衰竭，对确认急性肾衰竭者可根据患者的肾小管功能显著异常，缺乏肾炎综合征或肾病综合征表现等特征，初步诊断为急性间质性肾炎，并根据近期用药史、全身药物过敏表现、嗜酸粒细胞尿等特点，做出急性间质性肾炎的临床诊断，确诊需依靠肾活检病理学检查。

对疑似病例应高度重视，避免发展为慢性肾功能不全。急性间质性肾炎的处理要注意以下几点。

① 首先要正确果断判断病情，对于有明确用药史的需立即停用药物，对可疑药物需谨慎判断。

② 治疗中要维持水、电解质、酸碱平衡，确保机体内环境稳定，为进一步治疗提供良好的基础。

③ 严密观察尿量的变化，注意出入量的平衡。

④ 糖皮质激素可以迅速缓解过敏症状，促使肾功能恢复。

⑤ 必要时应尽早行血液净化替代治疗。

查房笔记

纳差、恶心、乏力5个月，发现尿糖阳性 3个月——慢性间质性肾炎

❀【实习医师汇报病历】

患者女性，49岁，汉族，以"纳差、恶心、乏力5个月，发现尿糖阳性3个月"为主诉入院。患者近5个月无明显原因出现纳差、恶心、乏力，无呕吐、腹痛、腹泻，无发热、关节疼痛，无皮疹、脱发等症状。3个月前检查：晨尿尿糖（++），尿比重1.010，白蛋白（-），镜检红细胞和白细胞（-），血糖正常。口服维生素B_6和多潘立酮，症状无改善且逐渐加重，7天前检查：血肌酐198μmol/L，HCO_3^- 18mmol/L，血钾3.0mmol/L，血氯110.5mmol/L，尿检同前，为进一步诊治入院。自发病以来，尿色正常，尿量无明显改变（约2000ml/d），夜尿3次，夜尿量多于白天尿量，近3个月体重下降5kg。既往史：5年前因"带状疱疹"服用"龙胆泻肝丸"，6g/d，共服用3个月。此后常因"上火"间断服用此药，6g/d，每月服用10天左右，末次用药时间为5个月前，服药总量约1200g，否认其他药物长期用药史。否认尿路感染、尿路结石史。否认高血压、冠心病、糖尿病及肝脏疾病史。家族史：否认肾脏疾病家族史。

体格检查：体温36.4℃，脉搏74次/min，规整，呼吸20次/min，血压130/85mmHg。皮肤、黏膜、淋巴结检查未见明显异常。心肺体格检查未见明显异常。腹软，无压痛，肝、脾肋下未触及，未触及包块。双下肢无水肿。

辅助检查：血红蛋白103g/L，尿比重1.005，尿蛋白0.18g/d，红细胞0～2个/HP，尿糖100mg/dl。生化：血糖4mmol/L，肌酐201μmol/L，K^+2.9mmol/L，Na^+142.7mmol/L，Cl^- 119.0mmol/L，Ca^{2+}2.42mmol/L，P^{3+}0.73mmol/L，Mg^{2+}1.14mmol/L。内生肌酐清除率30.5ml/（min·1.73m^2），eGFR 32.9ml/（min·1.73m^2）。双肾B超：左肾10.0cm×5.1cm×3.0cm，实质厚1.4cm，右肾9.8cm×4.9cm×3.0cm，实质厚1.4cm。

诊断：慢性间质性肾炎，慢性肾脏病3期。

治疗：停用龙胆泻肝丸，避免使用肾毒性药物，给予氯化钾静脉补钾，维持水、电解质平衡。

主任医师常问实习医师的问题

该患者的病史有哪些特点？

答：① 近5年来间断服用"龙胆泻肝丸"，服药总量约1200g；

② 患者起病隐匿；

③ 以"纳差、恶心、乏力5个月，发现尿糖阳性3个月"为主诉入院，夜尿增多，近3个月体重下降5kg；

④ 否认既往有急慢性肾脏疾病史。

目前考虑什么诊断？

答：慢性间质性肾炎，慢性肾脏病3期，肾性高血压，肾性贫血，代谢性酸中毒，低钾血症，高氯血症。

该病最主要的诊断依据是什么？

答：用药或长期接触肾毒性物质病史，肾穿刺病理学检查可帮助诊断。

【住院医师或主治医师补充病历】

患者为中年女性，以纳差、恶心、乏力为主要临床表现，尿糖阳性而血糖正常、低比重尿、夜尿增多、低钾高氯性代谢性酸中毒，近5年来间断服用"龙胆泻肝丸"。肾穿刺病理学检查：光镜下可见20个肾小球，无明显病变。肾小管上皮细胞弥漫性萎缩，多数裸基底膜形成，管腔扩张。肾间质小灶状淋巴、单核细胞浸润伴纤维化。小动脉管壁增厚；免疫荧光阴性；光镜诊断为慢性肾小管间质病（CTIN）；电镜为肾小球无明显病变，肾小管上皮细胞肿胀，肾间质纤维母细胞及胶原纤维增生，符合慢性肾小管间质肾病诊断。

主任医师常问住院医师、进修医师和主治医师的问题

该患者的诊断依据是什么？

答：① 纳差、恶心、乏力5个月，发现尿糖阳性3个月。

② 尿糖阳性而血糖正常、低比重尿、夜尿增多、低钾高氯性代谢性酸中毒（疑似肾小管酸中毒）。双肾B超：左肾10.0cm×5.1cm×3.0cm，实质厚1.4cm，右肾9.8cm×4.9cm×3.0cm，实质厚1.4cm。

③ 近5年来间断口服中药"龙胆泻肝丸"。

④ 肾活检病理为"慢性间质性肾炎"。

● 慢性间质性肾炎分为哪几类？

答：可分为以下三类。

① 药物相关的慢性间质性肾炎；

② 代谢异常相关的慢性间质性肾炎；

③ 免疫相关的慢性间质性肾炎。

本病属药物相关的慢性间质性肾炎，进一步可明确为马兜铃酸肾病。

● 慢性间质性肾炎发病原因有哪些？

答：① 中药，如含马兜铃酸药物关木通、广防己、青木香等；

② 西药，如镇痛药、环孢素或他克莫司等；

③ 重金属，如铅、镉、砷等；

④ 放射线；

⑤ 其他，如巴尔干肾病。

● 慢性间质性肾炎的病理表现如何？

答：肾脏大体表现萎缩。光镜下肾间质见多灶状或大片纤维化，可伴淋巴或单核细胞浸润，肾小管萎缩或消失，肾小球出现缺血性皱缩或硬化。免疫荧光检查阴性。电镜检查见肾间质大量胶原纤维束。

● 慢性间质性肾炎治疗措施有哪些？

答：(1) 治疗病因性疾病、消除诱发因素 停用引起肾小管间质病变的药物；加强对产生代谢毒物的原发性疾病的治疗；有效控制引起肾小管间质病变的免疫性疾病；积极控制感染。

(2) 支持、对症治疗 休息，充足的热量和合理蛋白质摄入，纠正水、电解质及酸碱平衡紊乱，有效控制血压，纠正贫血等。

(3) 免疫抑制药 特发性急性肾小管间质病变或免疫疾病引起的急性肾小管间质肾病，以及药物相关性或感染相关性急性肾小管间质肾病患者在停用敏感药物或感染控制后肾功能无改善，或肾脏组织病理学检查可见肾间质明显的炎性细胞浸润而纤维化不明显者，建议应用肾上腺皮质激素治疗，也可选用新型免疫抑制药治疗。而肾脏组织病理检查肾间质纤维化明显的慢性肾小管间质肾病，缺乏糖皮质激素治疗有益的证据。

主任医师总结 ···

诊断慢性间质性肾炎，应尽可能明确病因，以便及时去除可逆因素，有利于肾功能的恢复。

慢性肾小管间质疾病的病因包括药物或环境毒物、感染、免疫性疾病、代谢性疾病、血液系统疾病以及梗阻或反流性肾病等，其中，药物或环境毒物是最常见的病因。近年来，含马兜铃酸中药导致的慢性肾小管间质疾病已成为我国慢性肾脏病的重要病因之一。然而迄今为止，马兜铃酸肾病的诊断缺乏金指标，仍依赖除外诊断，肾脏病理的特征性变化有助于确诊。

本例患者病史中曾长期间断服用含马兜铃酸类成分中成药——龙胆泻肝丸，服药总量约1200g，"龙胆泻肝丸"复方成分中含关木通，曾为国内最广泛应用的含马兜铃酸类中草药，不同产地的关木通含马兜铃酸-Ⅰ为0.175～3.5mg/g，2003年关木通被中国中医药管理局禁止临床应用。结合该例患者肾脏病理具有显著的肾小管裸基底膜形成以及寡细胞性肾间质纤维化的特征性表现，考虑慢性肾小管间质病的病因为马兜铃酸类中药所致。本病需与镇痛药肾病相鉴别，后者为长期过量服用镇痛药（常累计达1～2kg）导致的慢性肾小管间质病变，超量服药史以及特征性的影像学表现（尤其是肾乳头邻近部位的钙化影）有助于镇痛药肾病的诊断。

关于马兜铃酸肾病的治疗，尚无统一观点。有学者提出应用糖皮质激素治疗可缓解肾功能恶化，但现有的小样本非随机对照研究结果很不一致，因此目前并不推荐应用。关于ACEI/ARB治疗仅限于动物实验且结果亦不一致。国内有一些应用其他种类中药治疗马兜铃酸肾病的动物实验以及临床观察，结果尚有待进一步确证。迄今为止，马兜铃酸肾病尚无特效治疗，仅针对慢性肾功能不全进行支持、对症治疗。